KB104030

제로 함

ZERO HARM

제로 함

크레이그 클래퍼·제임스 메를리노·캐럴 스톡마이어 외 지음

강명신 옮김

청년의사

ZERO HARM: How to Achieve Patient and Workforce Safety in Healthcare
by C. Clapper

Copyright © 2019 by Press Ganey Associates, Inc.
All rights reserved.

This Korean edition was published by The Korean Doctors' Weekly in 2019
by arrangement with The McGraw-Hill Global Education Holdings, LLC.
through KCC(Korea Copyright Center Inc.), Seoul.

제로 함

지은이 크레이그 클래퍼, 제임스 메를리노, 캐럴 스톡마이어 외
옮긴이 강명신

펴낸날 1판 1쇄 2019년 12월 30일

대표이사 양경철
편집주간 박재영
진행 강지예
편집 강진홍
디자인 박찬희

발행처 ㈜청년의사
발행인 이왕준
출판신고 제313-2003-305호(1999년 9월 13일)
주소 (04074) 서울시 마포구 독막로 76-1(상수동, 한주빌딩 4층)
전화 02-3141-9326
팩스 02-703-3916

한국어판 저작권 © 청년의사, 2019

이 책은 ㈜한국저작권센터(KCC)를 통한 저작권자와의 독점계약으로 ㈜청년의사에서 출간되었습니다.
저작권법에 의해 한국 내에서 보호를 받는 저작물이므로 무단전재와 복제를 금합니다.

ISBN 978-89-91232-82-2 (93510)

책값은 뒤표지에 있습니다.
잘못 만들어진 책은 서점에서 바꿔드립니다.

병원에서 위해를 입은 분들에게,
여러분의 경험으로 인해 다른 사람들이
제로 함을 받아들이고 우리 모두를 더 낫게 만들도록
영감을 얻기를 빌며 이 책을 바친다.

—
프롤로그

토머스 H. 리

미국에서 중국계 이민자로 살아오신 내 부모님은 이런저런 질문을 통해 어린 나를 중국철학의 세계로 끌어들이셨다. 그들은 내게 "좋다, 잘한다는 말은 무슨 뜻인가?", "더 나아지기 위해 스스로 할 수 있는 것은 무엇인가?"라고 묻곤 하셨는데 이 질문들은 중국철학의 중심이기도 했다. 이 질문은 부모님이 우리 형제를 기르고 삶을 영위한 방식에 반영되어 있었다. 최근에야 나는 이것이 바로 의료계에서 늘 던지는 질문이고, 또 던져야 하는 질문이라는 사실을 깨달았다.

이 책은 "어떤 의료가 좋은 의료인가?" 그리고 "우리와 우리가 속한 조직들이 어떻게 하면 좋은 의료를 성취할 수 있는가?" 하는 질문에 관해 열심히 탐구한 결과물이다. 그 질문에 대한 답이 복잡하고, 흥미롭고, 어려우며, 또한 일련의 규칙을 만들고 그대로 따른다고 해결되는 것은 절대 아니라는 점을 이 책은 인정한다. 규칙과 프로토콜과 프로세스가 의료에서 아주 중요한 것은 사실이다. 예를 들어, 환자를 진찰하기 전에 손을 씻어야 한다는 것은 규칙이다. 중심관을 삽입하기 전에 혈액 응고와 관련된 사항을 체크해야 한다는 것도 규칙이다. 그러나 이런 규칙들만으로는 충분하지 않은 상황이 비일비재하다. 연명의료와 관련하여 환자의 선호를 환자와 직접 의논해야 하는데, 언제 그 이야기를 꺼내야 할지 판단해야 한다. 이때 임상의사가 따르면 되는 규칙은 무엇인가? 어떤 규칙을 따르면 임상의사가 다른 의료제공자와 신뢰와 존중을 형성할 수 있을까? 그 넓은 회색지대 안에서 신뢰성 높은 의료조직들이 보여주는 것은 정책이나 절차만이 아니라, 그 이상의 것들인 그 조직 나름의 철학과 문화다.

이 책의 여러 장에서 보겠지만, 조직의 철학과 문화는 안전, 환자 경험, 기술적 수월성, 그리고 효율성을 포함한 성과의 모든 측면과 밀접한 관련이 있다. 개인이든 팀이든 새로 도입한 좋은 규칙을 따른다고 해서 이 모든 측면이 개선되는 것은 아니다. 매우 기본적인 일련의 가치와 규범과 행동에 관한 규칙이 조직에 스며들어 있어야 하며, 문제를 구체적으로 해결해야 하는 상황에 직면하면 그것들을 면밀하게 적용해야 한다.

무엇이 좋은 것인가? 이 질문을 받은 공자(孔子)가 상황에 따라 다르게 답한 일화는 유명하다. 공자는 생각 없이 규칙만 적용해서는 무엇이 좋은 것인지 정의할 수 없다고 보았다. 좋은 것은 정의할 수 있는 게 아니라 따라오는 것이다. 마주한 상황이 아무리 예측 불가능해도, 그때 우리가 최선을 다할 수 있도록 무장시켜주는 감각을 개발하고 그에 맞는 행동을 배워두었을 때 좋은 결과가 따라온다는 말이다.

미국에서 경력을 쌓는 동안, 나는 공자의 가르침과 맞아떨어지는 방식으로 일하는 동료들을 보면서 놀라곤 했다. 그들은 조직이 규칙 위주로만 수월성을 정의하는 것을 탐탁지 않게 여겼고 각종 지침에도 양가감정이 있었다. 확실한 사실은, 그들에게는 뭔가 주장하는 바가 있었다는 점이다. 모든 상황에서 적절한 행동이 무엇인지 규정할 만한 질적 기준 같은 것이 있었는지는 잘 모르겠다. 나는 과거에 진료한 몇몇 환자와 앞으로 만나게 될 어떤 환자에게는 '규칙'이 도리어 위해를 끼칠 수 있다고 생각하고, 또 언제든지 필요하면 그 이유를 말할 준비도 되어 있다. 이렇다 보니 정해진 목표와 대비하여 제시되는 품질관리 데이터를 마주하면 으레 불편해진다. 그래서 개선해야 한다는 숙제 앞에서 무엇이든 반대할 꼬투리를 찾게 된다.

그럼에도 불구하고, 우리가 의료의 여러 측면을 개선해야 한다는 사실은 분명하다. 환자를 도우려 한 일이 도리어 상해를 입힐 수도 있다는 사실을 우리 모두는 안다. 또한 그 경우 환자들이 불필요한 고통과 두려움을 견뎌야 한다는 점도 잘 안다. 이런 문제는 의학이 빠르게 발전할수록 오히려 증가한다. 최신 의료를 제공하려면 더 많은 사람이 협동해야 하는데, 협동해야 할 사람들의 시야가 제각기 좁아지는 경우가 허다하다. 그러다 보니 의도했든 안 했든 실수가 발생할 확률이 급증한다.

공자라면 어떻게 했을까? 이 책 곳곳에 소개되는 안전과학의 여러 가지 접근법을 수용했을 것이다. 이 책의 지은이들이 다루는 주제는 다양하지만 이들이 공통적으로 이해하는 점은 바로 '문화'가 개선을 가져오는 일차적인 동력이라는 점이다. 지은이들은 환자와 직원을 위해 '제로 함(zero harm)'이라는 목표를 추구하도록 촉구한다. 그 방법은 신뢰성 높은 문화에 있는데, 이는 신뢰성 높은 문화의 가치와 규범을 리더십과 일선 인력이 다 같이 공유하는 것이다. 지은이들이 촉구하는 다른 하나는 팀워크를 키워서 강력한 팀 문화를 만들고 꾸준히 개선하라는 것이다.

이 책에 등장하는 공자의 두 번째 가르침은 의식(ritual)을 활용하라는 것이다. 인생은 원래 복잡하므로 막상 일이 닥치면 어떻게 해야 할지 모르는 경우가 많다. 다행히도 우리에게는 의식이라는 것이 있다. 이 덕분에 많은 순간이 예측 가능해지고, 우리는 최선의 자아를 실현하는 행동을 할 수 있다. 노인이 방 안에 들어오면 존경을 표하기 위해 자리에서 일어서고, 동료가 작은 호의를 베풀면 감사를 표하기 위해 고맙다고 말하는 것 모두가 의식 때문에 가능하다.

이렇게 의식을 활용하여 선하게 사는 것이 위선이라면 일상적인 매너는 다분히 의도적인 속임수라고 해야 할 것이다. 사실 임상의사들도 의식을 수행한다. 의사라면 다들 환자 진찰을 시작하는 순간마다 '무대에 선다'는 생각을 한다. 의식은 안전 문제에서도 중요한 의미가 있다. 우리가 규칙적으로 의식적인 행동을 하다 보면 몸에 배어서 필요한 순간에 그 행동을 할 가능성이 높아지기 때문이다. 여러 기관에서 이미 사용하는 것인데, 수술 체크리스트에 나오는 행동을 예로 들어보자. 수술을 시작하기 전에 모두 잠시 멈추고 각자 자기소개를 하는 의식이 있다. 이 의식은 모두를 수술 팀의 동등한 구성원으로 인정해주는 역할을 한다. 그래서 수술 도중 뭔가 문제가 생겼을 때 의사가 아닌 팀원도 기탄없이 이야기할 수 있게 해준다. 팀원이 솔직하게 문제를 제기하는 빈도가 높아질수록 자칫 치명적일 수 있는 실수를 막을 가능성도 높아진다.

　이러한 의식에 관한 공자의 가르침을 처음 임상진료 업무와 연관시켰을 때가 생각난다. 입원 환자가 병상에 누워 있으면 의사도 서 있지 말고 의자에 앉아 환자와 대화하는 것이 좋다는 사실을 입증하는 자료를 봤을 때였다. 그 권장 사항은 프레스 개니(Press Ganey)의 '연민 어린 커넥티드 케어(Compassionate Connected Care)'라는 목록에도 들어 있다. 또한 프레스 개니의 간호부장 크리스티나 뎀프시의 저서 『고통의 해독제(Antidote to Suffering)』에도 나온다.[1] 이 자료를 발표하면서 미국 전역을 돌아다니기 시작했을 때, 나도 이것을 임상진료에 도입해야겠다고 생각했다. 병실에 갔는데 환자의 가족들이 모든 의자를 사용하고 있을 때는 잠시 멈추고 이야기한다. "잠시만요, 의자를 좀 찾고요. 앉아서 말씀드릴게요"라고 말한다. 그러면 가족 중 누군가가 자기 의자를 내주곤 한다. 나는 그 의자에 앉아 환자와 이야기한다. 나는 성인군자가 아니다. 다만 환자와 동등한 위치에서 이야기하기 위해 환자를 실제로 존중하고, 환자의 의견을 진정으로 이해하고 싶어 하며, 서두르지 않는 것뿐이다. 이 새로운 습관이 내가 진료한 환자들에게 어떤 영향을 미치는지는 확실하지 않다. 그렇지만 한 가지는 확실하다. 이 행동 덕분에 의사로서 그리고 한 인간으로서 나 자신이 더 기분 좋게 일하게 됐다는 사실이다.

의식에 관한 공자의 사상은 이 책에 두루 나와 있는, 일상적 습관에 대한 구체적인 권장 사항과도 잘 맞아떨어진다. 하지만 독자들이 그 구체성에 함몰된 나머지 이 책의 원대한 희망과 그 희망의 고상한 의미를 놓치지는 말았으면 한다. 우리 지은이들은 의료계의 문화를 개혁하는 일, 그 이상도 아니고 그 이하도 아닌 바로 그 목표를 추구하고 있다. 즉, 문화를 바꾸어 개인이든 팀이든 신뢰성 있게 안전하고 공감적이며 기술적으로도 수월한 진료를 수행할 수 있기를 바란다. 우리 모두가 더 나아질수록, 그리고 우리 조직이 제로 함에 가까워질수록, 우리가 환자를 더 잘 진료하고 더 안전하게 보호할 뿐만 아니라, 우리 자신도 조금씩 더 당당해진다는 사실을 인식하고, 그에 따른 만족감도 누리게 될 것이다.

Contents

서론

- 크레이그 클래퍼

해마다 수많은 환자가 미국 의료기관에서 상해를 입는다. 그 수는 조금씩 달라지지만 규모는 한결같이 엄청나다. 1999년에 나온 미국의학연구소(IOM) 보고서 『사람은 누구나 잘못할 수 있다(To Err is Human)』에 따르면 실수와 태만 때문에 매년 환자 9만 8,000명이 목숨을 잃는다. 5분 22초마다 한 명이 사망하는 셈이다.[1] 최근인 2016년의 추정으로는 실수와 태만이 의료 사망의 세 번째 사인이다. 사망 환자 수는 매년 25만 1,000명이다. 2분 6초당 환자 한 명이 사망한다는 뜻이다.[2] 2013년 『환자 안전 저널(Journal of Patient Safety)』에서 추정한 최대치는 연간 환자 44만 명의 사망 원인이 실수 또는 태만 때문이라고 하는데, 이 추정을 전제로 하면 1분 11초당 한 명이 사망한다.[3]

상해 사고를 당해서 고통받는 사람은 환자만이 아니다. 병원 직원들도 사고를 당하고 고통을 받는다. 노동통계청(Bureau of Labor Statistics)은 각

급 병원이 산업안전보건청(OSHA, Occupational Safety and Health Administration)[4]에 제출한 질병 및 상해 자료를 보고한다. 직원 안전에 관한 최선의 측정치는 총사건발생률(TCIR, Total Case Incident Rate)이다. 이것은 근무시간 20만 시간당 일어나는 산업안전보건청 기준 상해를 뜻한다. 병원들의 경우 2016년에 총사건발생률이 평균 5.9%였는데 이는 전임 직원 100명 중 약 6명이 상해를 입었다는 뜻이다(전임 직원이 보통 연 2,000시간 근무한다고 가정했을 때의 이야기다). 장기요양시설에서는 직원 100명 중 6.4명이 상해를 입었는데, 외래진료는 그나마 이보다 좀 안전해서 상해 피해자가 전 직원의 2.3%였다.[5] 이 숫자가 그리 크다고 생각하지 않을 수도 있다. 그런데 이렇게 보면 생각이 달라질 것이다. 1985년에서 1995년까지 내가 미국 원자력발전 산업계에서 일하는 동안 총사건발생률은 0.3%였는데 이 수치는 의료계의 20분의 1이다. 직원 안전이 취약하여 발생하는 비용은 실로 엄청나다. 2011년 의료기관 전체가 입은 131억 달러(약 15조 7,000억 원)의 손실은 근무 일수로 치면 200만 일보다도 많다.[6]

돈도 중요하다. 그렇지만 상해와 손상이 너무나 많은 사람에게 통증과 고통을 준다는 사실을 기억해야 한다. 환자들이 받는 고통은 상해로 인한 직접적 고통뿐만이 아니다. 이들은 실수나 태만이 없었더라면 경험했을 긍정적인 결과를 놓쳤다는 이유로도 고통받는다. 심지어 크리스티나 뎀프시가 『고통의 해독제』[7]에서 이야기한 바와 같이 환자들은 자신이 받는 돌봄에 연민이나 친밀감이 없으면, 긍정적인 결과가 나타나더라도 고통을 받는다. 환자들만 고통받는 것도 아니다. 의료제공자 역시 조직이 자신의 기여를 존중해주지 않으면 고통받는다. 또한 자신들이 의미 있는 일을 하고 있다는 기분이 들지 않아도 고통받는다. 근무 중에 상해를 입었을 때도 고통받는다. 의료계의 리더로서 우리가 해야 할 일은 이런 고통을 최대한 줄이는 것이다. 그러려면 어떻게 해야 할까?

제로 함이라는 목표

이 책에서 지은이들은 의료조직들이 제로 함이라는 목표를 설정해야 한다고 주장한다. 또한 그 목표를 현실로 만들기 위해 안전과학에서 입증된 원칙을 적용해야 한다고 주장한다. 안전을 위해 수용할 수 있는 숫자는 제로(0)뿐이다. 대표와 병원 경영진, 임상의사들과 직원들 모두 예방 가능한 상해와 손상을 제로로 만들고 환자와 직원의 이익을 최대화하기 위해 끝없이 노력해야 한다.[8]

수많은 의료기관의 운영진이 제로 함이라는 기치 아래 모였다. 2011년 당시 베일러 헬스케어 시스템(Baylor Healthcare System) 소속이던 돈 케널리는 3가지 제로를 주장했다. 예방 가능한 사망 제로, 예방 가능한 상해 제로, 예방 가능한 위험 제로였다. 애드버킷 헬스케어(Advocate Health Care)의 CEO였던 제임스 스콕스버그는 이 조직의 의료 총책임자인 리 색스와 리시 시카와 함께 제로 함을 추구하는 조직에서 리더들의 중요한 역할에 대해 주장했다.[9] HPI[헬스 퍼포먼스 임프루브먼트(Health Performance Improvement)] 및 프레스 개니의 대다수 기관 고객의 안전 책임자들은 프레스 개니의 운동인 '제로 함에 관한 약속(Zero Harm Commitment)'에 합류했다. 이 운동을 시작한 잭 린치는 메인 라인 헬스(Main Line Health)의 CEO였는데, 그의 목표는 안전에 관한 환자 경험을 조직하고 제로 함을 달성하는 것이었다.

몇몇 보건의료기관의 대표들은 제로 함이라는 개념에 반대했다. 비현

20

실적인 목표라는 인식 탓이기도 했다. 2년마다 상해 발생률을 50%씩 줄여나가더라도 제로에 가까워지긴 하겠지만 절대 제로에 도달하지는 못한다는 것이었다. 이는 간단한 산수다. 제로는 그저 점근선, 즉 0에 수렴해가는 선일 뿐이다. 그게 아니면 뭐란 말인가? 안전과학 분야의 주장에 따르면 제로는 가능하다. 위해와 상해를 줄일수록 숫자는 점점 줄어들게 되어 있다. 일단 조직이 어느 날 하루, 제로 함을 달성한다. 그다음엔 위해나 상해가 없는 일주일을 만들어낼 수 있다. 그리고 한 달 내내. 그런 식으로 마침내 1년 동안 위해와 상해가 제로가 되는 날이 오게 하는 것이다. 일리노이주와 아이오와주의 여러 시에 있는 제네시스 헬스 시스템(Genesis Health System)의 CEO 더그 크로퍼는 이 조직을 제로 함으로 이끌었다. 제네시스 헬스 시스템에서 정의한 환자 상해는 예방 가능한 중등도의 일시적인, 혹은 그 이상의 상해였다. 투약 실수 때문에 경미하고 일시적인 피부 반응을 경험한 환자는 정의상 '중등도의 일시적 환자 상해'의 역치에 도달한 것이 아니다. 그러나 예컨대 계획에 없던 부위에 수술을 받고 장기의 기능을 소실하거나 투약 사고로 중환자실에서 지지적 치료가 필요해진 경우는 '중등도의 일시적 환자 상해'에 해당한다. 제네시스 헬스 시스템은 지난 12개월간 발생한 사건들을 검토하고 그 정의에 해당하는 사건의 수를 헤아려서 모든 시점의 위해를 측정했다. '예방 가능한 심각한 상해'가 연속해서 12개월 동안 발생하지 않아 지금 제로라는 목표에 도달한 상태다.[10] 그렇지만 다른 위해 사고가 발생하는 날에는 제네시스 헬스 시스템의 제로 함도 끝날 것이다.

의료계의 리더 중 일부는 제로 함이 현실적이라고 해도 과연 이 목적을 달성할 능력을 갖춘 조직이 있을지 회의적이다. 비관론자들도 나름의 계산이 있는 듯하다. 안전을 개선하는 일을, 진료에 적용하는 일련의 외부적 규칙 또는 프로세스로만 여기면 안전을 개선하려 할수록 업무 시스템은 점점 복잡해지고 그에 따라 비용도 증가할 것이다. 그런 식으로 업무 시스템이 복잡해지면 보통은 안타깝게도 위해나 상해가 증가하기 때문에 결국 실패로 끝나고 만다. 그러나 만약 안전에 접근할 때 업무 시스템의 신뢰도를 함께 높이는 수단이라고 본다면, 결국 업무 시스템을 '단순화'하는 방향으로 가게 될 것이고 그 과정에서 실수가 일어날 가능성도 적어질 것이다. 위해와 상해가 줄어들고 비용도 감소한다. 업무 체계가 더 효율적이게 되기 때문이다. 안전은 업무 체계에서 통제를 더 늘리는 것을 의미하지 않는다. '더 좋은' 업무 체계를 의미한다.

우리는 다른 산업에서 신뢰도가 높아지면서 비용이 줄고 안전은 개선되는 상황을 목격했다. 뎀프시가 『고통의 해독제』에서 이야기했듯이, 원자력발전 산업은 1995년에서 2005년 사이에 안전사고 발생률이 70.6% 이상 낮아졌다. 그런데 생산 단가도 28.7% 낮아졌다. 원자력발전 산업계는 안전 때문에 비용을 더 지불한 것이 아니다. 오히려 안전 덕분에 산업을 더 효율적으로 운영할 수 있었다. 의료기관의 비용 절감도 비슷한 결과를 보인다.[11] HPI의 기관 고객들의 현황을 보면, 투자 대비 이익을 조사한 결과 지난 3년간 2:1에서 5:1까지 높아짐으로써 비용을 상회하는 가치를 거두었다. 비용을 많이 절감한 부분을 보면, 보험 관련 비용과 손해배상 청구 및 합의에 소요된 비용, 그리고 병원 획득성 질환에 대한 치료 비용 등이다.

그렇다면 다른 조직들은 안전과학을 적용하여 과연 얼마나 빠른 기간 안에 상당한 개선을 이룰 수 있을까? 답을 들으면 놀랄지도 모른다. 나는 캘리포니아 샌 클레멘테에 있는 FPI[페일러 프리벤션 사(Failure Prevention Inc.)]에서 총 치우와 함께 일하면서 고신뢰 조직과 안전과학에 관한 연수를 받았다. MIT에서 엔지니어로 훈련받은 치우는 원자력발전 안전 및 안전문화 분야의 혁신가다(그리고 상당한 인격자이기도 하다). 그는 제조공장이나 화학공장 그리고 원자력발전소 같은 복잡한 시스템에서 2년마다 유출 사건을 80% 줄일 수 있다는 이론을 내놓았다(2년이라는 시간은 개선 주기의 평균 기간인데, 대규모 조직이 문화를 비약적으로 변화시키는 데 소요되는 평균 기간이다). 이전에 매년 100건의 안전사고가 발생한 원자력발전소의 경우 2년의 개선 기간 이후에 안전사고가 20건만 일어나게 된다는 이야기다. 두 번째 2년도 개선 기간이 지나면 단 5건만 경험할 것이다. 그 말은 4년 안에 95%가 감소한다는 뜻이다. 실제로 우리는 4년 동안에 75% 감소를 달성했다. 나쁘지 않다!

케리 존슨은 총 치우와 나의 오랜 파트너다. 나중에 프레스 개니에 합병되기 전까지 HPI에서도 일했다. 우리는 안전과학과 고신뢰 조직의 방법론을 전력 생산, 운송, 제조업 분야에 적용했고 지난 18년 동안에는 의료에 적용했다. 안전과학을 새로운 업계에 도입할 때마다 우리는 늘 회의적인 시각에 부딪혔다. 원자력발전소에서 먹혔던 것이 석탄공장에서도 통할 줄 우리가 어떻게 알았겠는가? 전력 생산 부문에서 통했다고 전력의 수송과 배전에도 통할 줄을 또 어떻게 알았겠는가? 항공안전의 실무를 철도와 해운, 트럭에도 적용할 수 있다는 증거라고 할 만한 자료가 우리에게 있었을까? 전력이나 운송 분야의 안전에 효과적이었다고 중공업에서도 똑같은 효과가 나타나리라는 걸 어떻게 알았겠는가? 매번 새로운 산업에 뛰어들 때마다 우리는 결과를 만들어냄으로써 회의주의적인 시각에 답하는 수밖에 없었다. 그 결과란 바로 2년마다 안전사고 발생률을 80% 줄이는 것이었다.

2015년 HPI가 프레스 개니와 힘을 합칠 때 두 조직은 하나의 비전을 공유했다. CEO인 패트릭 라이언의 리더십으로 움직이기 시작한 프레스 개니는 안전, 임상의 질, 그리고 환자 경험 같은 의료의 다각적인 면을 바꾸겠다는 야심 찬 프로젝트를 구상했다. 당시 버지니아주 버지니아 비치시에 사무소를 둔 소규모 의료 컨설팅 그룹이었던 우리는 단 하나의 소명에 헌신하기로 했다. 그 소명이란 바로 안전과학/고신뢰 원칙들을 적용하여 환자가 겪는 위해와 직원의 상해를 줄이는 것이었다. 패트릭 라이언이 제대로 파악했듯이, 의료는 환자 경험의 측정 및 개선을 단지 '만족'을 측정하는 것으로 만들어버리는 바람에 발전이 더뎌졌다. 환자 경험을 '만족'이라고 부르는 것은 환자 경험의 중요성을 낮추는 처사가 되었다. 그리고 임상의사들을 참여시키는 데도 실패했다. 임상의사들은 환자에 대한 진료의 '질'을 개선하고 싶어 했기 때문이다. 변화를 촉구하기 위해서 라이언은 사고방식이 앞서 나가는 리더들을 규합했다. 이 중에는 토머스 H. 리, 크리스티나 뎀프시, 제임스 메를리노가 있었다. 나는 독자들이 메를리노의 책 『환자의 경험이 혁신이다(Service Fanatics)』(청년의사)에서 환자 경험에 관해 많은 것을 배우기를, 그리고 토머스 H. 리의 책 『공감의 의학(An Epidemic of Empathy in Healthcare)』[12]에서도 더 광범위한 변화에 관해 많은 것을 배우기를 바란다.

안전과학은 특정 산업이나 회사, 지역뿐 아니라 어디에나 중요하다. 안전과학은 의료에서도 효과적이다. 현재 80개가 넘는 의료 시스템이 우리의 접근 방식으로 안전문화의 혁신을 지향하고 있다. 그중에는 1,200곳의 종합병원을 포함하여 급성기 이후의 진료를 하는 기관과 재택 의료기관, 개인 의원과 기타 시설이 있다. 표 1을 보면 이들이 달성한 결과를 일부 볼 수 있다. 이 숫자들은 모든 것을 말해준다.

	환자 안전 (안전사고의 감소)	직원 안전 (안전사고의 감소)
1	센타라 헬스케어 2년간 80% 감소, 2005년 보고	–
2	비단트 헬스 4년간 83% 감소, 2013년 보고	–
3	네이션와이드 아동병원 3년간 83% 감소, 2013년 보고	네이션와이드 아동병원 2년간 50% 감소, 2013년 보고
4	웰스타 4년간 90% 감소, 2014년 보고	웰스타 4년간 84% 감소, 2014년 보고
5	메인 라인 헬스 3년간 88% 감소, 2014년 보고	–
6	시스터즈 오브 채리티 오브 레번워스 헬스 3년간 62% 감소, 2016년 보고	시스터즈 오브 채리티 오브 레번워스 헬스 3년간 58% 감소, 2016년 보고
7	시그니처 헬스케어 3년간 88% 감소, 2016년 보고	시그니처 헬스케어 3년간 76% 감소, 2016년 보고
8	애드버킷 헬스케어 3년간 58% 감소, 2017년 보고	–
9	샤프 헬스케어 2년간 64% 감소, 2018년 보고	샤프 헬스케어 2년간 48% 감소, 2018년 보고
10	리버사이드 헬스 시스템 4년간 53% 감소, 2018년 보고	리버사이드 헬스 시스템 4년간 25% 감소, 2018년 보고

표 1. 선정된 의료기관들의 안전 개선

이 조직들은 아직 제로 함에 도달하지 못했지만 지속적인 노력으로 해낼 것이다. 여기서 명심할 점은 한 번 제로에 도달하는 게 전부가 아니라는 사실이다. 어느 시점에 제로를 달성했어도 넘어지면 또 시도해서 다시 만들어야 하고, 계속 그렇게 해야 한다. 그러면서 점점 긴 기간 동안 제로에 머물도록 하는 것이다. 7일마다 환자 1명이 사망하면, 다음에는 30일마다 환자 1명의 사망으로 줄여야 한다. 그리고 다시 거기에 머물지 않고 노력해서 365일마다 환자 1명의 사망으로 개선해야 하는 것이다. 마찬가지로, 조직이 하루에 3명의 직원이 상해 사고를 경험하고 있다면 그것을 하루에 1명으로 끌어내린다는 목표를 세워야 한다. 그리고 일주일에 1명으로까지 개선해가야 한다. 그러면 직전 1개월 또는 1년 동안 직원 상해 사건이 1건도 발생하지 않은 날이 올 것이다. 이 목표는 실현 가능하다. 이 목표를 달성하려는 노력에 힘입어 조직은 재정적인 성과도 개선할 것이다.

이 책에 관하여

이 책은 조직에서 안전사고를 제로로 만들기 위한 틀과 함께, 안전과학을 종합적으로 개괄한다. 안전에 관심 있는 의료기관, 안전 전문가나 품질 전문가, 리더, 의료종사자, 환자와 환자의 가족을 위한 책이다. 각 장에서 안전 전략을 수립하기 위한 포괄적인 지침을 제시하고 있지만, 독자들은 안전과 연관되는 구체적인 주제들을 따로따로 손쉽게 찾아볼 수도 있다. 환자 안전과 직원 안전에 관해서 기본적인 사항만 배우기를 원한다면 안전문화와 안전문화의 개혁, 이 2가지에 접근하기 쉬운 개론서가 될 것이다.

챕터 1부터 3은 독자들이 안전을 개선하기 위한 노력을 추진할 때 기초로 삼을 만한 내용이다. 챕터 1을 쓴 개리 예이츠는 HPI/프레스 개니의 파트너이면서 센타라 헬스케어(Sentara Healthcare)의 의료부장이었다. 현대 의료에서 나타난 환자 안전 운동의 역사를 집약하여 보여주며, 전반적인 흐름과 함께 분수령이 된 사건들이 나온다.

챕터 2를 쓴 캐럴 스톡마이어 역시 HPI/프레스 개니의 파트너이고 그

전에는 센타라 헬스케어에서 안전 및 신뢰 분야를 이끌었다. 그녀는 챕터 2에서 안전관리 체계를 개괄한다. 다른 업계의 안전관리 시스템에 대한 출판물은 몇 권 있지만, 의료 분야의 안전관리 시스템을 다루는 책은 현재로선 없다. 의료 시스템은 복잡하기 때문에 공식적인 안전 체계를 정립하지 않으면 안전을 개선할 수 없다.

챕터 3에서 나는 안전과학과 고신뢰 조직에 관해 검토하며 안전을 개선하기 위한 노력의 기초를 더 다지려고 했다. 안전과학은 위해와 상해를 예방하기 위한 시스템 제어에 관한 이론으로 구성되어 있다. 고신뢰 조직(HRO, High Reliability Organizing)이란, 어려운 조건에서도 상당한 안전 기록을 달성한 조직의 속성을 설명해주는 총체적 지식의 체계다. 곧 보겠지만 안전과학과 고신뢰 조직의 주요 원칙들은 뒤이은 챕터에 나오는 안전 개선의 실제적 방안들을 만들어낸 영감의 원천이다.

챕터 4부터는 원칙을 실행에 옮기는 데 관한 내용이 이어진다. HPI/프레스 개니의 파트너로서 예전에 항공사에 근무했고 그전에는 해군 조종사로 일했던 스티브 크라이저가 챕터 4에서 조직의 안전 개선에 필요한 중요한 리더십 기술 몇 가지를 소개한다. 그는 실제 해군들의 비행은 물론이고 의료계의 사례를 인용하며 설명한다. 리더십은 그림자를 드리우는 것처럼 조직의 문화를 이끈다. 병원의 리더나 매니저라면 알고 싶은 내용, 이야기하고 싶은 내용, 그리고 실천하고 싶어 할 만한 내용이 챕터 4에 담겨 있다.

챕터 5에서는 간호사이자 HPI/프레스 개니의 상임 경영 컨설턴트로 일하고 있는 섀넌 세일즈가 원칙을 실행에 옮기는 방법을 이야기한다. 그녀는 위해를 예방할 수 있는 보편적 기술들을 논하는데, 전문적이지 않은 기술이나 행동들은 모든 의료기관 종사자와 의료제공자가 공유할 만한 것들이다. 사실상 모든 산업의 직업 영역에서 공유해야 할 기술이다. 이 기술은 주의하고, 생각하고, 의사소통하고, 준수하는 것뿐만 아니라 문서화된 지침을 효과적으로 활용하는 능력까지 포함한다. 실제로 확인해보면 놀라게 될 텐데, 이 기술들을 꾸준히 적용하다 보면 '예방 가능한 심각한 위해'를 가져오는 행위를 3/4 정도까지 방지할 수 있다.[13]

챕터 6에서 보편적 기술을 논의하는 데이비드 반스는 상임 경영 컨설턴트로서, 해군에서 조종사로 지낸 이력이 있다. 그가 여기서 특별히 주목하는 것은 의사소통, 관계성 그리고 팀워크다. 의료 팀이 함께 생각하기 위해서는 팀원들이 반드시 보편적 기술을 적용해야 한다. 그래야 팀 내에 권력의 불평등이 만들어내는 거리의 영향이 줄어든다. 반스가 논의하는 보편적인 관계의 기술은 세일즈가 논의한 보편적 기술과 함께 적용해야 한다.

챕터 7에서는 리더십에 관한 주제로 돌아간다. 주디스 이월드는 HPI/프레스 개니의 컨설턴트인데 이노바 헬스 시스템(Inova Health System)에서 안전 및 품질 분야의 책임자로 활동했다. 그녀는 여기서 문화적 규범을 문서로 작성하는 것만으로는 강력한 안전문화를 만들기 어렵다고 주장한다. 직원들이 책임지는 태도를 갖추고 행동하게 해야 한다. 또한 학습 환경도 조성해야 한다. 그래야 의료제공자가 자신이 일하는 큰 체계들을 개선하게 할 수 있다. 안전 책임자들은 정직한 실수를 하는 팀원을 항상 지지해주어야 하고, 점진적 징계 처분을 내림으로써 위험한 행동을 선택하는 직원들을 구해야 한다. 혹시 징계 처분을 내려서 팀원들을 구한다는 말이 이상한가? 의료계의 리더들이 불량한 행태를 눈감아주고 있다가 의료제공자의 일자리를 구해주기엔 너무 늦어버리고 마는 경우가 사실 허다하다. 안전 책임자로서 의료종사자들을 위험한 행동으로부터 구하려면 전향적으로 공정문화의 원칙을 도입하고, 직원들이 자신의 행동에 책임을 지게 해야 한다.

챕터 8에서는 간호사이자 HPI/프레스 개니의 상임 경영 컨설턴트인 체리 스룹과 프레스 개니 전략 컨설팅(Press Ganey Strategic Consulting)의 인력 솔루션 담당 디렉터인 마틴 라이트가 환자와 직원의 안전을 위해 중요한 측정과 통제 루프를 논의한다. 의료계의 리더들은 이미 측정에 대해 많이 알고 있다. 그런데 스룹과 라이트가 제시하는 것은 환자 안전과 직원 안전 2가지를 위해 주요 지표와 실시간 지표, 그리고 결과 지표를 측정하기 위한 하나의 탄탄한 시스템이다. 통제 루프는 측정 편차를 모니터링하고, 성과를 개선하기 위한 대응책을 제공하고, 지속적인 모니터링을 가능하게 한다. 성과를 이끌어내게 만드는 것은 통제 루프의 강점이지, 해당 측정 지표의 강점이 아니다.

HPI/프레스 개니의 디렉터이자 간호사인 탐라 스트롱은 챕터 9에서 실수를 찾아서 해결하는 과정과 절차에 관한 학습 체계들을 자세히 다룬다. 안전문화에는 학습 메커니즘이 필요하다. 모든 복잡한 시스템은 점점 퇴보하며 작동하고 문제가 표면 아래에 도사리고 있기 때문이다. 의료계는 몇 가지 거대한 성과를 개선하는 데 관심을 크게 쏟는 반면에, 팀 수준의(부서 학습 체계의) 일상적이고 비공식적인 문제 해결을 통해 성과를 조금씩 개선해나가는 데에는 지나칠 정도로 무관심한 경향이 있다. 우리는 부서의 학습에 에너지를 더 쏟아야 한다. 오래된 표어 하나를 새길 일이다. "1야드를 개선하는 것은 어렵고, 1인치를 개선하기는 식은 죽 먹기다."

이 책은 챕터 9까지 환자 안전에 초점을 둔다. 챕터 10에서 HPI/프레스 개니의 컨설턴트이자 간호사 에밀리 할루, 프레스 개니의 최고 인사 책임자 조지프 카브랄 두 사람은 직원 안전에 관한 독자적인 기본 지침을 제시하며, 직원의 안전과 직원의 참여 사이의 강력한 연관성을 강조한다. 할루와 카브랄은 더이상 방치하지 말고 대책을 세워 실행해야 한다는 강력한 논변을 펼치면서, 조직이 활용할 만한 해결책을 논의한다. 두 사람이 처방하는 안전문화와 리더십, 그리고 보편적 기술 3가지는 환자 안전을 위한 해결책과 동일하다. 큰 차이가 있다면, 5가지 유형의 직원 상해를 야기하는 시스템 문제를 확인하고 시정하기 위해 안전대응팀을 활용하는 것이다.

디어드리 밀로드는 프레스 개니 이노베이션 인스티튜트(Press Ganey Innovation Institute)의 이사이고, 스테이시 팰로타는 클리블랜드 클리닉(Cleveland Clinic)에서 근무하다가 지금은 프레스 개니의 파트너로 환자 경험에 관해 컨설팅하고 있다. 토머스 H. 리는 프레스 개니의 의료부장으로서 밀로드와 팰로타와 공동으로 챕터 11에서 환자 경험을 위한 고신뢰 조직에 관한 최신 지견을 공유하고 있다. 환자 경험은 환자 안전, 진료의 질, 그리고 진료 경험으로 구성된다. 안전 그리고 고신뢰는 환자 경험에 심대한 결과를 만들어낸다. 밀로드와 팰로타, 그리고 리 세 사람은 환자 경험을 측정하고 개선하는 분야의 짧은 역사와 함께 이 방면의 선구적인 실제 사례를 분석한다. 마지막으로 환자 경험 부문의 차세대 혁신도 '슬쩍 들여다볼 수 있게' 해주고 있다.

제임스 메를리노는 프레스 개니의 최고 혁신책임자로 이전에 클리블랜드 클리닉에서 일했다. 그는 이 책의 에필로그에서 혁신적인 변화에 관해 논의하며 책의 내용을 집약해서 전체 의료계의 변화를 위한 청사진을 제공하고 있다.

지은이들 모두가 인정하는 사실이 있다. 의사나 간호사, 원무 직원, 의료기사들 중 그 누구도 위해를 일으키고 싶어 하지 않고, 환자나 동료가 위해를 당하는 걸 보고 싶어 하지 않으며, 위해 사건에 관련되기를 원하지 않는다는 것이다. 그러나 우리 중 많은 사람이 아직 자신과 팀과 조직의 안전에 헌신하지 못하고 있는 것이 사실이다. 만일 당신이 그중 한 사람이라면, 이 책을 읽은 다음에는 안전에 관한 진정한 옹호자가 되기를 바란다. 안전은 그 자체로 하나의 가치일 뿐만 아니라, 품질과 환자 경험, 직원과 의사의 참여, 효율 이 모든 것을 최선으로 만들어주는 수단이기도 하다. 어느 정도의 안전이 좋다면, 좀 더 많은 안전은 더 좋다. 전체적인 안전, 즉 제로 함이 우리의 궁극적인 목적임을 알아두자.

　만약 당신이 안전에 관심이 많다면 이 책을 읽은 후 당신의 조직에서 안전의 개선을 위해 제대로 준비해보자. 그리고 더욱 대담한 노력을 기울여보자. 이 점을 생각하자. 이 책에 담겨 있는 통찰은 모두 학습에 바탕한 것이고, 그 학습은 의료와 발전, 운송과 제조, 이 모든 업계에서 460만 명으로 추산되는 인명을 안전사고로 잃은 결과로 얻은 것이다. 이렇게 비싼 대가를 치르고 얻은 교훈을 헛되게 만들지 말자. 이 책이 제시한 하나의 틀, 하나의 전략이라도 당신의 조직에서 2년 동안 60명의 목숨을 구해내는 파급효과를 만들 수 있다. 그것은 시작에 불과하다. 이제 실수와 상해를 완전히 없애는 일에 헌신하기로 마음을 다잡자. 이 책의 각 장을 집필한 지은이들과 나는 당신의 조직이 제로 함을 경험하기를 간절히 원한다. 당신도 이걸 원해야 한다. 왜냐하면 당신이 진료하는 환자들, 그 환자의 가족들, 그리고 다른 사람을 진료하는 데 일생을 바치고 있는 의료제공자 모두를 위한 것이기 때문이다.

Chapter 1

현대적인
안전운동의 역사

- 개리 예이츠

개리 예이츠는 프레스 개니의 전략 컨설팅 부서의 파트너다. 버지니아 주 노포크에 있는 센타라 헬스케어의 전 수석 부원장이자 의료부장이었다. HPI의 회장이었고, 2015년에 프레스 개니에 합류했다.

품질과 환자 안전에 관한 프로젝트의 리더로 활동했는데, 센타라 노포크 종합병원(Sentara Norfolk General Hospital)이 2004년에 미국병원협회 품질탐구상(AHA Quest for Quality Prize)을 받는 영광을 누리게 했고, 2005년에는 조인트 커미션(Joint commission)과 국립품질포럼(National Quality Forum)으로부터 환자 안전과 품질을 위한 존 M. 아이젠버그상(John M. Eisenberg Award for Patient Safety and Quality)을 수상하는 일도 주도했다.

의료개선연구소(IHI)의 제9차 연차 의료 품질 향상을 위한 전국 포럼(National Forum on Quality Improvement in Health Care)의 공동 의장을 역임했고, 2년간 버지니아 주 전체에 걸친 환자 안전 컨소시엄인 환자 관리 및 안전을 향상시키는 버지니아인(VI-PCS, Virginians Improving Patient Care and Safety)의 회장을 역임했다.

2005년에는 현대의사 및 미국병원운영자협회(ACPE, Modern Physician and the American College of Physician Executive)로부터 최고의료경영자상(Physician Executive Award of Excellence)을 수상했다. 현재 카톨릭 헬스 이니셔티브(CHI, Catholic Health Initiatives)의 이사회에서 활동하고 있고, 미국병원협회 품질탐구상 선정 위원회 회원으로도 활동하고 있다.

의료계의 리더들이 환자 안전에 관심을 가지기 시작한 것은
1980, 1990년대인데
그때는 함께 힘을 모아서 안전을 개선하려고 노력하진 않았다.
그러다가 1999년에 의료의 질을 선도하던 리더들이 모여
환자 안전 문제를 공론화함으로써 오늘에 이르렀다.
병원과 의료조직들이 노력하고 메디케어·메디케이드센터(CMS)가
10억 달러(약 1조 2,000억 원) 넘는 재정을 지원했지만
근 20년이 지난 지금 안타깝게도 환자 위해의 발생률은 여전히 높다.
환자와 지역사회를 위해 개선해야 할 문제다.

내가 의학적 실수의 세계로 들어간 시기는 1979년, 의대 본과 3학년 5주 차였다. 꽤 조용한 토요일 아침이었다. 담당 레지던트와 나는 회진을 하다가 한 환자가 투약받은 약의 용량이 잘못되었음을 알게 되었다. 외과 팀과 우리 사이에 의사소통이 제대로 안 되어 생긴 일 같았다. 그래서 물어보았는데 인턴은 나에게 그 일을 무시하고 그냥 우리 할 일이나 하자고 했다. 그쪽 의사들을 당혹스럽게 만들 일은 하지 말자는 식이었다. 그는 이렇게 말했다. "개리, 이런 일은 종종 일어나는 거야."

안전 문제를 공개적으로 논의하기를 피하는 관행은 당시 의료계 문화에서 안타까운 부분이었다. 그로 인해 환자와 의료종사자가 엄청난 대가를 치르고 있었다. 수십 년이 지나서야 미국에서 환자 안전에 관한 현대적인 운동이 시작되었고 '침묵의 문화'도 불식되어갔다. 병원과 의료계 그리고 의료제공자들 모두 의도하지 않은 상해/위해를 방지하기 위한 대책을 세우기 시작했다. 그러나 진전 속도는 실망스러울 정도로 느렸다. 2017년 2,536명의 성인을 대상으로 한 조사에서 응답자의 21%가 의학적 실수를 본인이 직접 경험한 적이 있다고 했고, 31%는 자신이 돌보는 사람이 의학적 실수를 경험한 적이 있다고 했다.[1] 응답자들도 인정했듯이 위해는 환자의 '신체적 건강, 정서적 건강, 재정적 안녕, 그리고 가족관계' 등 모든 것에 지속해서 영향을 미치는 경우가 많다.[2] 진료를 한 사람도 위해를 입는다. 서론에서도 봤지만, 노동통계청의 보고에 따르면 2016년 병원 종사자들이 상해 및 질병을 경험하는 빈도는 풀타임 직원 100명당 6건이었다. 이 수치는 제조와 건설 등 다른 업계보다 훨씬 높다.[3] 분명, 의도하지 않은 상해로 엄청나게 많은 사람이 고통을 받는다.

환자 안전 전문가들은 '환자에 대한 제로 함'이라는 궁극적 목적을 달성하려면 근본적이고도 폭넓은 변화가 필요하다고 입을 모은다. 그런데 아직도 의료계가 환자 상해 문제를 해결하지 못하는 이유는 무엇일까? 미래는 어떻게 될까?

현대적 안전운동의 기원

지난 수십 년간 환자 사고와 연관된 임상의사는 말없이 괴로워하거나 몇몇 사람들에게만 조용히 토로하는 게 전부였다. 병원과 의료조직의 리더는 물론이고 같이 일하는 변호사들도 환자와 환자 가족이 소송을 제기한 다음에야 환자 사고를 인지했다. 가끔 뉴스 매체로 사고 소식이 퍼져나갈 때면 의료의 안전 문제가 대중의 주목을 끌기도 했다. 인기

주간지였던 『룩(Look)』은 1966년 "병원들이 우리를 죽이고 있다: 미국 여러 도시의 상황에 대한 전격 보도"(그림 1-1)라는 표제를 표지에 실었다. 기사의 제목은 「먼지, 감염, 실수, 부주의: 병원에서 생명을 위협하는 숨은 원인」이었다. 이 글은 병원의 일상적 여건이 잠재적으로 사고의 원인이 될 수 있는 상황을 담았는데, 병원과 임상진료의 문제점과 이를 시정할 필요가 있다는 의사들의 주장도 실었다.[4]

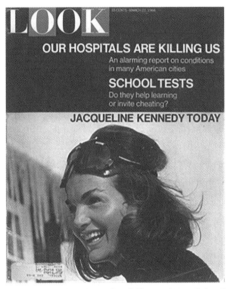

그림 1-1. "병원들이 우리를 죽이고 있다", 1966년 『룩』 지의 표지

이런 이야기도 대중 사이에서 큰 반응을 일으키지는 못했고 의료계 내부에서 변화를 요구하는 폭넓은 목소리를 끌어내지도 못했다. 사람들 대부분에게 환자 사고란 자주 일어나는 일이 아니라 그저 특발성으로만 여겨졌다. 의료계 내부에서는 실수를 기술이 발전하는 과정에서 치러야

하는 대가나 임상진료 중 불가피하게 생기는 일로 인식하는 경우도 있었다. 실수를 의료조직 전체의 한계라기보다는 의료종사자 개인의 결함을 반영한 일로 보는 경우도 허다했다. 환자 안전 운동의 아버지로 널리 인식되는 루시언 리프는 이런 말을 했다. "의사들이 실수를 전혀 저지르지 않을 것이라는 기대는 의사는 절대 오류를 일으켜선 안 된다는 이야기가 되어버리곤 했다. 그 결과 테스트 파일럿과 별다를 바가 없는 의사들 스스로 실수를 인격적 실패로 보게 된 것이다. '네가 주의를 충분히 기울이지 않았잖아, 네가 노력을 충분히 하지 않은 거라고'라는 식이다."[5]

1980년대에 이르자 의료계의 선구자들이 이 문제를 다르게 보기 시작했다. 그중에서도 리프는 안전에 관한 영향력 있는 연구논문 시리즈의 주 저자였다. 그의 연구진이 뉴욕 주의 병원 51곳의 진료를 평가한 결과, 무작위로 선정된 3만 195명의 환자 중 3.7%가 병원에서 입은 상해 때문에 확연히 장애를 입거나 재원 기간을 늘려야 했다. 또한 환자 관리상의 실수가 환자 사고의 58%를 일으켰고, 이상 사례의 발생률도 환자의 나이가 많아지는 것과 함께 증가했다.[6]

1991년 리프 등은 이에 못지않게 영향력이 큰 연구 결과를 다시 발표했는데, 하버드 메디컬 프랙티스(Harvard Medical Practice)에 관한 이 연구는 『뉴잉글랜드 저널 오브 메디슨(New England Journal of Medicine)』에 실렸다. 예견된 상황이긴 했지만 의료계는 역시 조용했다. 많은 의사와 의료계 리더들은 예방 가능한 환자 사고가 그렇게 자주 일어난다는 사실을 믿지 못했고, 더구나 세계 최고 수준의 의료조직이 그렇다는 사실은 더 믿기 힘들어했다. 리프는 거침없이 의학적 실수에 관한 연구를 계속했다. 그 결과 획기적인 논문인 「의학의 오류(Error in Medicine)」가 『미국의사협회 저널(Journal of American Medical Association)』(JAMA) 1994년 12월호에 게재되었다. 리프의 주장은 첫째, 의료계도 이제 다른 업계에서 실수를 줄였던 사례를 참고해야 한다는 것, 그리고 둘째, 예방적이고 체계적인 접근을 통해 환자 안전을 크게 향상시켜야 한다는 것이었다. "병원은 사고 예방을 위해 최우선으로 노력한 적이 없다." 그는 말을 이었다. "병원이 실수를 크게 줄여가는 발전의 도상에서 가장 근본적인 것은 바로 문화의 변화. 실수가 개인의 인격적 결함이 아니라 시스템에 결함이 있다는 증거라는 인식 변화가 반드시 필요하다. 그렇지 않으면 의학적 실수를 줄이는 그 어떤 실질적인 발전은 없을 것이다."[7]

1990년대 중반, 한 언론 보도가 변화를 촉구하는 대중의 압력을 급상승시켰다. 1993년 9월 당시 『보스턴 글로브(Boston Globe)』의 의학 보도 책임자로 재직한 베치 리먼은 두 아이의 어머니이자 암 연구자의 부인이었다. 그녀는 유방암 진단을 받았는데 표준 진료가 별 효과가 없어서 자가 줄기세포 이식을 결정한 상태였다. 당시로서는 상당히 공격적이지만 유망한 치료였다. 1994년 11월 그녀는 다나-파버 암연구소(Dana-Far-ber Cancer Institute)에서 진료를 받았다. 암 치료에 반응하기 시작한다는 징후에도 불구하고 그녀는 병원에서 사망했는데, 당시에는 사인이 합병증으로 추정되었다. 수개월이 지난 후 그녀가 참여한 임상시험 프로토콜에서 통상적인 자료를 검토하는 과정에서 그녀가 사이톡산(Cytoxan)을 애초 의도했던 양의 4배나 투약받은 사실이 드러났다. 사이톡산은 강력한 항암제다. 그녀의 사망 원인은 병이 아니라 과용량 때문이었다.[8]

언론은 그녀의 이야기를 가지고 세상을 뒤흔드는 질문을 제기했다. 어떻게 그런 실수가 세계 최고의 암센터 가운데 하나에서 발생할 수 있었나? 암 전문가의 부인에게 그런 일이 생길 수 있다면, 의학 지식이 거의 없는 환자의 위험은 대체 어느 정도란 말인가? 1995년 4월 『타임 (Time)』지는 「환자를 죽인 치료제의 충격적인 사례(The Disturbing Case of the Cure That Killed the Patient)」라는 제목의 기사에서 리먼의 사례와 함께 미국 전역에서 발생한 다른 사건들을 보도했다. 그중에는 반대편 다리를 잘 못 절단한 사고, 반대편 유방을 절제한 사고, 호흡기가 잘못해서 꺼진 사고, 통상적인 편도선 절제술 도중에 환자가 사망한 사건 등이 있었다. 기사에는 이런 대목이 있다. "지난 30년 동안 이와 관련된 대규모 연구 가 3건 있었는데, 놀라우리만치 일관된 빈도로 미국 전역에서 의료 사 고가 발생하고 있음을 알 수 있다. 사상자 수를 보면, 몇몇 비평가들의 지적대로 병원들이 실수를 줄이고 의사를 평가하는 시스템을 개선할 필 요가 있다."[9]

1996년에 의료 전문직 종사자들이 그러한 비판을 진지하게 받아들이 기 시작했다. 1996년 10월, 미국당뇨병학회(ADA)와 조인트 커미션(Joint Commission), 그리고 미국과학진흥협회(American Association for the Advance- ment of Sciences)와 아넨버그 건강과학센터(Annenberg Center for Health Sciences) 등이 후원하여 환자 위해 문제를 공개적으로 인정하는 최초의 컨퍼런스 를 열었고 여기서 대책이 논의되었다. 아넨버그 컨퍼런스 개회사에는 이런 말이 포함되었다. "거의 모든 의학 분야의 괄목할 만한 발전에도 불구하고 아주 오래된 문제가 계속 의료계에 나타나고 있는데, 바로 실 수입니다."[10] 이 그룹에게 그 말은 놀랍고 용기 있는 진술이었다. 컨퍼런 스를 통해 이듬해 전국환자안전재단(NPSF, National Patient Safety Foundation) 이 창립되었다. 이 단체는 안전에 주목하는 최초의 조직들 중 하나다. 이 단체는 환자 안전 분야의 개선을 가속화하기 위해 모여 노력을 공조 하는 공동의 협의체, 즉 일종의 '스위스' 같은 곳이 되었다. 연구를 후원하고, 백서를 발간하며, 선도적 리더십을 발휘하고 중요한 환자 안전 프로젝트들을 계속 지원해왔다. 2007년 전국환자안전재단은 루시언리프 연구소(Lucian Leape Institute)를 창립하여 환자 안전을 개선하기 위한 전국적인 비전을 제시했다.

1990년대 말에는 의료 전문직 종사자 중에서 용기를 내는 사람이 더생겼다. 하버드대학교에서 수련받은 소아과 전문의 돈 버윅은 산업계의 현대적 품질 개선 노력에 관해 공부한 인물이다. W. 에드워드 데밍이나 조지프 주란 등을 연구하며 진료의 질을 개선하고 실수를 줄일 접근 방법을 모색했다. 선구적인 연구 활동의 일부로서 그는 의료개선연구소(IHI, Institute for Healthcare Improvement)를 창설했다. 이 기관은 진료의 질과 환자 안전을 개선하는 일에서 선도적 기관으로 부상했다. 2017년 이 연구소가 전국환자안전재단과 결합하여 환자 안전이라는 소명에 헌신하는 강력한 조직을 만들었다.

버윅에 따르면, 환자 안전에 관해 생각하게 된 계기는 그의 아내 앤이 미국의 몇몇 유명한 병원에서 진료를 받을 때의 일 때문이었다. 1999년 그는 이렇게 밝혔다. "내 눈으로 안전 문제를 목격했다. 아내 앤이 급성기 진료를 받으며 병상에 몇 주나 머물러 있을 때였다. 실수가 드물지 않은 정도가 아니라 아주 다반사였다." 앤은 회복되기 시작했는데, 그 후 버윅의 정신은 온통 환자 안전 문제에 쏠렸다. 그는 이렇게 말했다. "그전에도 관심은 있었다. 그런데 이후 나는 급진적으로 변했다. 이런 일이 최고의 병원에서 일어났다면, 보통 수준의 병원에서는 어떨지에 대해 전에 없는 의문을 품게 되었다."[11]

당시 국립과학아카데미의 미국의학연구소(Institute of Medicine)에서 미국 의료 품질 프로젝트[Quality of Health Care in America Project, 현재의 미국의학원

(National Academy of Medicine)]가 시작되었다. 이 프로젝트는 유명 인사들로 팀이 꾸려졌는데 리프와 버윅도 포함되었다. 프로젝트의 목적은 진료의 질을 중대하게 개선할 수 있는 전략을 고안하는 것이었다.[12] 이 연구 팀 멤버들은 좌절을 겪지 않을 수 없었다. 문제가 지속되고 있다는 명백한 증거에도 불구하고 환자 안전을 개선하기 위해 움직이는 기관이 거의 없었기 때문이다. 그래서 이들은 진료의 질을 개선하는 데 중요한 기회가 될 것들을 부각하는 전면적인 보고서를 발행했다. 그러나 정작 의료 전문직 종사자들의 별다른 주목을 못 받았다. 그래서 이 그룹은 용단을 내렸다. 일반 대중 앞에 들고 나가 공론화하자는 것이었다. 대중의 관심과 우려를 지렛대 삼아 의료계 선두 주자들이 조치를 취하게 만들기 위함이었다.

1999년 말, 이 그룹이 발표한 보고서의 내용은 환자 안전과 의학적 실수에 주목했다. 이 보고서가 바로 『사람은 누구나 잘못할 수 있다: 보다 안전한 보건의료 시스템 구축하기(To Err Is Human: Building a Safer Health System)』이다. 보고서는 전국적인 뉴스가 되었고, 『워싱턴 포스트(Washington Post)』와 『월스트리트 저널(Wall Street Journal)』, 『USA 투데이(USA Today)』 등의 간행물 표지를 장식했다. 언론인들이 특별히 관심을 보인 주장은, 하버드 메디컬 프랙티스 연구 자료와 유타와 콜로라도 연구의 자료를 기반으로 추산한 결과 매년 4만 4,000~9만 8,000명의 미국인이 의학적 실수로 사망하고 있다는 것이었다.[13] 만석으로 운항하는 보잉 747 항공기 한 대가 매일 추락해서 모두가 사망하는 사고의 수치와 맞먹었다. 미국의학연구소 보고서와 뒤이은 대중의 반응은 드디어 의료계의 여러 활동을 부추겼고, 의료계는 환자 안전 문제를 인정하고 해결하려는 노력을 시작했다. 이 때문에 오늘날 많은 이들이 미국의학연구소 보고서를 의료계의 현대적인 안전 운동의 시초라고 생각하고 있다.

2001년에 미국의학연구소는 『의료 질의 격차를 메꾸기: 21세기를 위한 새로운 보건의료 시스템(Crossing the Quality Chasm: A New Health System for the 21st Century)』이라는 제목의 2차 보고서를 발간했다. 이 보고서는 의료계에 필요한 개선을 더욱 폭넓게 들여다봤다. 미국의학연구소 위원회의 주장대로 의료계는 보다 안전하고 효과적이며 환자 중심적이고 시기적절하며 효율적이면서도 공평한 의료에 목표를 두어야 한다.[14] 일반 대중보다 의료계가 더 주목한 이 보고서는 환자 진료에서 안전뿐 아니라 다른 중심적 요소 모두를 개선하는 데 필요한 중요한 틀을 제공했다. 특히 환자와 환자 가족을 진료의 중심에 두는 환자 중심 개념은 당시로서는 매우 획기적이었으며, 이후 많은 의료기관에서 일차적인 목적으로 삼고 있다.

안전 운동이 추진력을 얻을 때 다른 환자들의 이야기가 의료계를 뒤흔들었는데 당시 가장 유명한 의료기관이 연관되었다. 2001년에 생후 18개월 된 조시 킹이 볼티모어의 존스홉킨스병원으로 옮겨져 화상 치료를 받았다. 조시가 입원해 있는 동안 조시의 부모는 아이가 잘 낫지 않을까 봐 걱정하는 한편, 아이를 치료하는 사람들이 자신들의 말을 신경 써서 듣지 않은 것 같아서 걱정했다. 임상적으로 상태가 계속 나빠지는 경고 증상이 나타났고 조시는 탈수로 사망했다. 아마도 진통제 투약의 부작용으로 상태가 악화된 탓으로 보였다.[15] 후에 병원 관계자들은 가족을 찾아 의료진이 잘못했다고 인정했다. 조시의 사망으로 의료계의 개선을 이끌어낼 수 있다고 확신한 부모는 병원과 파트너가 되어 환자 안전과 품질을 위한 암스트롱연구소(Armstrong Institute for Patient Safety and Quality)를 설립했다. 이 기관의 목적은 존스홉킨스병원과 의료계 전체에서 환자 진료의 질과 환자 안전을 개선하려는 노력을 지원하는 것이다.[16] 연구소장이었던 피터 프로노보스트와 함께 일한 조시의 어머니 소렐 킹은 열성적이면서도 논리정연하고 영향력 있는 옹호자로서 진료의 질을 개선하고 환자 상해를 줄이는 일에서 중요한 인물이 되었다. 조시의 이야기는 많은 사람에게 알려졌고, 의료제공자들은 환자와 환자 가족들의 말을 더 경청하고 동반자 관계를 만들라는 요청을 받았다.

조인트 커미션이나 미국의사협회(American Medical Association), 미국병원협회(American Hospital Association) 같은 조직들도 날로 확대되는 안전 운동을 지원하기 시작했다. 의료계에 떠오른 또 하나의 조직이 의료개선연구소인데, CEO 돈 버윅과 그의 후임 모린 비소그나노와 데렉 필리가 지휘했다. 2004년 의료개선연구소는 가장 가시적인 프로젝트인 '10만 생명'이란 캠페인을 시작했다. 이 프로젝트는 사회 변화 프로젝트와 정치 캠페인 중 성공적인 사례에서 도출한 원칙을 활용했고, 변화가 일어나야 하는 목표 날짜와 함께 그 변화가 줄일 상해 사건의 수를 명확한 목표로 설정했다. 또한 의료계와 병원들을 상대로 로비 활동을 하여 근거에 기반한 6가지 사업을 도입하게 했다. 6가지는 다음과 같다. ① 신속 대응 팀을 운용하여 환자 상태가 악화하는 첫 번째 징후가 있을 때 바로 대처하게 한다. ② 급성 심근경색에 대해 신뢰도 높은 근거 기반 진료를 제공한다. ③ 약물에 대한 이상 반응을 예방한다. ④ 중심관 감염을 예방한다. ⑤ 수술 부위 감염을 예방한다. ⑥ 인공호흡기 관련 폐렴을 예방한다.[17]

캠페인의 영향력에 의문이 제기되기도 했지만, 이 캠페인은 진료의 질을 개선했고 이로 인해 의료의 질을 높이는 한편 환자 안전을 둘러싸고 의료계를 진작하는 효과를 거두었다.

의료개선연구소는 이 프로젝트에 뒤이어 '500만 생명 캠페인'을 벌여, 병원들을 상대로 2006년에서 2008년 사이에 500만 건의 환자 사고를 예방하기 위한 구체적인 근거 기반 사업에 참여하도록 촉구했다.

이후 버윅은 오바마 행정부에서 2010년부터 2011년까지 메디케어·메디케이드센터에 재직하며 10억 달러(약 1조 2,000억 원)의 환자를 위한 파트너십(PfP, Partnership for Patients) 사업을 이끌었다. 사업의 목표는 공공과 민간의 파트너십을 통해 진료의 질, 안전 및 가격 적정성을 높이는 것이었다. 미국 보건복지부는 이 프로그램을 시작하면서 이전에 성공적이었던 의료개선연구소 캠페인의 디자인 요소를 접목했고, 특히 병원 획득성 질환들의 감소를 구체적인 목표에 포함시켰다. 미국 병원들의 약 4분의 3이 2012~2013년, 11개 유형의 환자 사고 건수를 줄인다는 구체적인 목표가 설정된 이 사업을 수행했다.[18] 2014년에 출판된 1차 평가 보고서에 따르면, 목표에 포함된 11개 중 5개 영역에서 사고 건수가 줄어들었다. 재입원, 조기 유도분만, 투약 사고, 삽관 환자의 폐렴, 중심관 카테터를 장착한 환자의 혈류 감염 등의 영역에서 사고가 감소했다.[19]

그 무렵 정부와 민간의 보험자들이 환자 안전사고와 관련 비용을 줄이는 의료제공자들에게 인센티브를 주는 방안을 모색하기 시작했다. 메디케어·메디케이드센터와 몇몇 보험회사들은 '성과 연동 지불제도(pay for performance)' 사업을 시작했다(오늘날까지 확대되면서 정교해지고 있다). 이 사업은 안전 관련 수행 실적에 따라 보험자가 병원과 기타 의료제공자들에게 벌금 또는 재정적인 인센티브를 부여한다. 부과되는 벌금 또는 주어지는 인센티브의 액수에 비해서는 의료계 리더들의 관심이 의외로 컸다. 부분적인 이유는 평가 결과가 일반에 공개되고 그 결과에 따라 조직의 명성에도 영향이 미치기 때문이었다. 리프프로그(Leapfrog) 그룹 같은 조직은 안전 개선 평가 결과를 기초로 병원들의 평점과 순위를 정기적으로 출판함으로써 안전 개선의 지원 사업에 도움이 되었다.

보건의료를 넘어

이러저러한 사업에도 불구하고 의료계의 리더들이 보기에는 안전을 개선하려는 노력이 여전히 부족했다. 병원이나 의료조직에서 위해를 줄이는 구체적인 과정에 집중할 때마다 질환이나 병증이 하나씩 생기는 것 같았다. 좌절은 쌓여만 갔다. 수술실 화재라든지 엉뚱한 환자나 신체 부위를 수술하는 등의 사건들이 불쑥 불거져서 개선 노력에 '저항'이라도 하는 것 같았다. 게다가 그런 사고가 자주 발생했다.

안전 개선을 가속화하는 데 도움이 될 새로운 아이디어를 찾으려고 애쓰던 리더들은 괄목할 만한 안전 기록을 보유한 다른 업계에서 개선 모델을 찾았다. 그중에는 핵발전소, 여객기 운항 업체, 항공기 활주로 운영 업체 등이 있었다. 칼 와익이나 캐슬린 서트클리프, 르네 아말버티, 칼린 로버츠, 시드니 데커 등의 학자들은 이른바 고신뢰 조직들을 연구하고 이들의 성공에 기여한 중요한 특성과 운영 원칙에 대한 이론을 만들었다. 이제 의료계에 적절하게 응용하기 위해 '고신뢰' 원칙을 검토할 때가 되었다.

2013년 『밀뱅크 쿼털리(Milbank Quarterly)』지에 획기적인 논문을 게재한 마크 채신과 재러드 러브는 조인트 커미션에 같이 재직하면서 의료계를 위한 처방이 될 만한 모델을 제안했고, 의료조직이 고신뢰 조직이 되기 위해 필요한 3가지 변화를 지적했다. 첫째, 리더들이 고신뢰라는 목표에 확실하게 중점을 두어야 한다. 둘째, 고신뢰를 지지하는 문화가 조직에 만들어져야 한다. 셋째, 조직은 프로세스 개선을 위해 탄탄한 개선 도구를 운용해야 한다.[20] 이들이 강조한 점은 이 변화가 결코 쉽지 않다는 사실이었다. 이들은 이렇게 말했다. "의료계에서 고신뢰를 달성하려면 병원들이 실질적으로 변화해야 하는데, 그 변화는 빨리 만들어낼 수 없다."[21]

　고신뢰 조직에 중점을 둔 결과, 의료계 조직들은 고신뢰를 달성하는 데 안전문화가 핵심적 역할을 한다는 것을 인식하게 되었다. 의료개선연구소/전국환자안전재단, 의료 혁신을 위한 조인트 커미션(The Joint Commission Center for Transforming Healthcare), 존스홉킨스병원의 환자 안전과 품질을 위한 암스트롱연구소 등의 조직들은 문화를 변화시키기 위한 노력을 지원하고 의료계를 위한 '사고 리더십(thought leadership)'을 제공했다. 지난 5년에서 10년에 걸쳐 많은 병원과 의료조직들이 고신뢰를 향한 항해를 시작했다. 실제 경험을 거친 이 조직들은 다른 조직들도 배울 수 있도록 2차 학습을 제공하고 있다. 한 가지 고무적인 사례가 바로 환자 안전을 위한 아동병원 솔루션(SPS, Children's Hospitals Solutions for Patient Safety)이다. 이 네트워크는 북미 지역의 130개 아동병원으로 구성되었는데, 이 병원들이 협조하며 소아과 진료를 개선하기 위한 진료 지침을 수행하고 있다. 신시내티 아동병원 메디컬 센터(Cincinnati Children's Hospital Medical Center)와 환자 안전을 위한 오하이오 아동병원 솔루션(Ohio Children's Hospitals Solutions for Patient Safety)의 성공적인 사업 덕분에 이 네트워크는 고신뢰 개념들과 품질 개선 과학의 방법들을 활용함으로써 재입원, 심각한 안전사고, 그리고 10가지 병원 획득성 질환을 예방하고 있다. 2012년과 2017년 사이에 이 노력으로 9,361명의 아동에게서 심각한 위해를 예방했는데, 이로 인한 의료비 절감 효과는 대략 1억 5,100 만 달러(약 1,805억 원)나 되었다.[22]

제한적 발전

1999년에 미국의학연구소 보고서가 나온 이후 의료계가 환자 안전을 개선하려고 노력한 모습을 전체적으로 보면 아주 복합적인 그림이 나타 난다. 환자 안전 전문가들의 일반적인 견해에 따르면 20년 전보다 의료 계가 많이 안전해졌다. 그러나 여전히 큰 문제들이 남아 있기 때문에 모 든 환자를 위한 제로 함이라는 궁극적인 목표에 이르려면 의료계가 할 일이 산적한 것도 사실이다.

환자 사망에 관한 일련의 연구를 보면 문제들이 여전히 많다는 것을 알 수 있다. 이미 보았지만, 미국의학연구소의 1999년 보고서 『사람은 누구나 잘못할 수 있다』의 추정에 의하면 4만 4,000~9만 8,000명이 매 년 의학적 실수로 사망하고 있다. 2013년 9월 존 제임스가 업데이트한 추정치는 훨씬 많다. 그는 환자의 차트에서 위해의 증상과 징후를 찾아 서 잠재적으로 발생 가능한 사건을 알 수 있는 방법인 의료개선연구소 의 글로벌 트리거 툴(Global Trigger Tool)을 사용하여 2008년에서 2011년 사이에 발표된 4편의 연구 논문의 결과를 가중 평균했는데, 그의 추정 치에 따르면 병원에서 예방 가능한 위해의 발생 건수가 연간 21만에서 44만 건에 이른다.[23] 마찬가지로 2016년 5월에 존스홉킨스병원의 마 틴 매커리와 마이클 대니얼이 계산한 바에 의하면 매년 미국에서 25만 1,454건의 사망이 의학적 실수와 연관되어 발생하는데, 이는 전체 사망 원인 중 3위에 해당한다.[24] 이들이 추정에 사용한 기초 값은 1999년 미국의학연구소 보고서에 이어 나온 새 연구에 따른 것인데, 그 결과를 수정하여 2013년 미국 병원들의 총 입원 건수로 확대 적용했다. 확실한 사실은 미국이 안전 분야에서 진일보한 것은 맞지만 아직은 불충분하다는 사실이다.

미국의 의료 안전이 크게 개선되긴 했지만 여전히 큰 문제라는 사실을 보여주는 연구 결과는 더 있다. 의료관리품질조사국(AHRQ, Agency for Healthcare Research and Quality)의 연차보고서를 보면 병원 획득성 질환이 크게 감소한 것처럼 보인다. 의료관리품질조사국의 2016년 보고서에 의하면 병원 획득성 질환이 2010년에서 2014년 사이에 17% 감소했고, 2018년 6월에 나온 자료를 보면 2014년에서 2016년 사이에 8%가 추가로 감소했다. 2015년에서 2016년 사이의 병원 획득성 질환 감소분을 2014년의 것과 비교하면 의료관리품질조사국의 추정으로 35만 건이 감소했다. 35만 건이라는 수치는 비용으로 계산하면 약 29억 달러(약 3조 5,000억 원)에 이르며, 병원 사망이 8,000건 감소한 것에 대응한다. 2016년 보고서의 추정치를 보면 2010년과 2014년 사이에 병원 획득성 질환은 총 200만 1,000건이 줄었는데, 이는 대략 199억 달러(약 23조 8,000억 원)의 비용 절감 효과를 나타내며 병원 획득성 질환과 관련한 입원 환자 사망 건수가 8만 7,000건 감소한 것을 나타낸다. 그러나 이 모든 성과에도 불구하고 2016년 자료를 보면 병원 획득성 질환이 퇴원 1,000건당 90건의 비율로 발생하고 있다.[25] 이같이 높은 발생률을 보면 추가적인 개선 노력이 시급함을 알 수 있다.

환자 안전에 진지하게 집중한 지 20년 정도 지났는데 아직 할 일이 이렇게 많은 것이 의아할 수도 있다. 더 이상의 발전이 없는 데는 분명한 이유가 있다. 문화적 장벽 때문이다. 곳곳의 의료조직에서 일하는 많은 임상의사와 직원들에게 익숙한 생각은 의료 자체가 워낙 복잡하기 때문에 의학적 실수가 불가피하다는 것이다. 메디케어·메디케이드센터, 조인트 커미션, 그리고 주 정부 기관이 수행하는 외부적인 관리 책임 기능의 효과는 부분적이고, 병원과 의료조직은 다른 업계에 비해 내부적으로나 포괄적으로 감시·감독하는 기능이 무척 미비하다. 또한 의료 분야에서 고신뢰 원칙을 도입하는 속도가 상대적으로 더딘 탓도 있다. 여러 의료조직의 직원들이 사고가 일어날 뻔했던 상황이나 실수를 보고했다가 보복을 당할지도 모른다는 두려움을 여전히 느끼는 것도 안타깝지만 사실이다. 더욱이 개인적인 실패는 수용 불가능한 일이라는 인식도 그렇고, 표준화에 대해서도 또 부담 하나가 늘었다고 보는 인식이 계속되고 있다.[26]

조직들이 겪는 어려움 중에는 환자에게 일어난 사고를 정확하게 측정하는 일도 있다. 여러 연구가 보여주듯이, 환자 사고나 기타 이상 사례에 대한 보고 체계는 실제보다 축소해서 보고하는 경향이 있다. 소송이나 분쟁의 발생 건수도 마찬가지다. 병원과 의료계는 여전히 의료개선연구소의 글로벌 트리거 툴 같은 포괄적인 방법을 밀쳐내면서 버티고 있는데, 이런 방법이 시간과 자원을 소모한다고 보기 때문이다. 그러다 보니 병원과 의료 체계들은 위해 사고를 종류별로(낙상에 의한 상해, 병원 획득성 질환의 발생 건수 등으로) 추적해서 조직의 환자 안전 수행 정도를 평가하는 것에 만족하고 있다. 돌아보면 익히 확인되듯이, 그렇게 사고 유형별만 봐서는 환자들이 겪는 사고를 전체적으로 알 수가 없다. 많은 사고가 그 범주를 벗어나기 때문이다. 결과적으로 조직은 모든 유형의 환자 및 인력진의 위해를 획기적으로 개선하려 애쓰기보다는 몇 가지 범주의 위해를 매년 점진적으로 개선해왔다.

환자 안전의 개선에서 더 중요한 사실은 종합적이고 전략적인 접근을 취하는 조직이 적다는 점이다. 조직들은 환자 안전이라는 쟁점을 해결하기 위해서 개별적인 전략에 지나치게 의존하고 있다. 제대로 해보려는 병원들을 보면, 팀 훈련과 같은 증거 기반 프로그램을 시행하지만 실패하고 있다. 왜냐하면 직원들이 이런 일을 아이스크림 가게에서 내놓는 '오늘의 맛' 정도로 여길 뿐, 이 프로그램들을 조직 전체의 전략과 연결된 중요한 일로 생각하지 않기 때문이다. 집행부와 위원회도 환자 안전을 조직 전체의 핵심 가치로 표방하기보다는 또 다른 우선 사업 정도로 보는 경우가 많다. 우선순위는 바뀔 수 있지만 핵심 가치는 바뀌지 말아야 한다. 안전을 개선하는 데 필요한 개혁적인 변화가 조직에서 일어나려면, 적극적인 지원과 추진 동력이 필요하다. 현장에서 운영하고 임상진료를 하는 리더뿐만 아니라 이사회에서도 분명히 지원해야 한다.

더 밝은 미래를 향하여

미국의 의료는 여전히 안전하지 않지만, 그만큼 밝은 미래를 기대할 만한 지표도 많다. 병원의 리더들이 환자 안전을 개선하기 위한 노력에 다시 집중하면서 속도를 내고 있다. 환자들을 위한 제로 함이라는 분명한 목표도 세우기 시작했다. 사고를 완전히 제거할 수 없더라도, 제로 함이라는 설정 목표가 의료계로 하여금 대담한 행동을 취할 동기를 부여할 것이다. 또한 의료기관들은 전체 의료의 연속성을 포괄하기 위해 병원 환경을 넘어 환자 안전을 위한 노력을 확대할 필요가 있다는 점도 수용하기 시작했다. 2015년 전국환자안전재단이 소집한 전문가 패널은 입원 환자를 넘어서는 관점을 취하라고 지적했다. 여기서 지적된 사항은 미국에서 연 외래 방문이 약 10억 건인데 병원 입원은 3,500만 건 정도라는 사실이었다.[27] 의료계 리더들은 환자 안전뿐 아니라 직원 안전에도 점점 주목하고 있는데, 이는 병원 전체의 안전을 개선하는 데 필요하고 중요한 추세다.

의료 체계처럼 매우 복잡한 적응 시스템에서 환자 안전을 크게 개선하는 데 유망한 접근 방법인 '고신뢰 조직'에 관심을 기울이는 리더도 많아지고 있다. 고신뢰 원칙을 실행해본 경험으로부터 배우기 시작한 의료계는 고신뢰 조직의 원칙을 접목하는 보다 효과적인 방안을 모색하고 있다. 미국 전역의 의료조직들이 강력한 안전문화와 그 문화의 주요 요소들을 이해하기 위해 노력하고 있다. 안전문화의 주요 요소는 공정하고 정의로운 대응, 신뢰와 존중, 친화적인 상호 팀워크, 그리고 안전에 대한 개인적 헌신 등인데, 이들에 관해서는 앞으로 이 책에서 설명할 것이다. 이 모든 요소가 탄탄한 안전문화를 조성하는 데 기여한다.

또한 많은 조직이 고신뢰 조직이야말로 일반적인 안전뿐 아니라 전반적인 환자 경험을 증진, 개선하는 데도 효과적임을 인식하기 시작했다. 공개된 설문조사 자료들을 보면, 안전과 의료의 질과 환자 경험, 직원들의 참여와 효율 등이 매우 밀접함을 알 수 있다. 특히 눈에 띄는 점은 안전이 직원들의 참여 정도와 상관관계가 크며, 그 반대의 경우도 마찬가지라는 것이다.[28] 환자들이 더 신뢰할 수 있고 안전하며 질이 높은 환자 중심 진료를 원한다는 것을 이해한 의료계 리더들은 환자 경험 전반의 성과를 개선하기 위해 고신뢰 조직을 운용하고 있다. 고신뢰 조직을 하나의 전체 운영 체계 혹은 뼈대 구조로 보는 관점은 중요한 발전이다.

의료계의 안전 개선 부문에서는 비교적 최근의 현상이지만 앞으로 성공을 위한 발판이 될 것이다.

안전이라는 화두가 동력을 얻고 있긴 하지만, 우리는 더 경각심을 가져야 한다. 2015년 전국환자안전재단이 발행한 보고서에서도 엇갈리는 평가를 하고 있는데, 환자 사고 문제에 관한 이해가 깊어지고 성숙해졌지만, 이 발전 자체 때문에 쟁점에 관한 주의 집중은 오히려 낮아지는 결과를 초래하고 있다고 지적했다. 또한 보고서는 구체적으로 의료계의 신뢰도가 계속 낮은 상태라고 주장했다. 이는 예방하거나 줄일 수 있는 위해 사건을 환자들이 여전히 자주 겪고 있다는 뜻이다. 보고서의 지은이들은 환자 안전이라는 쟁점을 보건 문제로 수용하고 개선 속도를 더 높일 수 있는 접근 방법을 취해야 하며, 환자 안전에 관해 임시방편의 단편적 개입이 아니라 전체 시스템적으로 접근해야 한다는 점을 강조했다.[29] 지엽적인 성공을 자축하고 안전 문제를 해결했다는 결론을 내리고 싶겠지만 그런 자기만족은 제로 함을 달성하려는 노력을 저해할 것이다.

이제 의료조직도 개선의 돌파구를 받아들일 때가 되었다. 성공적인 의료 기획들이나 다른 산업계의 경험을 기반으로 한 고신뢰를 향한 로드맵이 나와 있으니, 더 많은 병원과 의료 체계가 이를 근거로 개선에 관한 노력을 경주해야 한다. 의료계에 필요한 것은 이사회와 상위 집행부 그리고 임상의사 리더들의 적극적 참여다. 리더들이 고신뢰를 향한 과정에 개인적으로 헌신해준다면 개별 조직의 발전도 빨라질 것이고 전체 의료계도 그만큼 안전해질 것이다. 의료계의 안전을 위한 토대는 분명히 존재한다. 일관적이고 집중하며 개인적으로도 헌신하는 리더십만 있다면 필수적이고 고귀하며 어려운 목표인 제로 함에 다가갈 수 있을 것이다.

✓ 환자 사고와 연관된 임상의사는 침묵 속에서 홀로 고통을 겪으며, 다른 사람들과 이야기를 나누더라도 소수에게만 조용히 토로한다. 반면 조직은 시스템 수준에서 사고 문제를 해결하려는 노력을 별로 기울이지 않는 편이다.

✓ 환자 안전 부문의 기념비적인 성과인 1995년 미국의학연구소 보고서는 의료계의 구성원들에게 환자 안전 문제를 인정하고 해결하라고 촉구했다.

✓ 의료계의 많은 리더가 환자 안전을 보다 빨리 성취하기 위해 괄목할 만한 안전 기록을 보유한 다른 산업계의 조직들로부터 차용할 모델을 찾기 위해 노력하고 있다.

✓ 미국의학연구소 보고서가 발표된 이후 환자 안전을 개선하기 위해 노력한 의료계의 성취는 상반된 그림을 함께 보여주고 있다. 의료계가 발전하긴 했지만 갈 길은 아직도 멀다는 뜻이다.

✓ 점점 많은 리더가 환자를 위한 제로 함이라는 분명한 목표를 수립하고 안전을 위한 노력에 주목하며 추진 속도를 높일 것을 의료계에 요구하고 있다.

Chapter 2

안전관리 체계에 대한 소개

- 캐럴 스톡마이어

캐럴 스톡마이어는 프레스 개니의 전략 컨설팅 파트너로 병원 운영의 리더십 경험을 20년 이상 쌓았다. 병원과 통합 의료조직에서 포괄적인 안전문화 업무를 지원했고, 또한 안전과 신뢰성을 의미 있게 개선하도록 여러 조직을 도왔다.

HPI에 합류하기 전에는 센타라 헬스케어의 안전 및 성과 증진 분야 디렉터로서 인적 실수 예방과 신뢰 성과를 위한 전략을 시행하는 일에서 리더들을 이끌었다. 또한 센타라 헬스케어의 환자 안전 기획에서 운영 리더십을 제공했고, 2004년 미국병원협회가 수여하는 품질탐구상을 수상하도록 했으며, 2005년에는 환자 안전과 품질을 위한 존 M. 아이젠버그상을 수상하도록 이끌었다. 코먼웰스대학교에서 보건관리 석사 학위를 받았고 보건관리학과의 윌리엄슨연구소의 펠로우로도 일했으며, 노스캐롤라이나대학교에서 보건학으로 학사 학위를 받았다.

의료조직들은 그간 환자 안전을 빠르게 향상시키지 못했다.
서로 분절되고 지엽적인 전략 때문이다.
**챕터 2에서는 포괄적 안전관리 체계의 4요소를 살펴보고
뒤에 나올 장들을 개괄한다.**

리 색스는 일리노이 주의 급성기병원 12개로 구성된 대규모 의료조직 애드버킷 헬스케어의 의료 총책임자다. 그는 2004년에 자신이 경험한 상황을 떠올리며 안전 개선에 대한 소신이 어떻게 흘러왔는지를 돌아보았다. 그는 샌디에이고에서 열린 한 회의에서 의료의 질 관리 분야의 다른 리더들과 함께 미국병원협회에서 수여하는 매케슨 품질탐구상(McKesson Quest for Quality Award)을 애드버킷 헬스케어 대표로 받았다. 그는 사진 촬영을 위해 미소를 띠고 조용히 기다리고 있었다. 곁에서 다른 수상자들이 안전과 질을 개선한 경험들을 이야기하고 있었다. 마음을 움직이는 이야기들을 듣다가 그의 머릿속에 문득 이런 생각이 떠올랐다. '모든 수상자가 비극적인 사건에 관한 일화를 이야기한다. 사고를 당한 환자의 이름을 말하고 그 사고 후에 노력해서 병원의 명예를 회복했다는 이야기를 한다. 그런데 단 한 번의 사건도 너무나 엄청난 일이라는 사실은 아무도 인식하지 않는 것 같다.' 색스는 애드버킷에서 일어난 사고로 희생된 환자의 비극적 죽음을 딛고 주어지는 상은 절대로 받지 않겠다고 결심했다. 병원에서 일어난 비극적인 이야기를 공유하기 전에 먼저 애드버킷의 안전문화를 변혁하리라고 결심했다.

하지만 그 목표를 달성하는 것은 생각보다 훨씬 힘들었다. 2006년에 공식적으로 색스의 조직에서 제로 함을 위한 계획을 추진하기 시작했다. 이 계획은 CEO인 제임스 스콕스버그와 최고운영책임자(COO)인 윌리엄 산툴리, 그리고 환자 안전에 관해 식견이 깊은 의료부장 도널드 아론슨의 지지를 받았다. 세 책임자들은 제로 함을 향한 목표를 마음 깊이 굳게 믿었고 최고의 추진 사례를 따라 자신들의 노력을 조직화했다. 조직의 목표와 기대를 분명히 설정하고, 리더와 직원들이 안전에 관한 행동을 훈련하도록 했으며, 측정 프로세스를 도입하여 안전사고와 예방 가능한 심각한 사고를 측정하여 운영-성과표에 기재하도록 했다.[1] 2010년이 되자 꽤 좋은 성과가 나타나 심각한 환자 안전사고가 많이 줄었지만 색스는 무척 실망했다. 색스의 팀이 도입한 리더십과 직원들의 안전 행동 등은 일상적으로 뿌리내리지 못했다. 애드버킷은 제로 함을 달성하기 위해 원점으로 돌아가서 안전문화를 새롭게 정립할 필요가 있었다.

애드버킷의 노력이 색스의 기대대로 성공하지 못한 이유는 무엇일까? 첫째, 안전에 관해 단편적으로 접근했기 때문이다. 임상 부문 개혁을 맡은 애드버킷의 부회장 리시 시카의 설명은 이렇다. "우리의 접근은 전략 면에서나 운영 면에서 대증요법 같았습니다. 일이 일어난 다음에야 개별적인 안전사고에 반응하려고 했거든요. 규제 기관이나 보험회사들이 발표하고 나서야 사업이나 프로그램에 반응했습니다. 환경에 나타난 새로운 소식이나 트렌드에 반응한 셈입니다. 우리 고위직 리더 중 한 사람이 우리에게 이렇게 말했습니다. '안전이 중요한 건 나도 안다. 안전이 중요하다고 다들 말한다. 그렇지만 그것 말고는 달리 말할 것도 없고 또 더 아는 것도 없으니까 그렇게 말하는 거다.'"[2] 색스는 이렇게 기억한다. "고신뢰에 중점을 두는 전략을 조직 전반에 실행해야 궁극적으로 진정한 변화를 가져올 수 있는데, 당시 우리 조직은 이 사실을 놓치고 있었습니다. 그러려면 교육이 필요하고, 이사회와 CEO, 운영진이 적극 수용해줘야 해요. 그래야 조직 전체로 나아갈 수 있습니다."[3]

노력의 결과가 실망스러웠던 다른 이유는, 색스와 그의 팀에게 시스템을 관리하고 책임자들이 안전을 최우선순위로 유지할 수 있도록 하는 체계와 훈련이 부족했기 때문이었다. 고신뢰를 위한 혁신 부서의 책임자를 맡았던 케이트 코비치는 당시를 이렇게 기억한다. "사고를 의료 비즈니스 과정에 들어가는 비용 정도로 여기고 있었기 때문에 뭔가를 할 수 있다는 생각 자체를 하지 않았습니다. 투명성도 결여되어 있어서 안전이 중요한 목표 중 하나라는 것을 가시화하지도 못했고요."[4] 안전을 우선순위에 두고 조직이 제로 함과 제로 상해를 이루려면 로드맵, 즉 보다 전략적인 접근이 필요했고 그 외에도 각 현장마다 안전관리자가 필요했다. 조직의 사무실뿐 아니라 각 업무 현장마다 필요했다. 더 중요한 것은 안전에 대한 목표와 안전에 관한 측정, 그리고 고신뢰에 관한 리더십 등이 어우러져 상호 강화하는 체계였다.

많은 조직이 애드버킷처럼 실수를 저지르곤 한다. 이 챕터에서 계속 이야기하겠지만, 해결책은 안전 전문가들이 이야기하는 안전관리 체계를 실행하는 것이다. 품질관리 체계(QMS, Quality Management System)와 마찬가지로 안전관리 체계(SMS, Safety Management System)는 리더십 활동과 안전 프로그램 및 개선 프로그램 전체를 하나로 아우르는 틀 안에 조직함으로써 의료기관이 안전을 위해 노력하고 성과를 내고 개선하게 해준다. 품질관리 체계와 마찬가지로 안전관리 체계도 조직에서 여러 변화를 위한 노력을 형성하고 정립하며 지속시키고 개선한다. 그런데 문제는 품질관리 체계가 의료계에서 자주 사용되는 반면, 안전관리 체계는 거의 없고 갈 길도 멀다는 것이다. 이어지는 챕터에서 자세히 설명하겠지만 안전관리 체계의 주요 요소들을 짚어보자. 그 요소들은 이 책의 로드맵, 그리고 제로 함이란 목표를 이루기 위해 당신의 조직이 기울일 노력을 구조화할 로드맵이 되어줄 것이다.

안전에 헌신하다

항공 안전관리 체계를 위한 앨런 스톨저의 훌륭한 지침[5]을 보면 잘 정리된 안전관리 체계의 4가지 주요 요소를 알 수 있다. 첫째, 안전관리 체계에는 조직이 환자 안전과 직원 안전에 헌신하겠다는 명문화한 공식 문서가 있어야 한다. 이 문서는 조직의 임무와 비전, 가치를 담은 성명의 연장선인데, 몇몇 의료기관은 안전 자체를 핵심 가치로 규정하고 있다. 급성기병원 하나, 대규모의 급성기 후기 병원 그리고 홈 케어 운영 조직까지 갖춘 필라델피아 북부의 홀리 리디머(Holy Redeemer)란 의료조직은 신앙을 기반으로 한 안전 사명문을 채택함으로써 안전에 대한 소신을 다음과 같이 밝혔다. "자신의 삶과 자신이 사랑하는 사람들의 삶을 믿고 맡기는 사람들을 보살피고 위로하고 치유하는 것이 우리의 사명이다. 환자들이 우리에게 오는 이유는 우리를 믿고 우리가 건강을 회복시키고 상처를 치유하고, 나아가 행복을 주리라고 믿기 때문이다. 그런데 실수나 잘못 때문에 위해가 생기면 우리는 사명에서 실패하고 우리가 섬겨야 하는 사람들에게 잘못을 저지른 것이다. 상해 사고 때문에 '돌봄'은 '부주의'로, '위로'는 '불편'으로, '치유'는 '상처'로 바뀌고 만다. 우리 환자들은 사고 없이 치유해줄 거라고 믿으며 우리에게 온다. 환자들은 당연히 그렇게 될 것으로 보고 온다. 우리는 그것이 그냥 얻어진다고 생각해서는 안 된다. 우리의 소신은 사고 없이 돌보고 위로하고 치유하는 것이다. 우리가 받아들일 수 있는 유일한 목적은 위해 사고 발생이 사라지는 것이다."[6]

안전을 핵심 가치로 천명한 홀리 리디머 같은 기관이 소수라는 사실은 안타까운 일이다. 2015년에 우리는 미국 54개 의료기관의 웹사이트를 리뷰했는데 여기에는 대규모의 유명 기관들도 포함되었다. 그런데 사명문에 '안전'을 포함시킨 곳은 전체의 9.3%, 즉 다섯 기관뿐이었다. 한편 전체의 46%인 25개 의료기관이 안전을 조직의 가치에 포함시켰다. 이 중 다섯 곳은 제1의 가치로 안전을 내세웠는데, 그중 두 곳은 안전이라는 가치를 사명문에도 포함시켰다. 제로 함이라는 소신을 웹사이트에서 표명하고 있는 조직은 카터릿 헬스케어(Carteret Health Care), 카톨릭 헬스 이니셔티브(Catholic Health Initiatives), 신시내티 아동병원 메디컬 센터(Cincinnati Children's Hospital Medical Center), 제네시스 헬스 시스템(Genesis Health System), 메드스타 헬스(MedStar Health), 네이션와이드 아동병원(Nationwide Children's Hospital), 비단트 헬스(Vidant Health) 일곱 곳이다. 좋은 출발이다. 그런데 모든 의료기관이 제로 함에 관한 소신을 공식적으로 명문화하면 안 될까? 적어도 안전 혹은 고신뢰에 관한 헌신이라도 밝힐 수 있는 것은 아닐까?

몇몇 리더들에 따르면 제로 함이라는 목표를 채택하는 것부터 용기가 필요하다. 왜냐하면 조직 안팎의 동료들이 그 목적을 이해하지 못할 수 있기 때문이다. 2012년에 열린 대규모 의료 컨퍼런스에서 홀리 리디머의 CEO 마이클 레인이 조직의 목적, 즉 예방 가능한 사고를 제로로 만든다는 목적을 성취해간 일에 관해 발표하며 이 사업으로 홀리 리디머가 구한 생명이 몇 명인지 언급했다. 그의 옆에는 필라델피아 전역의 5개 카운티에서 의료 개선을 목표로 일하는 비영리단체 보건의료개선재단(HCIF, Health Care Improvement Foundation)에 소속된 케이트 플린도 있었다. 2010년에 보건의료개선재단과 뜻을 같이하는 병원들 전체에서 상해 사고로 사망한 사람들의 수는 251명이었는데, 여기에는 홀리 리디머에 속한 병원들에서 사망한 사람들도 포함되어 있었다. 2011년에는 68명이 줄어서 사망자 수가 183명이 되었다. 잠시 숨을 고르는 동안에 한 병원장이 한마디 했다. 보건의료개선재단에 소속된 병원 수에 비하면 68명이란 수는 그리 크지 않다는 말이었다. 마이클 레인은 질문에 답하며 이렇게 말했다. "글쎄요. 제 생각에는 68명이라는 사람들 각각, 그리고 그들의 가족들을 생각하면 엄청난 차이라는 확신이 드는데요." 질문한 사람은 이 개념, 즉 예방 가능한 환자 사망 1건도 사실은 크다는 것을 이해하지 못하는 듯했다. 그가 보기에 안전사고를 모조리 없애겠다는 레인의 목표는 이상하고 뭔가 잘못되었을 것이다. 하지만 68명의 환자와 그 가족들을 생각한 레인과 플린에게는 그 문제가 달리 보였다.

프레스 개니에서 일하는 우리는 고객들에게 조언할 때 리더들이 제로 함이라는 목표를 문서로 명시하도록 권한다. 또한 이와 관련하여 이 사회와 리더들, 의료/비의료 직원 모두와 의사소통해야 한다고 말한다. 조직의 확고한 소신, 안전에 대한 결단을 구체적으로 실행하려면 다양한 지원이 필요하다. 첫째, 현재 일어나고 있는 상해 사건을 가시화해야 하는데 그러기 위해서는 안전사고에 관해 투명하게 의사소통해야 한다. 최선은 원인을 불문하고 일어난 모든 사고를 낱낱이 공지하는 것이다. 예를 들면 환자 상해에 관한 심각한 안전사고 발생률(SSEF, Serious Safety Event Rate)과 직원 안전에 관한 총사건발생률(TCIR, Total Case Incident Rate) 등을 원내에 알려야 한다. 책임자들은 반드시 이를 의료제공자들이나 이사회 이사들과 공유해야 한다. 그리고 안전 문제에 사람의 얼굴을 덧입히기 위해서는 사고를 당한 환자들의 이야기, 그리고 병원에서 일하다가 병이나 사고를 경험한 의료종사자들의 이야기를 해야 한다. 또한 책임자들은 제로 함으로 나아가는 동안 일어나는 모든 발전에 대해 꾸준히 칭찬하고 보상해야 한다. 이를 위해서는 중간 목표를 설정해야 한다. 이를테면 환자 사고 또는 직원 안전사고를 2년 동안 50% 줄인다는 식으로 말이다. 조직이 목표에 도달할 때까지 사업이 절대 끝나지 않는다는 것을 분명히 해야 한다. 그리고 제로 함에 도달하더라도 조직은 그 상태를 유지하기 위해 계속 노력해야 한다.

안전에 헌신하는 책임자는 공정문화가 구체적으로 무엇인지 공식적으로 분명히 드러내야 한다. 공정문화란 안전문화를 가능하게 해주는 조직의 가치와 믿음으로서, 최선의 실천을 격려하고, 업무 중에 실수를 저질렀더라도 직원을 처벌하지 않는 것이다. 사람이 저지른 실수 때문에 환자가 사고를 당하기 때문에, 전통적으로 관리자나 동료들은 그 사람에게 손해를 입히는 대책을 활용했다. 그런데 정직한 실수와 관련하여 사람을 처벌하면 실수와 결함을 더 이상 보고하지 않은 채 지나가게 된다. 그러다 보면, 조직은 경험으로부터 아무것도 학습하지 못하고 업무상의 습관적인 행동도 개선하지 못하게 된다. 각자 저지르거나 목격한 실수를 솔직하고 편하게 이야기하면 조직은 안전과 관련하여 더 빠르고 의미 있게 발전할 수 있다.

공정문화는 거저 얻어지는 게 아니므로 책임자가 노력해야 한다. 첫 단계는 직원들 전체에게 공정문화가 무엇인지 알리는 공식 문서를 발행하는 것이다. 문서의 예는 다음과 같다.

> 우리는 존엄과 존경으로 사람들을 대해야 한다고 믿는다. 공정문화는 인간의 존엄과 상호 존중에 중요하다. 또한 모든 환자가 매일 안전한 진료를 받는 데 중요하고, 환자들에게 진료를 제공하는 체계를 매일 개선하는 데도 중요하다. 우리는 정직한 실수를 경험하는 사람들을 언제나 지지한다. 더 안전한 진료를 정립하기 위해 필요한 경우 시정 조치를 지속적으로 시행할 것이다. 우리는 정직한 실수와 안전하지 않은 업무 수행의 차이를 알기 위해 각각의 사례에 공정문화의 원칙을 적용할 것이다.

모든 의료 체계는 공정문화를 정립하기 위해 나름대로 노력하지만 어느 기관도 제대로 성공하지 못했다. 의료계의 리더들은 사건이 일어난 다음에야 몇몇 개별 의료종사자들에게 공정문화 원칙을 적용하고 마는 경우가 많다. 그러다 보니 공정문화의 원칙들을 조직의 일상적 운영 안으로 깊숙이 정립하는 데는 실패한다. 예를 들어 한 조직의 리더들이 어떻게 하면 공정문화의 원칙을 개별 사건에 적용할 수 있는지에 관해 수련을 받았는데, 일은 거기서 끝나고 말았다. 업무나 문화에 아무 변화가 없는 채로 말이다. 공정문화의 원칙을 적용하는 알고리즘은 벽면 장식장처럼 그저 배경에 놓여 있는 것 정도가 되고 만다. 그 조직의 안전문화에서 가장 취약한 점은 실수에 제대로 대응하지 않는다는 것이다. 이상적으로 보면, 공정문화 원칙은 조직의 임무와 비전과 가치 모두에 포함되어야 한다. 리더와 직원들이 '문제를 일으켰으면 빠짐없이 말하라'는 공정문화의 개념을 일상적인 상호작용 안에서 실천해야 한다. 또한 리더와 직원들 전체가 공정문화 원칙을 사건이나 사고의 원인 분석이나 동료에 대한 검토 같은 학습 시스템에 접목해가야 한다. 지속적인 관심과 주의를 기울여야 공정문화의 원칙이 모든 의료기관의 조직에 정립되어 의료계의 전반적인 풍토로 자리 잡을 것이다.

안전문화 정립하기

안전과 고신뢰를 실현하고자 하는 소신이 있는 조직은 안전문화를 정립해야 한다. 이것이 안전문화 체계 확립을 위한 두 번째 단계다. 구체적으로 말하면, 조직은 고신뢰 조직을 만드는 데 필요한 리더십 행동을 위한 훈련을 제공해야 한다. 리더십 도구나 리더십 방법이라고 불리는 이 행동은 보통 3~12개 정도고, 리더 역할을 맡은 사람이 누구든 매일 실천할 수 있다. 한 사람 이상을 감독하는 사람을 리더로 규정한다.

안전이란 결국 개개인의 일상적인 행동들로 귀결된다. 리더들이 안전이나 안전 실천에 관해 이야기하면, 그들이 이끄는 팀은 의료제공자로서 안전하게 진료 행위를 할 것이다. 안전과 그 실천에 관해 매일 이야기하지 않으면 안전하게 행위하지 않을 것이다. 예전과 달라지기 위한 리더십 행동에는 안전에 관한 메시지로 회의를 시작하는 것, 의료제공자들과 함께 라운딩함으로써 매일 안전을 학습하는 것, 그리고 매일 안전회의를 소집하여 진행하는 것 등이 포함된다. 최선의 결과를 위해서 조직은 바람직한 리더십 행동을 도구상자로 문서화하고, 모든 리더에게 리더십 행동을 훈련시키며, 리더들이 서로 책임지는 방법을 꾸준히 실천하도록 지원해야 한다. 프로세스를 개선하기 위해 '린 방법론(Lean Methodology)'을 실천하는 의료 체계에는 이런 행동들이 '리더 표준 업무(leader standard work)'에 들어 있다. 리더 표준 업무란 리더들이 주요 리더십 활동을 매일 실천하도록 만드는 일상적 관리 체계다. 이 행동은 챕터 4에서 더 살펴볼 것이다.

조직이 안전문화를 확립하기 위해 모든 리더와 직원들에게 훈련시키는 기술이 바로 '신뢰 기술'이다. 이 기술은 실수 예방 기술(error prevention techniques 또는 nontechnical skills)이라고도 한다. 안전 전문가들은 이것을 관계 기술과 엮어서 '보편적 기술(universal skills)'이라고 부른다. 신뢰 기술을 꾸준히 습관화하면 시간의 압박이나 간섭 등 시스템에서 유래한 원인이 개입하더라도 실수를 예방할 수 있다. 필수적인 신뢰 기술에 속하는 것은 주의, 의사소통, 협조, 생각하는 기술이다. 이 기술을 잘 적용하면 안전사고를 야기할 가능성이 있는 행동 4건 중 3건까지 예방한다는 보고가 있다. 약 73%가 예방된다는 말이다.[7] 최고의 조직은 이 신뢰 기술을 공식적인 도구상자로 만들어서 모든 의료종사자들을 훈련시키고, 그다음에는 앞에서 설명한 리더십 기술과 동료 간의 책임 방식을 꾸준히 실천하도록 격려한다. 이 기술은 챕터 5에서 자세히 살펴볼 것이다.

챕터 6에서는 다른 종류의 보편적 기술인 관계 기술(relationship skills)에 관해 설명한다. 안전 전문가들은 관계 기술을 '분위기'라고 부르기도 한다. 이 기술에 단순하면서도 말로 하지 않는 것들이 많기 때문이다. 가장 흔히 쓰이는 관계 기술은 '미소'를 띠고 "안녕하세요"라고 하는 것이다. 의료제공자들이 진료 팀과 함께 사용할 수 있는 최선의 관계 기술은 '당신이 하는 행동의 긍정적인 의도를 설명'하는 것이다. 그런 친절한 행동은 직장 분위기를 더 유쾌하게 해주기도 하고, 팀원들 사이에 감지되는 권력 차이를 평평하게 해주는 효과도 있어서 팀 구성원들이 더 자주 의사소통하도록 해준다. 이런 것들이 모여 안전을 크게 강화하고 진료의 질을 높이며 진료 경험을 더 좋게 해주는 효과를 발휘한다. 워싱턴 주 스포캔에 있는 세이크리드 하트 메디컬 센터(Sacred Heart Medical Center)와 세이크리드 아동병원, 프로비던스 홀리 패밀리 병원(Providence Holy Family Hospital)을 위해 고신뢰 개혁을 주도했던 마시 밴더보시의 말을 들어보자. "이런 관계 행동의 중요성은 아무리 말해도 지나치지 않습니다. 안전 부분에서 이 분위기는 많은 영향을 미쳤고 모든 의료종사자들이 '아하!' 하고 놀랐습니다. 임상의료종사자뿐만 아니라 임상과 직접적인 관련이 없는 의료종사자에게도 마찬가지였어요. 개인적으로 이런 분위기가 권력의 차이로 인한 거리감을 얼마나 빨리 줄여주는지 목격했습니다. 팀원들끼리 안전과 연관된 걱정이나 우려를 터놓고 말해도 괜찮다고 느끼고, 안전을 개선하려면 뭘 해야 할지 권유하는 행동도 더 잘하게 되고요."[8] 하나 더 강조할 것은 최고의 조직들은 이런 기술을 문서화하고 공식적인 도구상자에 포함시키기도 한다는 점이다. 그리고 모든 의료종사자들에게 이 기술들을 훈련시키고, 고신뢰 조직의 리더십 기술과 동료 간의 책임 해명 방식을 통해 꾸준히 실천하도록 격려한다.

조직이 안전문화를 정립하는 마지막 단계는 개인과 팀이 각기 안전평가를 시행하는 것이다. 개인과 팀은 일을 시작하기 전에 잠시 멈추고 환경에 위험 요인이 있는지, 그리고 업무 수행 자체에 위험 요인이 숨어있는지 생각해야 한다. 예를 들면 불빛이 어두운 방에서 투약하면 위험하다. 이때 안전 평가란, 어두운 곳에서 환자에게 엉뚱한 약을 투여하거나 용량을 잘못 투여할 위험과 불을 켜는 바람에 환자를 깨우게 되는 위험을 비교해보는 것이다. 또한 붐비는 공간에서 어떤 시술을 해야 하는 상황에서는 직원의 위험을 확인하는 일을 안전 평가에 포함해야 한다. 예를 들면 그런 상황에서 다른 직원이 튜브나 줄에 걸려 넘어질 수 있기 때문이다. 이런 식으로 개인이나 팀이 구체적인 위험 요인을 하나하나 확인한 다음 그 요인을 제거하거나 최소화해야 한다. 아니면 앞에서 언급한 신뢰 기술을 활용하여 위험이 낳을 수 있는 위해나 사고를 예방해야 한다.

조직은 바로 이런 개인적인 안전 평가를 할 수 있고, 해야 한다. 이를 통해 직원과 환자의 안전에 문제가 되는 사고를 방지할 수 있다. 가끔은 생사의 차이도 만들 수 있다. 예를 들어 84세인 환자 앨리스가 만성적인 마그네슘결핍증을 치료받으러 한 조직의 병원에 왔다고 가정하자. 앨리스는 이 치료를 받으려고 매주 내원하는데, 담당 간호사는 평소처럼 몇몇 환자의 수액을 준비하느라 바쁘다. 간호사가 앨리스의 왼쪽 팔에 정맥주삿바늘을 삽입하기 전에 잠시 멈추고 생각하며 개인적으로 안전 평가를 한다. 환자가 괜찮아 보이나? 환자의 병리검사 소견이 맞는가? 또 의사의 투약 지시는 정확한가? 이렇게 평가하면서 살펴보니 앨리스가 괜찮아 보이지 않았다. 여느 때 같으면 점심으로 구입한 칠면조 고기 샌드위치와 라임그린 젤로(과일의 맛과 빛깔과 향을 낸 젤리-옮긴이 주)를 먹었을 텐데 여태 손도 대지 않은 것을 봤다. 또 간단한 질문에도 잘 대답하지 못하고 움츠러든 것 같았다. 그래서 간호사는 모든 일을 멈추고 주치의에게 문의했다. 결국 앨리스는 입원해서 만성 마그네슘결핍증과 연관된, 생명을 위협하는 신장질환을 치료하기로 했다. 이 사례에서 담당 간호사가 개인적으로 안전 평가를 한 덕분에 앨리스가 살 수 있었다. 제때 발견해서 치료하지 않았으면 사망을 일으켰을 급성 신장질환을 놓치지 않고 치료할 수 있었기 때문이다.

안전문화를 강화하고 활성화하기

일단 조직의 리더와 의료진, 직원에 대한 연수 과정이 자리 잡으면 그 다음에는 안전문화를 강화해야 한다. 이는 안전관리 체계를 정립하기 위한 세 번째 단계인데, 이사회와 고위직 리더, 그리고 운영 관련 책임자와 일반 직원 및 의료진 등 조직의 모든 구성원이 연수받은 대로 바람직한 행동을 꾸준하고 열심히 실천하도록 함으로써 안전문화가 살아 움직이게 하는 과정이다.

첫째, 조직은 '절대적 안전' 수칙을 규정한다. 이는 안전한 환경을 유지하는 데 매우 중요하다. 이 활동을 병원의 정책 또는 프로토콜에 포함시켜서 업무 수칙으로 만들 수 있다. 경우에 따라 '레드 룰(red rules)', '기초 안전 행동' 또는 그냥 '안전 행동'이라고 부른다. 어쨌든 종류가 적고 분명할수록, 또한 행위 지향적일수록 더 잘 작동한다. HPI의 고객인 조직들이 절대적 안전 수칙으로 정한 행동에는 침습적인 시술 전에 환자 확인하기와 중간 휴식, 고위험 투약이나 혈액 그리고 혈액제제 같은 것에 관해 확인하기가 포함되어 있다. 이것을 불관용 정책의 요소나 강제적 요소로 여길 것이 아니라 의사소통 도구로 삼아서 안전문화를 활성화해야 한다. 의료진이나 다른 직원이 절대적 안전 수칙을 어기는 것을 보면 리더와 매니저가 공정한 안전문화의 원칙을 적용하여 그 행위를 평가하고 결과에 따라 적절한 조치를 취해야 한다.

조직이 초기 단계의 안전문화를 강화하는 방법은 리더와 일반 직원과 의료진 모두가 조직에서 배운 교훈에 관해 의사소통하기, 안전 실천 행위를 강화하기, 그리고 사고가 일어날 뻔했던 실수를 바로잡기 등이다. 리더들에게 조직이 학습한 교훈을 직원들과 자주 의논하라고 지시하는 것만으로는 안전 체계를 조성하기 어렵다. 반드시 지속적인 학습 프로그램을 만들어서 리더와 안전 전문가를 함께 참여시키고 구두 혹은 문서로 다양한 의사소통 경로를 확보해야 한다. 선도적인 조직들은 주간 또는 월간으로 안전사고 보고서를 만들고, 안전 경보나 조언 같은 메시지를 자주 보내며, 그날 '발견한 것'을 공지하고, 회의를 시작할 때 안전에 관한 메시지를 위한 시간을 따로 남겨둔다. 노스캐롤라이나주 샬럿에 있는 캐롤라이나스 헬스케어[Carolinas HealthCare, 지금은 아트리움(Atrium)이라고 불리는 조직]에는 아주 잘 기획된 세이퍼(SAFER) 프로그램이 있다. 이 프로그램은 안전사고에서 배운 교훈과 시스템 안팎에서 떠오르는 안전에 관한 이슈를 전체 조직 내에서 공유하는 것이다. '세이퍼스(SAFERs)'는 다른 사람의 실수로부터 배운 교훈을 한 쪽짜리 문서로 공유하는 방법인데, 여기에는 문제의 원인뿐만 아니라 각 팀에서 일어날 수 있는 실수를 방지하기 위해 팀원들이 할 수 있는 조치들도 담겨 있다. 워싱턴 DC에 소재한 메드스타 헬스(MedStar Health)는 효과적이고 잘 알려진 '굿 캐치(good catch)' 프로그램을 운영하고 있다. 이 프로그램의 주요 기능은 팀원들이 예방할 수 있는 안전사고에 관한 짧은 교훈 나누기, 실수가 일어나기 전에 발견한 것을 축하하기, 또 상해와 위험이 어떻게 발생하는지를 직원들에게 교육하기, 상해와 위험을 예방하기 위해 메드스타 헬스에서 하고 있는 일을 소개하기 등이다.

마지막으로, 조직에서 안전문화를 강화하는 또 다른 방법은 여러 가지 물건을 진료 환경 안에 배치하는 것이다. 조직 내에서 중요한 의미가 있는 물건을 통해 직원, 매니저, 의료제공자 모두에게 '우리가 누구'이고 '어떤 직원이 되고 싶은지'를 알리는 방법이다. 안전 문제가 실제로 가장 중요한 우선순위를 차지한다면 병원의 모든 직원이 이 메시지를 볼 필요가 있다. 매우 선도적인 회사들을 보면 이런 물건들을 직원들이 매일 볼 수 있게 전시하는데, 종류는 포스터, 표지판, 컴퓨터의 화면보호기, 안전에 관한 문장이 적힌 배지 카드 등이 있다. 그 밖에 컴퓨터 표시 장치도 있는데, 이를 통해 '마지막 안전사고 발생일로부터 경과한 날짜' 같은 안전 자료나 환자에 관한 이야기를 공유할 수 있다. 텍사스 주 휴스턴에 있는 메모리얼 허먼 헬스 시스템(Memorial Hermann Health System)은 직원들의 주목을 끄는 재기 넘치는 포스터 시리즈를 만드는 것으로 안전문화 개혁 사업을 시작했다. 그 시리즈 중 일부는 직원에게 잠시 멈추고 자신이 하고 있는 활동 하나하나를 진지하게 바라보도록 격려한다. 포스터의 문구 중 하나는 다음과 같다. "당신이 해야 할 가장 중요한 단계는 바로 멈추는 것이다." 캐롤라이나 주에 있는 노반트 헬스(Novant Health)가 활용하는 재치 넘치는 포스터는 완벽한 손 씻기를 활성화해서 병원 획득성 감염을 방지하자는 내용을 담고 있다. 포스터에는 "이 간호사가 맨손으로 당신을 죽일 수도 있어요"라는 글귀가 적혀 있다.

스콧 존스는 이스트캐롤라이나의 비단트 헬스(Vidant Health)[예전 이름은 유니버시티 헬스 시스템(University Health Systems)이다][9] 집행부의 일원이었다. 노스캐롤라이나 주 그린빌에 센터를 둔 8개 병원으로 이루어진 이 기관은 예방 가능한 큰 안전사고를 83%나 줄였고, 2013년에 아이젠버그 품질상(Eisenberg Quality Award)을 수상했다. 이곳을 떠난 후 시카고에 있는 미국 암치료센터(CTCA, Cancer Treatment Centers of America)를 돕기 시작한 존스는 2016년에 종료된 3개년 사업을 통해 환자 안전사고를 93%나 줄이는

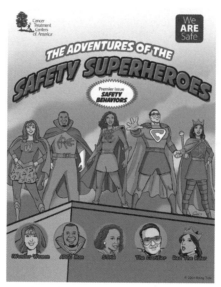

그림 2-1. 시카고 소재 미국암치료센터의 안전 영웅들

성과를 달성했다. 이 조직은 안전을 위한 노력의 일환으로 안전 행동 하나하나를 상징하는 슈퍼히어로 캐릭터 그림들을 만들었다. 직원들이 가장 좋아하는 그림은 '클래리파이어(Clarifier)'인데 안전문화 모델의 적절한 질문을 상징한다. '아이원더 우먼(iWonder Woman)'이라는 그림도 있는데 이것은 질문하는 태도를 상징한다. 즉, 환자를 위해서 무엇이 최선의 진료인가, 그리고 직원을 위해서는 무엇이 제일 안전한가를 정하기 전에 '왜'라고 묻는 안전 행동을 보여주는 것이다. 스콧과 그의 안전에 관한 영웅들은 이 슈퍼히어로들을 가지고 미국암치료센터 안전문화 만화책(그림 2-1)을 펴냈고 비디오도 만들었다.

학습 조직 정립하기

안전관리 체계의 네 번째 요소는 조직 학습 체계를 실천하는 것이다. 리더들은 이를 통해 성과를 모니터링하고 그 결과에 따라 진료 제공 체계를 개선할 수 있다. 의료조직과 협업해본 우리의 경험에 따르면 학습 체계의 구성 요소는 다음 10가지다.

- **환자의 위해 측정하기.** 조직은 몇 가지 유형의 원인이 아니라 위해의 모든 원인을 측정하고, 발생한 전체 위해 중 특정 종류의 빈도만 측정하지 말고 모든 건수를 헤아려야 한다. 또한 위해의 측정치를 기록한 성과표를 사용해야 한다. HPI 클라이언트 커뮤니티에서 개발하고 사용하는 심각한 안전사고 발생률이 이 요건을 충족한다. 안전사고 측정에 관한 자세한 논의는 챕터 8에서 한다.
- **직원의 상해 측정하기.** 이 부문에 쓰이고 있는 표준 척도는 총사건발생률이다. 이것은 직원 업무 시간 20만 시간당 직원의 상해 발생 건수를 뜻한다. 더 중요한 '휴직과 제한 및 이동 일수(DART, Days Away, Restricted or Transferred)'가 있는데 이는 총사건발생률의 부분 집합이다. 챕터 8에서 직원 안전에 대한 측정에 관해 살펴볼 것이고, 챕터 10에서는 직원 안전과 관련된 안전관리 체계를 자세히 설명할 것이다.
- **안전문화 측정하기.** 이는 안전 성과에서 선도적인 지표들로, 예를 들면 안전 성과가 퇴보하는 현상을 전체 조직에 미리 알려주는 초기 경고 체계의 역할도 한다. 우리는 안전을 직원들이 공유하는 가치와 믿음으로 규정하기 때문에 그것을 잘 측정하기 위해 설문조사와 같은 심리 측정(psychometrics)을 사용한다. 최고의 안전 조직은 이런 안전문화 측정과

함께 의료종사자들의 실제 참여도도 측정한다.

• **안전 풍토 측정하기.** 이 측정은 안전문화 측정과 비슷하다. 선도적인 지표이면서도 심리 측정이기 때문이다. 안전문화와 다른 점은, 안전문화가 행동을 규정하는 가치와 신념의 공유 체계라면, 안전 풍토는 이 행동들이 만드는 업무 환경을 아우르는 지표라는 것이다. 안전문화와 안전 풍토는 서로를 지속해서 강화한다. 조직은 반드시 두 가지를 측정하고 이를 통해 안전에 대한 업무-성과표를 만들어야 한다.

• **직원 참여 측정하기.** 여기서 '참여'는 의료종사자가 조직의 사명을 달성하기 위해 헌신한다는 뜻인데, 이것도 선도적 지표 중 하나다. 참여를 개선할수록 안전을 개선할 수 있다. 왜냐하면 직원들이 성과를 달성하고 업무 체계를 개선하기 위해 열심히 일하기 때문이다. 참여와 안전과 풍토는 서로를 더 좋거나 나쁘게 강화하는 경향이 있다. 따라서 조직은 이 3가지를 한꺼번에 체크해야 한다.

• **원인 분석 프로그램.** 안전사고가 일어나면 조직은 사고의 원인과 문제점을 반드시 조사해야 한다. 원인 분석은 각각의 사건을 (경우에 따라서는 다중 사건을) 조사함으로써 무엇이 심각한 결과 혹은 사고를 일으킬 뻔한 실수를 유발하는지 파악해야 한다. 각각의 분석에서 각 위해나 상해를 유발하는 체계의 원인을 확인하고, 각 원인에 대한 개선 조치를 모색하며, 또한 그 개선 조치를 시행할 계획을 세워야 한다. 챕터 9에서 원인 분석에 관한 자세한 내용을 다루고 있다.

• **공통 원인 분석 프로그램.** 조직은 반드시 다중 실패가 일어나는 상황을 분석해야 한다. 조직은 각각의 위해나 상해를 하나의 자료 세트로 취합해서 분석하는데, 이 세트가 클수록 학습이 보다 효과적이다. 선도적인 조직은 연 1~2회 공통 원인 분석을 하는 것이 보통인데, 어느 시점에

서나 시행할 수 있다.

• **안전 프로그램 및 협력 의료기관에 대한 자체 평가.** 선도적 조직은 안전 프로그램 자체가 얼마나 효과적인지 알기 위해 정기적인 내부 감사를 시행한다. 감사 과정에서 직원과 매니저, 의료종사자에게 질문해서 피드백을 얻기도 하고, 다른 팀이나 다른 병동을 동료가 평가하기도 한다. 이렇게 함으로써 자체 평가를 통해 조직의 안전 프로그램이 문서로나 실제로나 어떻게 보이는지 알 수 있도록 해야 한다.

• **안전 프로그램 및 협력 의료기관에 대한 독립적 평가.** 보다 객관적으로 평가하려면 조직 내의 안전 프로그램에 대한 정기적 평가를 외부 전문가에게 위탁해야 한다.

• **운영 경험.** 이 학습 프로그램을 통해 다른 의료기관에서 경험한 실패를 검토해서 조직 내부에 적용할 교훈을 탐구한다. 광범위한 데이터를 이용하기 때문에 이런 프로그램으로 신속한 개선을 달성하는 경우도 많다. 다른 기관에서 일어났던 사고의 원인이 자기 조직에도 있는지 조사한다. 만약에 있으면 그 원인을 해결할 조치를 계획하고 시행해서 위해 발생을 줄인다.

이는 우리가 기관 고객들에게 권고하는 사항인데, 조직이 자신들의 학습 시스템을 판단할 때는 발표한 학습량이 아니라 개선 속도를 기준으로 해야 한다. 완전한 안전관리 체계의 구성 요소는 표 2-1과 같다. 오늘날 의료계의 문제는 관념화가 아니라 실천에 있다. 이론적으로는 개선에 관해 많이 학습할 수 있지만, 이를 실행할 때는 안타깝게도 여전히 느리게 움직이고 있다. 워싱턴 DC에 소재한 국립아동병원(Children's National Medical Center)의 위험 관리 책임자인 메리 앤 힐리어드는 더 빨리

소명	안전문화	안전(증진) 홍보	학습시스템
안전 사명문	HRO 리더십 기술	절대적 안전 수칙	위해 측정
제로 함의 목적	신뢰 기술	학습한 교훈	상해 측정
공정문화	관계 기술	인공 홍보물	문화 측정
	개인적인 안전 평가		풍토 측정
			참여 측정
			원인 분석
			공통 원인 분석
			자체 평가
			독립 평가
			운영 경험

표 2-1. 안전관리 체계의 구성 요소
(출처: 프레스 개니의 '의료시설의 안전관리 체계')

학습할 필요가 있다고 역설한다. 그녀는 이렇게 질문했다. "최선의 실천
을 도입할 때 시간이 지체되는 것을 얼마나 용인할 수 있을까요?" 힐리
어드의 용기 있는 조급함 덕분에 국립아동병원은 환자 위해를 70% 감
소시켰는데, 그 비결은 자체적으로 개발한 학습 시스템과 안전문화를
활용하는 것이었다.[10] 이 병원은 지난 3년간 아동에 관한 28건의 심각한
사고를 방지함으로써 비용 면에서 3,500만 달러(약 418억 원)를 절감한 것
으로 추정된다.[11] 이건 맞는 말이다. 안전에 돈을 들이는 것이 아니다. 안
전으로 돈을 버는 것이다.

의료산업의 제로 함: 무엇이 있어야 가능한가?

2010년, 안전이 실질적으로 개선되지 않았다고 생각한 애드버킷 헬스케어의 리 색스는 자신의 조직에서 안전에 관한 노력을 배가하기로 결정했다. 리더십에 초점이 필요하다고 생각한 그는 안전 프로젝트에 헌신할 재능 있는 인물을 물색하기 시작했다. 그는 리시 시카를 부회장 자리에 앉혀서 임상 혁신을 주도하고 자신에게 보고하도록 했고, 리시를 도와서 환자 안전을 위한 새로운 체계를 운영할 책임자로 케이트 코비치도 영입했다. 또한 리더들의 연수 교육에 더 중점을 둠으로써 환자 안전을 위한 노력에 속도를 더했다. 대다수 의료기관이 4시간 또는 8시간을 들여 리더 연수를 하는 데 비해 애드버킷 헬스케어에서는 2시간 단위로 연수를 하는데, 이것을 12차례 실시한다. 고위직 리더들이 이끄는 이 프로그램을 통해 조직의 모든 리더가 연수를 받는다. 늘어난 연수 시간만큼 기대 수준에 관해 더 잘 소통할 수 있고 리더십 도구를 일상적으로 활용할 수 있다.

애드버킷 헬스케어는 4가지의 분명한 전략에 따라 안전관리에 관한 노력을 재구성했다. 첫째, 안전을 진료의 근본으로 삼았다. 이를 위해 의사소통에 관한 캠페인을 시행하고 부서별 환자안전위원회들을 운용하고 이를 총괄할 시스템안전위원회를 운영한다. 둘째, 리더들에게 환자 안전을 이끄는 책임을 맡겼다. 리더들은 매일 안전 사항 점검, 공정 문화, 집행부 안전 라운딩, 사고 정보 공개, 주요 안전 지표에 관해 필수적으로 보고한다. 셋째, 최일선 직원들이 안전 문제를 해결할 수 있게 한다. 이를 위해 안전사고에 관한 보고를 활성화하고, 의료제공자에게 안전과학에 대해 교육하며, 안전에 관한 코칭 사업을 시작하고, 안전사고가 일어난 후 의료제공자를 돌보며, 또한 직원들이 볼 수 있도록 안전 지표들을 공지하고, 신뢰를 개선하기 위해 업무를 표준화한다. 넷째, 조직은 환자와 가족을 환자 안전 프로그램에 참여시킨다. 환자들에게 진료 프로토콜을 새로 디자인하는 일에 협조할 기회를 제공하고, 환자 대표와 가족 대표를 조직의 여러 안전위원회에 참여시키며, 환자와 가족이 안전사고를 알릴 수 있는 경로를 확보하고, 환자와 가족에게 안전을 보장하는 일과 관련하여 그들이 담당할 역할에 관해 교육한다.

이후 구조적 뒷받침과 조직 전체 리더들의 지원을 받은 애드버킷 헬스케어는 2차 안전사업을 추진하여 체계를 더욱 개선하는 데 최종적으로 성공했다. 2017년 애드버킷 헬스케어의 보고에 의하면, 직전 3개년 동안 예방 가능한 심각한 안전사고를 58% 줄였고, 제로를 향한 목표의 절반 이상을 달성했다고 선포했다. 2016년 HPI 안전회의(Safety Summit)가 시카고에서 열렸다. 애드버킷 헬스케어가 회의를 주재했는데, 스콕스버그와 색스, 그리고 시카는 자신들의 발전에 함께했던 경험을 공유함으로써 다른 사람들이 각자 소속된 조직에서 안전사고를 줄이려는 노력을 강화하도록 촉구했다. 그런데 스콕스버그가 발언할 기회가 왔을 때 청중은 애드버킷 헬스케어의 발전이 더없이 완벽한 성공은 아니라는 것을 극적으로 알게 되었다. 그는 목소리를 떨더니 고개를 떨구면서 자세가 흐트러지지 않게 하느라 애썼다. 그리고 말했다. 조직이 그동안 이룩한 성취가 많았지만, 최근 애드버킷 헬스케어의 한 병원에서 투약 사고가 일어나 신생아가 사망했다고.

제로 함은 결코 쉽게 이루어지지 않는다. 그러나 선도적인 의료조직은 정교한 안전관리 체계를 도입하여 확립함으로써 제로 함에 다가가고 있다. 모든 조직이 그런 발걸음을 디딘다면 어떻게 될까? 모든 조직이 안전관리 체계를 공유하는 날이 온다면? 항공산업이나 원자력산업은 업계 전체가 그런 공조를 이룩하여 놀라운 안전 성과를 달성했다. 의료 분야에서도 가능하다. 그러기 위해서는 의료 제공 체계와 의료기관들 전체가 안전이라는 언어를 공유해야 한다. 또한 선도적 실천을 기반으로 구조가 공통적인 개선 프로세스를 공유해야 한다. 한 조직의 안전문화가 단체 스포츠 같은 것이듯, 의료업계의 안전문화도 업계의 모든 행위자가 두루 헌신해야 성취할 수 있다. 우리의 희망은 이 책이 바로 이러한 사고방식과 실천의 전환을 촉진하는 것이다.

✓ 조직이 전체를 아우르는 전략 또는 일련의 전략들을 수립하지 못하면, 안전을 위한 노력으로 어느 정도의 성과는 내겠지만 제로 함에는 다가갈 수 없을 것이다.

✓ 조직의 안전관리 체계를 개발하라. 의료 체계는 너무나 복잡하기 때문에 아무런 도움이 없으면 관리할 수 없는데, 이 점은 안전관리의 대가들에게도 사실이다.

✓ 탄탄한 안전관리 체계의 4가지 영역을 아우르는 체계를 정립하라. 4가지 영역은 리더의 헌신, 공정문화, 안전 활성화, 그리고 학습 체계다.

✓ 의료산업도 공조를 통해 안전관리 체계를 공유해야 한다. 원자력발전산업이나 항공산업 분야의 기업들은 이미 그렇게 했다.

Chapter 3

안전과학과
고신뢰 조직

– 크레이그 클래퍼

크레이그 클래퍼는 HPI의 창립 파트너이자 프레스 개니의 전략 컨설팅 파트너다. HPI
는 컨설팅 그룹으로서 고신뢰 조직의 근거 기반 방법론을 사용하여 복잡한 시스템에서 인
적 성과와 업무 성과를 개선하는 일에 전문성이 있다.

원자력발전, 운송, 제조, 의료 등 여러 산업 분야의 신뢰 개선과 관련하여 30년간 경험
을 쌓았다. 또한 원인 분석, 신뢰 개선, 안전문화 개선 등에 전문성이 있다. 듀크 에너지
(Duke Energy), 미국 에너지부(US Department of Energy), ABB, 웨스팅하우스(West-
inghouse), 프라마톰(Framatome) ANP, 그리고 몇몇 의료조직에서 안전문화 변혁 업무
를 이끌었다.

프레스 개니 컨설팅의 파트너가 되기 전에는 HPI의 최고지식경영자(CKO)였고, 또
한 HPI의 최고운영책임자(COO)였다. 또한 퍼포먼스 임프루브먼트 인터내셔널(Perfor-
mance Improvement International)의 최고운영책임자였으며, 호프 크릭 원자력발
전소(Hope Creek Nuclear Generating Station)와 팔로 베르데 원자력발전소(Palo
Verde Nuclear Generation Station)에서 시스템 엔지니어링 매니저로 일했다. 아이오
와주립대학교에서 원자력공학으로 학사 학위를 받았고, 기술사(PE, Professional En-
gineer) 면허가 있다. 또한 미국품질관리협회(ASQ, American Society for Quality)에
서 주는 국제품질/조직 탁월성 관리자(CMQ/OE, Certified Manager of Quality and
Organizational Excellence) 자격증이 있다.

챕터 3은 안전과학과 고신뢰 조직의 기본적인 사항을 소개하여
바쁜 의료 전문직업인들이
관련 지식을 단번에 살펴볼 수 있게 해준다.

의사들에게 그 일은 하루아침에 '현실'로 닥친다. 진 버크는 1976년 7월 1일에 인턴에서 레지던트가 되었는데 그날이 그런 날이었다. 안타깝게도 바로 그날 버크의 첫 환자가 사고를 당했다. 10시 무렵 환자가 패혈증 쇼크에 빠져서 응급 상황이 되었다. 의료진이 환자를 중환자실로 옮겼는데, 버크가 겐타마이신을 과다하게 투여했기 때문이었다. 겐타마이신은 콩팥독성이 있다고 알려진 강력한 항생제다. 버크는 전문 지식도 있고 나쁜 의도도 없었지만 용량을 바꾸는 바람에 이미 콩팥 기능이 좋지 않은 상태였던 환자에게 문제가 생기기 시작했다. 약 때문에 콩팥이 더 상한 것이다. 한 약사의 말에 따르면 버크가 투여한 용량은 그 대학병원의 겐타마이신 투여량 중 최고치였다.

　환자는 급속히 다기관손상에 빠졌다. 의료진은 환자가 살기 힘들 거라고 판단했다. 가족과 의논한 의료진은 공격적인 치료를 중단하고 완화 의료를 시작했다. 그런데 놀랍게도 중환자실에 있던 환자의 상태가 며칠 사이에 많이 호전되었다. 다기관손상에서 회복할 수 있다고 생각한 버크는 다시 공격적인 치료를 시작했다. 광범위 항생제, 승압제, 부정맥치료제를 투여했다. 그러나 모든 것이 헛수고로 돌아갔다. 환자는 상태가 다시 악화했고 이틀 후 사망했다.

당시 의료계에는 안전에 관한 현대적 체계가 없었다. 의료계는 안전 문제를 의사 개인의 능력 문제로 인식했다. 수련을 잘 받아서 안전한 의사와 수련을 제대로 받지 못해서 안전하지 않은 의사, 두 종류의 의사만 있던 시절이었다. 병원의 리더들은 좋은 뜻으로 가능한 한 병원에서 양질의 수련을 제공하려고 했다. 그렇지만 인적 실수를 최소화할 수 있는 보다 광범위한 프로세스나 기술에는 주의를 기울이지 못했다. 더욱이 의료진이 팀을 이루어 잘 기능하는 팀이 되도록 독려하거나 훈련하는 구조도 없었다.

당시에는 의료 체계가 단순해서 그렇게 협소한 접근이 통했을지도 모르겠다. 말하자면 그때는 진료 과정에서 손을 바꾸는 일이 적었고, 의료기기나 강력한 약제도 적었으며, 치료법 자체도 그리 많지 않았다.

그러나 오늘날에는 체계가 굉장히 복잡해져서 한 명의 임상의사가 전체 진료의 그림을 다 볼 수 없을 뿐만 아니라 진료의 모든 측면을 유능하게 관리할 수도 없다. 이런 상황에서는 안전이 더 이상 한 개인의 능력 문제가 아니라 의료 제공 '체계'의 속성이 된다. 이어지는 챕터에서는 어떻게 하면 안전을 개선할 수 있는 체계를 만들고 정립해나갈지를 보다 자세히 다루겠다. 그러나 여기서 안전 체계와 안전과학에 관한 일반적인 사항을 살펴보는 것도 좋을 듯하다. 안전문화와 고신뢰 조직도 포함해서 말이다.

안전과학과 안전 체계

우리는 안전과학을 이렇게 규정한다.[1] 안전과학은 체계에 대한 지식, 이벤트 모델, 그리고 위해와 상해를 예방하는 시스템 기반 해결책을 포함하는 지식과 실천이다. 여기서 이벤트 모델이란 복잡한 시스템(복잡계)들에서 어떻게 실수가 생기고 이것이 모여서 어떻게 위해를 구성하는지를 기술하는 개념적 틀이다. 간단히 말해, 안전과학은 사람들을 안전하게 지켜주는 데 필요한 지식과 실천의 총체다. 의료 분야에서 안전과학에 관한 지식은 안전 관련 요인들을 묶어놓은 5개 그룹에 관한 것이다. 첫 번째는 조직 구조로서 직역별 기능을 규정한 것이다. 두 번째는 프로세스로서 업무와 조정을 규정한 것이다. 세 번째는 프로토콜이다. 이것은 체크리스트 같은 업무 수행 도구를 포함한다. 네 번째는 기술과 진료 환경이다. 여기에는 장비와 의료기기 및 시설 관리 등이 포함된다. 다섯 번째는 사람들로 그들의 지식과 기술, 태도가 포함된다.

이 요인들을 그룹화하면 의료조직에 존재하는 복잡계의 '창발적 속성'으로서의 안전을 이야기할 수 있다. 즉, 안전은 복잡계를 구성하는 구체적인 요인들 중 한 가지 이상에 달려 있는 문제가 아니라, 오히려 이 요소들이 '상호작용'한 결과로 창발한다. 어떤 시스템이 안전하다는 말은 조직 구조와 프로세스, 프로토콜, 기술과 진료 환경 및 사람들이 실수나 태만, 결함을 많이 발생시키지 않고 잘 작동한다는 뜻이다.

이러한 정의에서 알 수 있듯이 우리가 말하는 시스템은 일종의 사회-기술적 체계들—사람과 프로세스와 기술들—이 함께 특정 업무를 위해 기능을 수행하는 것이다. 일반적으로 사람들은 느리고 다소 서투르지만(실수를 저지르기도 하고 일할 때 우왕좌왕하기도 하지만) 의식적으로 사고할 수 있다.

대조적으로 기술은 빛처럼 빠르고 무척 정확하지만 사람과 달리 생각은 할 수 없다. 의료나 다른 업계에서 안전은 시스템의 인간적 요소와 비(非)인간적 요소가 적절히 조합하여 나타난다. 안전을 위해서는 이러한 사회-기술적 체계에 대한 정확한 개념 모델이 필요하다.

안전 체계에 관한 모델은 몇 가지 있다. 첫 번째는 '도미노 효과'다. 하나의 체계 문제가 인적 실수를 일으키고 이로 인해 결국 위해와 상해가 발생한다는 개념이다. 이 모델은 몇몇 인적 실수를 이해하게 해준다. 의료제공자들은 주사를 놓을 때 잘못해서 자신을 찌르기도 하는데, 주삿바늘에 안전장치가 없다는 사실과 본인의 부주의가 함께 작용해서 혈행성 감염원에 노출되는 사고가 발생한다. 그러나 이 모델은 환자의 위해를 이해하는 데는 별 도움이 되지 못한다. 왜냐하면 환자의 위해는 시스템이 야기하는 몇 가지 인적 실수를 반영할 수 있기 때문이다.

몇 가지 증상들이 걱정된 환자가 몇 번 불평했지만, 제때 필요한 처치를 받지 못하고 사망했다고 하자. 이 경우 우리는 여러 의문을 제기할 수 있다. 담당 간호사는 왜 의사에게 문제가 있다고 알리지 않았나? 만약 알리긴 알렸다면 왜 시간이 걸렸나? 왜 적절한 조치를 취하지 않았나? 또 담당 의사가 바로 치료하지 않은 이유는 무엇인가? 간호사가 환자 치료가 필요하다고 주장했는데 왜 그냥 흘려 넘겼나? 병원이 직원 수를 늘렸다면 그 죽음을 피할 수 있었을까? 그랬으면 간호사가 환자를 돌보면서 더 주의를 기울일 수 있었을 텐데. 직원을 늘리고, 숙련된 간호사가 환자의 걱정을 잘 들어주게 할 수는 없었을까? 이런 구체적인 상황을 처리하는 더 좋은 프로토콜을 구비할 수는 없었을까? 또 숙련된 간호사와 의사가 한 팀을 이루어 일을 더 잘할 수는 없었을까? 근무 중에 의사들끼리 교대할 때 문제가 생길 소지가 있는 환자를 위한 프로세스를

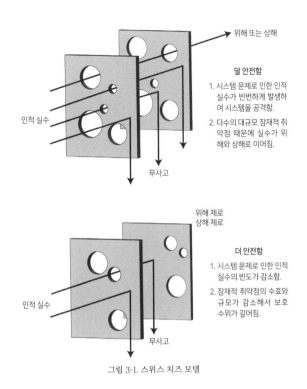

그림 3-1. 스위스 치즈 모델

만들어둘 수는 없었을까? 환자 진료는 도미노 효과 모델이 가정하는 것
처럼 그렇게 단순하지도 않고 선형적이지도 않다.

안전 체계에 관한 다른 모델은 '스위스 치즈 모델'이다. 이것도 의료
분야의 안전 문제를 완벽하게 기술하지는 못한다. 이 틀에서는[2] 능동적
인 인적 실수가 잠재적인 시스템의 문제와 만나서 사고가 발생하며, 이
는 막힘없이 진행되어 환자의 위해나 진료 제공 팀의 상해로까지 이어
진다. 그림 3-1에서 보는 바와 같이, 잠재적인 시스템의 문제가 어쩌다
가 견고한 시스템의 구멍으로 이어지고, 의료종사자와 환자가 이 구멍
으로 빠지는 일까지 생긴다. 이처럼 사고 발생을 치즈에 관한 은유로 설

명할 수 있다.

스위스 치즈 모델은 복잡한 선형 시스템의 안전 문제를 기술하지만, 의료 분야는 선형적이지 않다. 몇몇 환자는 표준적인 임상진료 지침에 머물지 않고 체계 안에서 독특한 경로로 진행한다. 예를 들면 총격 희생자의 경우 수술 도중에 감염되면 수술 후 관리 지침이나 감염 관리 지침 2가지를 따라야 한다. 중환자실에 입원한 쇠약 환자는 너무 불안정해서 침대에서 자세를 바꾸기가 불가능하기 때문에 표준적인 피부 관리 프로토콜을 따를 수가 없다. 삼중 혈관우회수술을 받은 환자가 폐에 문제가 있으면 혈관우회수술을 위한 표준 프로토콜 외의 다른 특별한 조치까지 필요해진다.

'샤프 엔드 모델(sharp end model)'[3]은 스위스 치즈 모델을 약간 보완한 것이다. 인적 실수가 스위스 치즈 효과를 촉발하는데, 이 실수가 체계의 문제로 '야기'될 수 있다는 개념을 접목한 것이다. '샤프 엔드(sharp end)'라는 용어는 안전 전문가들이 매우 큰 시스템에서 형성한 최일선 근무자들의 행동을 가리킬 때 사용한다. '블런트 엔드(blunt end)'는 시스템 자체를 나타낸다. 블런트 엔드, 즉 시스템의 문제는 최일선 근무자들에게 정신적·신체적 스트레스를 안길 수 있고 이로 인해 인적 실수가 발생할 가능성이 높아진다는 점을 지적하는 모델이다(그림 3-2). 인적 실수를 막으려면 블런트 엔드에서의 조치가 필요하다. 의료종사자에게 시간에 대한 압박감이 생기면 이들의 뇌에서는 투쟁 혹은 도피 반응이 일어난다. 주의 집중은 높아지겠지만 인지적인 실수를 범할 가능성도 높아진다. 블런트 엔드의 해결책은 체계를 바꾸어 이런 시간 압박을 제거하거나 줄이는 것이다.

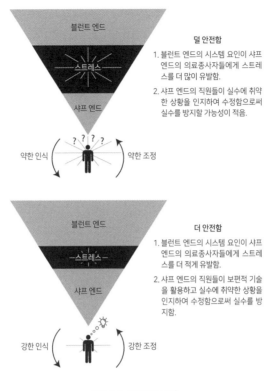

그림 3-2. 샤프 엔드 모델

안전 전문가들이 제시하는 다른 모델들도 있는데, 이것들은 의료라는 맥락 속의 현실을 더 잘 반영한다. 옌스 라스무센의 '다이내믹 세이프티 모델(dynamic safety model)'이나 '보타이 모델(bow tie model)'이 있다.[4] 그렇지만 환자 위해와 직원 상해를 제로로 만드는 여정을 위해서라면 샤프 엔드 모델과 스위스 치즈 모델 2가지만 생각하면 될 듯하다. 샤프 엔드 모델은 의료 제공 체계가 스위스 치즈 효과를 촉발하는 인적 실수를 야기하는 경향을 어떻게 관리할 수 있고 관리해야 하는지를 알려준다. 안전

전문가들은 블런트 엔드를 바꿈으로써 안전을 개선할 수 있다. 즉, 사회-기술적 체계에 중점을 두어 신뢰성을 제공한다. 그다음 스위스 치즈 모델을 사용하여 실수를 줄이기 위해 시스템을 관리함으로써 위해와 상해가 초래되지 않도록 예방할 수 있다. 리더들은 잠재적인 시스템 문제를 찾아내 교정하면 되는데, 그 문제는 바로 치즈의 구멍을 뜻한다. 이 두 모델은 시스템의 실수가 전보다 적게 발생할 수 있고 일단 실수가 생겨도 위해나 상해를 유발하기 전에 막을 수 있다는 점을 이해할 수 있게 해준다. 안전과학 이론에 따르면 두 모델을 현실에서 잘 접목하면 2년의 개발 주기 동안 위해를 80% 줄일 수 있다.

안전문화

리더들이 시스템 수준에서 안전을 강화하는 방법은 무엇인가? 학습 시스템을 통해 '문화'를 바꾸는 것이다. 문화는 사람들이 공유하는 가치와 믿음이다. 안전 시스템에서 문화는 중심적이다. 의료에서 문화가 특별히 중요한 이유는 의료 시스템이 전력 생산이나 운송업, 제조업의 시스템과 달리 유난히 복잡하게 인간을 둘러싸고 형성되어 있기 때문이다. 문화는 시스템의 블런트 엔드에서 행동을 결정하는 단일 요소로서는 가장 중요하며, 행동을 결정하는 다른 요소들을 하나로 묶는 역할도 한다. 수술실에서는 안전한 외과 수술을 위한 체크리스트를 사용하는데, 이것 하나만으로는 사고를 방지할 수 없다. 수술실의 모든 사람이 각자 자신을 체크리스트를 이용하는 팀의 일원이라고 생각해야 사고를 방지할 수 있다. 병실에서 투약을 위해 바코드 스캐닝을 한다고 해서 모든 사고를 예방할 수는 없다. 그 약물을 스캔하고 컴퓨터에 나타나는 신호에 관해 생각하는 사람들이 사고를 예방할 수 있다. 직원 안전도 마찬가지다. 환자를 이송하는 리프트가 환자를 옮길 때 생기는 사고를 예방해 주는 것은 아니다. 사람들이 리프트를 제대로 사용해야 사고가 예방된다. 또한 가운과 장갑도 사람들이 적절하게 사용해야 감염 확산을 방지할 수 있다. 안전 시스템의 모든 부분의 뒤에는 언제나 이처럼 생각하고 행동하고 실천하는 사람들이 있다. 즉, 문화가 작동한다.

'안전문화'는 안전을 최우선으로 하며 다 같이 공유하는 가치와 신념의 총체. 안전문화는 그 문화에 속한 사람들이 ① 안전을 다른 고려 사항보다 더 중요하게 여기고, ② 매 순간 안전이 가장 중요한 고려 사항인 것처럼 실천하며, ③ 또한 ①과 ②가 가능하도록 업무 체계를 유지하고 개선하려고 노력하는 것이라고 할 수 있다.

안전문화를 구성하는 요소들은 구체적으로 무엇일까? 리더들이 제시해서 나와 있는 틀은 많다. 예를 들어 크리스틴 새머는 안전문화의 7가지 범위 또는 하위 개념을 다음과 같이 규정했다.[5]

1. **리더십**: 병원의 CEO부터 조직 전체에 퍼져 있다.

2. **팀워크**: 모든 수준의 리더십과 팀들과 조직들에 걸쳐 있는 다학제적이고 다세대적인 접근이다.

3. **근거 중심 임상진료**: 체크리스트를 포함해서 최선의 진료를 제공한다.

4. **의사소통**: 상황 인지와 조직 학습을 가능하게 한다.

5. **학습 환경**: 구조화한 학습 시스템을 통해 만들어진다(성과 개선 방법들).

6. **공정문화**: 안전을 실천하는 책임에 대한 강력하고도 비난 없는 체제다.

7. **환자 중심 진료**: 모든 진료 과정의 의사결정에서 연민, 환자 중심, 환

자와 가족들과의 공조라는 특징이 나타난다.

이 7가지 범위에 안전문화의 5가지 특징을 추가할 수 있다. 이것을 제시한 로널드 웨스트럼과 패트릭 허드슨은 쉘 석유사(Shell Oil Company)의 마음과 생각(Hearts and Minds) 캠페인을 주도적으로 개발했다. 이 대규모 캠페인은 안전문화를 성공적으로 개혁했다.[6]

1. **의사소통**: 수직으로 정보가 흐르고 수평으로 통합되는 다빈도의 폐쇄 루프다.

2. **조직 태도**: 존중에 기반하며, 리더와 직원들이 시스템 문제를 해결하는 파트너가 되게 해준다.

3. **건강, 안전, 환경 프로그램**: 직원들이 맡아서 운영하고 소수의 안전 전문가가 자문을 한다.

4. **조직 행동**: 안전을 생산만큼 우선시하고, 리더와 직원 사이에 신뢰를 구축하며, 안전한 업무의 중요성과 업무 시스템의 개선에 관해 대화를 자주 할 수 있게 한다.

5. **업무 행동**: 직원들은 안전한 환경을 제공하고, 리더들은 직원들이 배운 교훈을 공유한다.

이외에도 우리가 주목할 만한 틀은 원자력산업계와 원자력발전운영협회(INPO, Institute of Nuclear Power Operations)에서 만들었다. 원자력발전운영협회는 가능한 한 최고의 안전 기준을 만들고 유지하는 데 헌신하는 원자력산업계의 그룹이다. 공정문화의 몇 가지 표준을 만들었는데, 최신판은 2012년 표준이다. 이 표준들은 원칙과 속성으로 구성되어 있다.

다음 문장에서 원자력이라는 말을 환자로 바꾸면 최선의 의료와 맞아떨어진다.

- "원자력 안전은 모두의 책임이다."
- "리더는 안전에 대한 헌신을 보여줘야 한다. 특별히 안전 가치와 대책을 위한 리더십을 채택해야 한다."
- "신뢰는 조직 전반에 퍼진다." 이런 문화는 "안전 관련 의사소통이 효과적으로 일어나고 서로의 업무를 존중하며 문제 제기도 가능한 환경"이 특징이다.
- "의사결정은 안전을 최우선으로 반영한다."
- "원자력 기술은 아주 특별하고 독특하다고 인정되고 있다."
- "의문이 있으면 질문하는 태도를 고양해야 한다."
- "조직 학습은 지속적인 학습을 통해, 그리고 문제 확인과 해결을 통해 이어져야 한다."
- "원자력 안전은 지속적으로 검사해야 한다. 여기서 또다시 지속적인 학습과 문제 확인 및 해결이 필요하다."[7]

원자력발전 산업이 지금까지 탁월한 안전 기록을 세웠다는 사실과[8] 의료 분야와 유사하다는 사실을 생각하면, 이 틀도 눈여겨볼 만하다. 원자력발전소의 체계는 인체와 의료 체계만큼은 아니지만 아주 복잡하다. 발전소를 운영하는 사람들은 발전소가 돌아가는 동안에 특히 신경을 많이 쓴다. 마치 환자의 신체가 스스로를 치유하는 동안 임상의사가 환자를 진료하는 것과 같다(물론 심폐우회기를 써야 하는 극단적인 경우에는 임상의사가 단순히 진료를 한다기보다 환자의 몸을 직접 '수술'하지만). 마찬가지로 원자력발전소와 병원은 둘 다 정지해 있으며, 일반적으로 오랫동안 운영된다. 이 점은 항공이나 철도, 항만 같은 운송업계의 일이 일정한 시간만 운행하는 것과 다르다. 원자력발전소를 운영하는 사람들은 발전소 작동을 모니터링하고, 오작동을 진단하고, 고장 난 부분을 수리 또는 교체하는 일을 하는 데 시간을 들이다가, 아주 가끔은 안전사고로부터 발전소를 구하는 일을 한다. 마찬가지로 의료종사자는 질병을 진단하고 치료하고 가끔은 환자를 구명하는 일을 한다. 이런 유사성들을 감안하여 원자력발전소 같은 산업계를 유심히 관찰하면 의료계에서 강력한 안전문화를 개념화할 때 도움이 될 영감을 얻을 수 있다. 이런 관찰의 결과는 다음 논의할 주제로 이어진다.

고신뢰 조직

조직이 시스템 수준에서 안전을 개선하려면 안전 외에도 다른 목표를 겨냥해야 한다. 바로 시스템의 성과에 대한 높은 신뢰다. 신뢰도는 의도한 기능을 올바르게 수행하는 시스템의 역량이라고 정의할 수 있다. 완벽하게 신뢰할 수 있는 시스템은 모든 시간 동안 정확하게 기능할 것이고, 전혀 신뢰할 수 없는 시스템은 한 번도 제대로 기능한 적이 없을 것이다(신뢰도가 제로다). 중간 수준의 안전은 높은 신뢰가 없이도 존재할 수 있지만, 시스템이 기능부전에 빠지면 인적 실수가 불가피하게 발생할 수 있고 이는 위해나 상해로 이어진다. 조직이 제로 함이라는 목표를 달성하기 원한다면 반드시 안전과 높은 신뢰 두 가지에 중점을 두어야 한다. 뒤집어 말하면, 조직이 일단 높은 신뢰를 달성하면 그 신뢰를 바탕으로 임상의 질과 환자 경험, 직원과 의료제공자의 참여, 그리고 효율 등 다른 것도 개선할 수 있다.

이제 조직의 신뢰 수준을 기술하는 방법을 알아보자. 우선 다음 공식을 보자.

$$신뢰 + 시스템 에러(신뢰할 수 없음) = 100\%$$

이 공식을 보면 신뢰도가 90%인 조직은 시스템 에러 발생률이 10%임을 알 수 있다. 99%까지 시스템의 신뢰도를 개선하려면 시스템 에러를 1%까지 낮추어야 한다. 시스템의 신뢰도를 99.5%까지 높이려면 시스템 에러, 즉 비신뢰도를 0.5%까지 내려야 한다. 신뢰도 수치가 99.9% 이상이면 시스템 에러를 에러율(error rate)이라고 부르는 것이 좋다. 에러율 99.9%는 1,000건을 시도할 때 에러가 1건 발생한다는 뜻이다. 안전 전문가들은 보통 에러율을 과학적 표기법으로 표현한다. 1,000건의 시도 중 1건의 에러는 10^{-3}, 1만 건의 시도 중 1건의 에러는 10^{-4}, 10만 건의 시도 중 1건의 에러는 10^{-5}, 1백만 건에서 1건의 에러는 10^{-6}과 같은 식이다.

혈액은행이나 마취 분야는 이미 고신뢰를 달성했다. 예견하지 않은 환자 사망 발생률이 100만 건당 1건 이하다. 양쪽 분야 모두 10^{-6} 이상의 신뢰도를 나타내고 있다. 혈액은행이나 마취 분야에는 강력한 안전 체계가 있다. 혈액은행이 안전한 이유는 안전 실천을 습관화한 사람들과 표준적인 프로세스 및 프로토콜, 그리고 기술의 조합이 신뢰도가 높기 때문이다. 혹시 "냉철한 혈액은행 종사자처럼 점검해?"라는 표현을 들어봤는가? 아주 까다로운 혈액은행 종사자처럼 점검하라는 말이다.

혈액은행 분야에 종사하는 사람들의 신뢰도를 그대로 표현해준다. 마취 분야가 안전한 이유도 사람과 표준 프로세스와 프로토콜, 여기에 사람과 마취 기계 사이의 탁월한 조화까지 신뢰도 높은 조합을 이루고 있기 때문이다. 사실 사람과 마취 기계 사이의 조화는 매우 견고해서 마취과 의사와 기계가 하나의 실체처럼 보일 정도다. 실수 제로를 향한 여정에서, 의료계 내부의 수많은 미세 시스템들 안에 그런 신뢰할 만한 조합을 만들어내야 한다. 전체적으로 보면, 예견되지 않은 환자 사망률은 입원 1건당 10^{-3}으로, 1,000건의 입원 중 1명이 사망한다. 비교하자면 항공산업에서 예견하지 않은 사망률은 한 번의 이륙에서 10^{-7} 정도다. 항공기 이륙 1,000만 건당 1명이 사망한다.

10^{-3}의 신뢰도는 인간의 신뢰도에서 일종의 미개척 영역 같은 수치다. 사람들에게 일을 맡겨두면, 사람들은 매우 익숙한 업무 환경에서 일상적 과제를 수행할 때 99.9%의 신뢰도를 달성할 수 있다. 즉, 1,000건의 행동 중 실수나 태만, 결함이 1건 들어갈 수 있다. 여기서 교훈은 사람들에게 알아서 하도록 맡겨두기만 해선 안 된다는 것이다. 사람들을 안전 체계로 둘러싸야 한다. 안전에 관한 연구의 리더로서 스위스 치즈 모델을 개발한 제임스 리즌은 이렇게 말했다. "인간의 조건 자체를 바꿀 수는 없다. 하지만 인간이 일하는 조건은 바꿀 수 있다."[9] 안전 체계는 에러율을 낮추고 시스템의 신뢰도를 10^{-4}, 10^{-5} 이하로 개선해준다. 시스템의 신뢰도가 증가할수록 환자 사고와 직원 안전사고의 수치는 꾸준히 줄어들어 결국 제로에 가까워진다.

안전과 마찬가지로 고신뢰 역시 창발적인 속성이 있다. 고신뢰는 사회-기술적 체계 내에서 행동을 형성하는 요소들이 조합하여 드러나는 성질이다. 시스템이 블런트 엔드에서 신뢰할 만한 조합을 제공하면 샤프 엔드에서의 실천이 더 안전해진다. 시스템이 좋지 않은 조합을 제공하면 실천은 더 위험해진다. 보다 높은 안전과 신뢰를 추구하는 조직은 학습 시스템을 사용해야 한다. 학습 시스템을 통해서 행동을 구성하는 요소들의 조합을 바꿔야 한다. 구체적으로 말하면, 이미 높은 고신뢰를 달성한 조직들이 배운 원칙을 따라야 한다.

고신뢰 조직이라는 분과가 떠오른 이유는 고신뢰 조직과 저신뢰 조직 사이의 큰 차이를 기술하기 위해서였다. 이 분과의 수많은 전문가가 안전과 고신뢰에 관한 기술적 이론들을 제시하고 있다. 고신뢰성에 대한 버클리 학파를 만든 칼린 로버츠, 고신뢰성에 대한 미시간학파의 창립자 칼 와익, 미시간학파의 캐슬린 서트클리프 같은 사람들이 활동하고 있다.[10] 학자들의 초점도 그렇고 이 분야 자체의 초점도 계속 바뀌어 왔다. (그림 3-3을 참조할 것. 이 분야의 리더들이 누구인지 나와 있고 연구의 연대기가 표현되어 있다.) 1980년대 이전만 해도, 안전 문제를 연구하는 분야의 리더들은 어떻게 하면 개개인이 업무 수행 중에 실수를 덜 범할 수 있을지를 고심했다. 그러나 1980년대 이후로는 초점이 안전 체계 쪽으로 옮겨갔다. 안전문화(위쪽 중심)와 고신뢰 조직(가운데 아래 중심) 분야의 사고 리더십 담론이 합해져서 하위 분과가 새롭게 만들어졌다. 그것이 회복탄력성 공학(resilience engineering)이다. 그림에서 보면 위쪽 오른쪽에 있다. (처음부터 제로 결함을 목표로 해서) 위해를 예방하는 데 중점을 두는 안전문화와 위해를 예방하기 위해 기존의 결함에 대한 보상과 조정에 중점을 두는 고신뢰 조직을 합한 것이다.

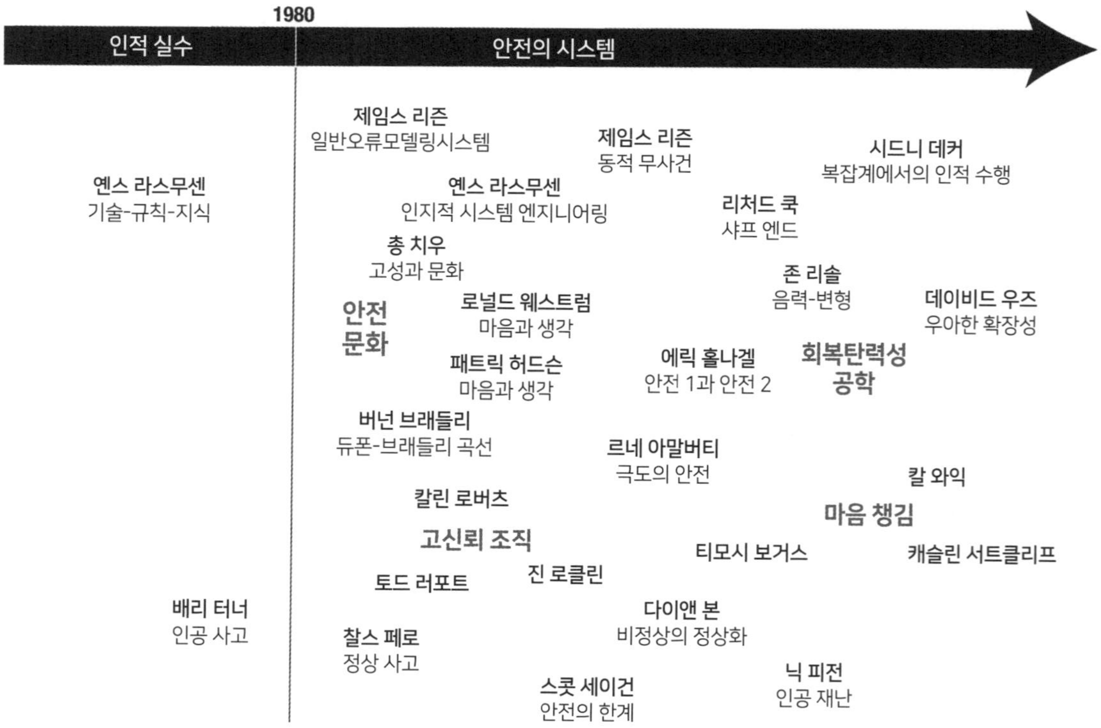

그림 3-3. 안전과 신뢰 분야의 사고 리더십

고신뢰 조직에 대한 이론 중 가장 유명한 것은 칼 와익과 캐슬린 서트클리프가 제안한 고신뢰 조직의 5가지 특징이다.[11] 이 5가지 특징이 너무 유명하다 보니, 고신뢰 조직 전문가 중에는 고신뢰 조직의 특성이 '이것들뿐'이라고 생각하는 경우도 많다. 이 중 첫 번째 3가지는 시스템으로 하여금 실패를 '예측'하게 해서 뒤따르는 사고를 피하게 한다. 고신뢰 조직은 ① 실패에 집중해서 초기 징후가 없는지 지속적으로 탐색한다. ② 실패에 대해 단순하고 안이하고 무비판적인 해석에 저항한다. ③ 실제 운영되고 있는 상황에 민감하게 움직인다. 다시 말해 아주 역동적이고 비선형적인 시스템을 견지함으로써, 리더들이 직접 감찰하면서 예견하지 못한 상호작용을 발견하고 조정할 수 있다.

나머지 2가지 특징은 와익과 서트클리프가 규정했는데, 고신뢰 조직은 일단 발생한 실패를 통제할 수 있다는 것이다. 즉, 고신뢰 조직은 ④ 회복탄력성에 중점을 둔다. 고도의 노력을 요하는 상황에서나 실패가 일어난 후에도 기능을 유지할 수 있도록 하고, 위해 또는 상해 사고, 그리고 실수가 일어날 뻔한 상황 후의 학습과 성숙에 중점을 둔다. ⑤ 전문성을 존중한다. 지식과 경험을 갖춘 전문가를 서열과 지위에 관계없이 물색한다.

와익과 서트클리프의 틀은 유용하지만 시스템 자체와 시스템 내의 사람 사이의 관계는 그만큼 긴밀하게 탐구하지 않는다. 그 각도로 안전 문제를 바라본 사람이 의대 교수인 르네 아말버티다. 항공산업과 의료의 인적 요인에 관해 연구한 그는 안전문화와 고신뢰 조직의 특징으로 5가지를 추가했다. 시스템 전체에 걸쳐서 안전을 보강해주는 행동인 이 요소들은 다음과 같다.[12]

- **한계를 인정한다.** 재량권 안에서 할 수 있는 행동의 한계를 말한다. 전문가의 결정에 맡겨야 한다거나 프로토콜을 준수해야 한다거나 안전상 허가 한도를 준수하는 행동이 포함된다.
- **자율성은 내려놓는다.** 다른 사람들에게 신경 쓰고 다른 사람과 활동, 프로세스와 시스템에 맞추어 움직이는 것이다.
- **장인이라는 사고방식에서 벗어난다.** 다른 사람들과 '동등한 행위자'라고 생각한다(즉, 근거에 기반한 업무 지침에 따른 표준 업무의 기준을 따른다).
- **조직의 상하 위계로 위험을 공유한다.** 조직의 문제에 관해 후향적으로나 전향적으로 리더들과 소통한다.
- **위험의 가시성을 관리한다.** 실패를 예측하고 그에 따라 조정하고 위해를 예방하기 위해 시각적인 관리 기법과 정보 체계를 활용한다.

일반적으로 고신뢰 조직 이론은 조직이 이미 복잡한 안전 체계의 중요한 구성 요소들을 갖추었다고 전제한다. 중요한 구성 요소는 의료종사자들의 역량, 프로세스의 신뢰성, 장비와 장치와 기술의 신뢰성 등이다. 이 중 어느 하나라도 갖추지 않은 조직은 우선 근거에 기반한 성과 개선 모델에 따라 개선을 해야 한다. 이 부분이 제대로 되면, 그다음엔 문화 개혁 모델을 운용하여 안전과 고신뢰를 개선해가면 된다. 이들 모델을 사용할 때는 일종의 도구로 삼는 목표 행동을 설정하고 이 행동이 직원, 관리자 등 시스템 내 행위자들에게 일종의 습관이 될 때까지 강화하도록 한다. 이 같은 근거 기반의 변화 관리 모델을 따라서 문화 개혁을 추구할 수 있는데, 이 모델들의 3가지 근본 요소는 공통적이다. 첫째, 목표 행동을 설정하는 것인데, 이는 성과의 기대치이다. 둘째, 그 기대치를 직원들이 실현하는 데 필요한 지식과 기술을 제공하는 것이다.

셋째, 목표 행동이 습관으로 굳어지도록 조직 내에 측정, 보상, 책임 체계를 갖추는 것이다.

이 모델들은 몇 가지 행동을 묶어서 '번들'이나 세트로 만드는 경우가 많은데, 리더들을 위한 것이 있고, 모두를 위한 것, 즉 리더와 의료종사자와 의료제공자를 위한 것이 있다. 모델을 실제로 적용하려는 조직은 우선 안전과학이나 고신뢰 조직의 틀에서 규정한 특성 중 하나를 선정한다. 예를 들면 와익이나 서트클리프의 실패에 집중하기 또는 실제 운영에 민감하기 같은 개념을 말한다. 그다음에 조직은 어떤 리더십 기능이나 리더십 행동을 규칙적으로 실천해야 이전 단계에서 선정한 특성을 개선할 수 있는지 확인한다. 예를 들면 일상적으로 하는 '병원 전체 체크인'이라든지 '안전회의 소집' 같은 것이다.[13] 이런 식으로 안전회의를 소집하면 안전한 환자 진료를 위해 필요한 정보를 알 수 있는데, 이것이 리더들에게는 매일 열리는 포럼이 되어줌으로써 위해 발생의 희미한 신호까지 포착할 수 있게 된다.

'병원 전체 체크인' 같은 것은 고신뢰 조직 리더십 기술로서 위험의 가시성을 관리하는 데도 도움이 된다. 아말버티의 모델에도 나온다. 팀원들은 체크인 미팅 때 문제를 보고한다. 그 모임에 참여한 리더들은 문제에 관해 알게 되므로 자원을 이용하여 환자와 의료종사자들을 안전하게 할 수 있다. 더 일반적으로 말하면, 조직은 리더십 기술 몇 가지를 묶은 번들을 한 번에 채택함으로써 안전문화와 고신뢰 조직의 습관 중 몇 가지를 시행할 수 있다. 한 가지 습관에 대한 별도의 기술 같은 것을 따로 시행할 필요가 없다. 이런 접근을 활용한 사례로는 조지아주 사바나에 위치한 메모리얼 헬스 유니버시티 메디컬 센터(Memorial Health University Medical Center)나 신시내티 아동병원 메디컬 센터가 있다. 이 조직들은

3~5개의 리더십 기술을 묶은 번들과 5~6가지 보편적 기술을 묶은 번들을 채택했다. 또한 변화 관리 모델을 활용하여 리더십 기술과 보편적 기술의 번들을 운용함으로써 안전과학과 고신뢰 조직의 특성을 한 번에 개선할 수 있었다.

조직은 리더십 기술과 보편적 기술의 번들을 어떻게 선정해야 하는가? 답은 해당 의료기관 내의 실태를 체계적으로 조사하는 것이다. 리더들은 조직의 수행도를 조사해야 한다. 즉, 안전문화를 조사하고, 시스템 역량을 평가하고, 안전사고들의 공통 원인을 분석해야 한다. 안전문화 조사는 조직이 안전하게 업무를 수행할 잠재 능력을 정량화하는 심리 계측 조사다. 시스템 역량에 대한 평가는 그 잠재 능력을 안전한 수행으로 바꾸어주는 사회-기술적 체계의 능력을 측정하는 것이다. 예를 들면 신뢰관리지수(RGI, Reliability Governance Index)가 있는데, 이는 시스템의 역량을 포괄적으로 측정하는 도구다. 이 도구는 고신뢰 조직의 중요한 성공 요인 40가지를 평가하는데, 여기에는 리더십, 전략, 운영 체계, 운영진, 직원과 의료진의 수행 습관 등이 포함된다. 이 도구에 있는 10가지 성과 개선 방안은 현재의 수행 실태를 한 번에 볼 수 있는 스냅숏 역할과 함께, 미래의 개선 상황을 미리 볼 수 있는 청사진 역할도 한다.

조직의 수행도 조사의 세 번째 요소인 공통 원인 분석은 이전에 일어난 안전사고에 관한 자료를 한데 모아, 그 사고를 일으킨 실수의 체계적 원인을 찾는 것이다. 리더들은 리더십 기술과 보편적 기술의 목록을 만들고 각각의 효능을 평가하며, 리더와 의료제공자로 구성된 문화 디자인 그룹을 형성해야 한다. 이 그룹은 조직의 수행도 조사에서 지적된 기술 중에서 근거 기반 기술을 선정한다. 그다음, 리더와 모든 직원에게 리더십 기술과 보편적 기술을 교육할 방법을 선정한다. 마지막으로, 반드시 책임 체계를 만들어서 리더와 의료제공자와 의료종사자, 모든 직원이 보편적 기술을 습관적으로 수행하게 해야 한다.

HPI의 고객 중 약 80개 의료기관이 이 접근법을 활용했다. 각기 나름대로 후향적 진단 결과를 기초로 하여 고신뢰 조직 리더십 기술과 보편적 기술의 목록을 선정했다. 고신뢰 조직 리더십 기술과 보편적 기술은 각 의료기관의 안전 체계에서 빠져 있던 요인으로 드러났다. 사실상, 우리의 의료기관들이 생각보다 더 위험한 상태라는 뜻이다. 왜냐하면 리더와 직원들이 적절한 때에 적절한 행동을 하지 않고 있다는 반증이기 때문이다. 이제 조직들이 필요한 기술을 추가함으로써 그 간격을 채우면, 진정으로 환자와 직원의 안전사고가 제로인 조직으로 가는 여정을 출발할 수 있다.

안전을 주창한다

진 버크가 레지던트 첫날 겪은 그 무서운 비극에 작은 희망의 조짐이 있다면, 그 비극의 힘이 의료계를 안전 체계로 가까이 가게 한 작은 변화의 불씨가 되었다는 점이다. 그 후 버크는 의사이자 행정가로서의 이력을 통해, 환자가 겪는 위해와 직원들이 당하는 상해를 줄이고 궁극적으로는 제로로 만들 수 있는 방법을 고심했다. 그는 해냈다. 지도자로서 기여한 그는 버지니아주와 노스캐롤라이나주의 센타라 헬스케어와 또한 미국에서 가장 큰 의료조직 중 하나에 원격 중환자실을 설치하여 중환자들을 원격으로 모니터하고 관리하도록 했다. 또한 센타라 헬스케어가 안전문화를 만들기 위해 나름의 보편적 기술의 버전을 구성할 때도,

그 기술을 직원들에게 장려할 때도 현장에는 그가 있었다. 센타라 헬스케어가 고신뢰 조직의 리더십 기술을 만들고 장려할 때도 거기에 있었다. 그는 센타라 헬스케어의 안전 체계를 개발한 안전과 고신뢰에 관한 리더 중 한 사람이다. 2004년, 센타라 헬스케어는 안전을 위해 체계적으로 노력한 첫 18개월 만에 예방 가능한 심각한 안전사고를 80%나 줄였다고 보고했다. 이러한 개선을 인정받은 센타라 헬스케어는 2014년 미국병원협회가 수여하는 품질탐구상을 수상했고, 2005년에 조인트 커미션에서 수여하는 아이젠버그 품질상을 수상했다.

우리가 살펴본 바와 같이, 센타라 헬스케어 같은 조직은 개인이 아니라 안전과학에 집중하여 안전한 체계와 고신뢰 조직을 만들었기 때문에 안전을 달성했다. 조직 개선의 절반은 내부 프로세스를 형성하려는 노력에서 오고, 나머지 절반은 조직 내에 문화를 형성하고 리더십 기술과 보편적 기술을 업무에서 실천하려는 노력에서 온다. 한 조직이 제로 함으로 가는 길 위에 서려면, 안전과학과 고신뢰 조직에 관한 내용을 배워서 시스템의 신뢰성을 높이기 위한 프로세스를 만들고 리더와 직원들에게 완전히 새로운 안전 관련 기술을 교육하는 사업을 시작해야 한다. 지속적으로 노력하면 조직에서 의사 역할을 시작하는 새내기 의사들이 예전에 버크가 겪었던 당혹스러움을 경험하지 않을 수 있다. 레지던트 첫날만이 아니라 그 후로도 계속 겪지 않을 수 있다.

✓ 조직이 제로 함을 성취하려면 안전 체계를 계속 운용해야 한다. 안전은 복잡계에서 창발적으로 나오는 속성이지, 그 시스템 안에서 일하는 개개인의 역량 문제가 아니다.

✓ 안전과학은 안전에 관한 리더들에게 조직의 구조와 프로세스와 프로토콜과 진료 환경과 안전에 필요한 기술적 인터페이스를 제공한다.

✓ 문화는 기본적으로 안전 체계에서 자주 빠지는 부분이다. 고신뢰 조직은 우리에게 이 문화에 대한 이론을 제공한다. 그리고 고신뢰 조직 리더십 기술과 보편적 기술은 우리에게 그 격차를 메꾸는 데 필요한 일상적 업무 패턴을 제공해준다.

✓ 고신뢰 조직 리더십 기술과 보편적 기술을 디자인해야 한다. 그러려면 조직에서 일어나는 환자와 직원의 안전사고의 원인을 조사해야 한다. 우선 5가지 리더십 기술과 5가지 보편적 기술을 선정하라. 각 기술은 조직을 직접 분석해서 찾은 기술이고 근거에 기반해야 한다는 점을 명심하라.

리더십 기술에 대한 개론

– 스티브 크라이저

스티브 크라이저는 프레스 개니의 전략 컨설팅 파트너이다. 30년 이상 해군과 군용 항공, 여객 항공 및 의료 등의 분야에서 안전과 신뢰를 개선한 경험이 있다. 프레스 개니와 HPI에서 일하는 동안 수백 개의 병원과 함께 환자 안전, 안전문화, 리더십, 원인 분석, 동료 심사 등을 개선하는 일을 수행했다.

HPI에서 일하기 전에는 F/A-18 전투기 조종사이자 장교였는데, 2008년에 해군 사령관으로 은퇴했다. 해군에서 경험을 쌓는 동안 비행 시간이 3,500시간에 이르고 항공모함 이착륙도 720차례 했다. 이력에는 이라크, 보스니아 및 아프가니스탄에서의 전투 임무도 포함되어 있다. 그는 해군 항공에서 신뢰와 안전에 관한 개선책을 설계하는 역할을 담당했고 항공기 사고조사위원회와 인적요소위원회에도 몸담았다. 그곳에서 수행한 임무는 항공사고 및 그와 관련된 인적 실수의 근본 원인을 찾아내는 것이었다.

그 밖에도 승무원 자원 관리 분야에서 광범위하게 활동한 유나이티드 항공사에서 부기장으로 일하며 여객항공 분야의 경험을 살려 팀 훈련에 관한 독특한 배경과 지식을 쌓았다. 메릴랜드대학교에서 경영학 석사 학위를 받았고 버지니아대학교에서 항공우주공학으로 학사 학위를 받았다.

고신뢰 조직의 리더들은 좋은 성과를 내기 위해 무엇을 하는가?
이 챕터에서는 리더의 역할 4가지를 제시한다.
첫째, 안전 원칙들과 조직의 소명에 관해 소통하고,
둘째, 참여와 책무성을 정립하며,
셋째, 실무 운영을 지원하고,
넷째, 학습에 관한 일선 직원들의 노력을 독려한다.

질 크루즈는 여느 집행부 임원처럼 운영비 절감과 생산 목표치를 달성하면서도 시장점유율과 이윤은 유지해야 한다는 엄청난 압박에 시달리고 있다. 질 크루즈는 미국 동부의 300병상 병원의 CEO로 우리가 지어낸 허구의 인물이다(질 크루즈는 몇몇 의료보건업계 리더들을 결합한 가공의 인물로, 우리가 만난 많은 사람들의 상황을 대표한다). 압박감에도 불구하고 직원들과 적극적인 관계를 만들어 유지해야 했고 안전과 질 측면에서도 기대하는 성과를 내야 했다. 의사들은 늘 그에게 진료하기가 힘들다고 문제를 제기했다. 최근 한 외과의사는 산모가 아기를 낳은 다음에 자장가가 흘러나오는 환경이 불만이라고 했다. 환자들은 이걸 좋아했지만 자장가 때문에 대기 당직 중인 의사들이 잠에서 깬다는 것이다. 그의 말에 따르면 그는 언제든 연락이 오면 일어나야 하는데, 쉬지 않으면 수술을 잘할 수 없었다. 다른 의사는 중환자실에 직원이 모자란다고 불평했다. 지난 2개월 동안 환자가 예외적으로 늘어난 것은 사실이었다. 특히 중환자실에 입실하는 환자가 많아져서 간호사 한 명당 한 명이던 환자 수가 세 명이 되었다. 그렇지만 간호부장의 말을 들어보면, 중환자실 직원 수가 대체로 미국 전역의 기준 범위 안에 있고 안전한 결과를 달성하는 데 부족한 편은 아니라고 했다.

질 크루즈가 운영하는 병원 같은 조직은 놀라울 정도로 복잡하고, 서로 연결된 부서들끼리도 담을 쌓고 내부 이익만 좇는 현상이 팽배하다. 이런 조직을 리더들이 효과적으로 이끌고 관리하려면 어떻게 해야 하는가? 수많은 요구와 주변 이슈가 있는 조직을 3가지 우선순위에 맞추어 끌고 가려면 어떻게 해야 하는가? 우선순위 중 첫째는 안전이다. 환자와 직원을 안전하게 유지하는 것이다. 둘째는 양질의 임상 결과를 내는 것이다. 그래야 환자를 유치하고 수익을 올릴 수 있다. 셋째, 환자 경험이다. 환자들이 이 병원에서 아주 좋은 경험을 하게 하는 것이다.

다른 업계의 고신뢰 조직을 보면, 무척 복잡하고 위험한 업무 환경을 잘 관리하는 동시에 비용과 예산과 재정도 성공적으로 관리하고 있음을 알 수 있다. 대다수 의료기관과 달리 이런 복잡한 시스템에서는 리더들이 성과를 위해 끊임없이 개입한다. 내셔널아메리칸대학교(National American University) 헨리-퍼트넘 스쿨 오브 스트러티직 시큐리티(Henley-Putnam School of Strategic Security)의 부학장 스콧 스네어는 이렇게 말했다. "잘 운영되는 기관에는 예측 가능한 리더십이 있다. 그런 조직에서는 관리자들은 지금 무엇을 하고 있고 다음에는 무엇을 할지를 모든 직원이 알 수 있다."[1] HPI 집행위원회의 전 멤버였던 센타라 헬스케어의 대표 하워드 컨은 의료계도 고신뢰 조직을 정립하려는 리더들을 위한 '모범 경영'을 설정할 것을 권한다. 리더들을 위한 근거에 기반한 표준 업무는 리더십 수행에서의 변이를 줄이고 기대 성과를 달성하고 유지하는 데서 신뢰도를 개선한다. 컨은 2007년에 이렇게 말했다. "우리에게는 근거에 기반한 임상 번들은 있어요. 이제 근거에 기반한 리더십이 필요합니다."[2]

이번 챕터는 근거 기반 리더십이라는 소명을 더 살펴보기 위해, 리더들이 조직의 신뢰(와 안전)를 개선하기 위해 적용할 일련의 도구와 기법을 검토한다. 고신뢰 조직의 기술은 네 범주로 구분한다. 첫째, 임무에 대한 메시지 보내기, 둘째, 참여와 책무성 정립하기, 셋째, 운영 지원, 넷째, 부서 학습 지도하기 등이다. 4가지를 차례로 살펴보면서 고신뢰 조직으로 선정된 의료계와 다른 업계의 사례를 거론할 것이다.

임무에 대한 메시지 보내기

미국의 500대 기업 중 하나인 노포크 서던(Norfolk Southern)은 자산 가치가 357억 달러(약 43조 7,000억 원)에 달하고 연매출이 105억 달러(약 12조 6,000억 원)이고 철로가 3만 6,000마일(약 5만 8,000킬로미터)에 이르며, 6만 7,000대의 운송 차량이 있고 직원이 2만 7,000명에 달한다.[3] 이 회사는 재정적으로 크게 성공했지만 비전 선언문에서 이윤을 극대화한다는 내용은 찾아볼 수 없다. 노포크 서던은 비전 선언문을 기업의 내외에 공유하고 있다. 비전 선언문은 이 회사가 가장 안전하고 가장 고객 중심이며, 또한 가장 성공한 운송 회사가 되어야 한다고 기록하고 있다.[4] 이 선언문을 보면 안전은 노포크 서던의 직원들 업무의 일부가 아니라 기업 전체의 최우선 가치이다. 리더들은 안전에 관한 언급을 회사의 비전 선언문에 넣었다. 재정이나 생산에 대한 압박이 있더라도 리더십이 가장 먼저 직원들에게 상해 사고가 없는 업무 환경을 제공하는 데 헌신한다는 정보를 보내고 있는 것이다.

이 회사는 의료계 리더들이 해야 할 일에 대한 중요한 정보를 알려준다. 첫째, 최고집행부는 안전이 핵심 가치로서 조직을 하나로 묶어주고 모든 활동을 추진하는 아교 구실을 한다고 명확히 공표해야 한다. 다시 말해, 리더들은 안전을 '운영의 전제조건'으로 제시해야 한다. 많은 의료조직이 안전이 최우선순위라고 선언하지만, 일선 직원들은 병원 운영의 우선순위가 매일매일 달라진다고 여긴다. 고신뢰 조직의 리더들은 직원들이 안전을 최우선으로 생각하기를, 그리고 그에 따라 행동하기를 원하고 기대한다. 리더들은 집행부가 직원들의 결정을 지지할 거라는 사실을 직원들이 알아주길 바란다. 설령 애초에 누군가가 제시한 안전에 대한 우려가 사실은 기우였다고 하더라도 집행부는 그 결정을 지지할 것임을 알아주기를 바란다.

안전을 핵심 가치로 분명히 주장하는 것만큼 중요한 것은 안전에 관해 리더들이 지원하는 행동이고, 사실은 이것이 훨씬 더 중요하다. 리더들이 안전문화를 지원하기 위해 할 수 있는 활동은 많다. '안전문화'란 일련의 가치와 믿음과 행동에 대한 기대로 구성되어 있고, 이 문화는 다시 개인과 팀의 행동과 상호작용을 구성한다. MIT 경영대학원(Sloan School of Management)의 교수 에드거 샤인은 리더가 원하는 문화를 강화하고 정립하는 다양한 방식을 다음과 같이 기술했다. 첫째, 안전문화에 늘 중점을 두고 안전문화를 측정하는 것, 둘째, 위기의 순간에 자신들이 하는 행동에 주목하는 것, 셋째, 부족한 자원을 배분하는 방법을 정하고 실천하는 것, 넷째, 기대하는 행동과 믿음과 가치에 관해 솔선수범하고 교육하고 이끌기 위한 활동을 의도적으로 하는 것, 다섯째, 조직의 철학과 가치와 신조를 담은 공식적인 문서를 배포하는 것 등이다.[5] 안전과 신뢰를 개선하기 위해 의료기관 리더들이 해야 할 일은 안전문화를 강화할 수 있는 전략을 채택하여 일상적으로 안전을 측정하고 의사결정에서 안전을 최우선시하며 개인적으로도 안전한 실천을 솔선수범하는 것이다.

의료조직들도 문화가 안전 개선뿐 아니라 임상의 질과 진료 경험에도 중요하다는 것을 점차 이해하고 있다. 이러한 의료조직들의 리더들은 문화를 디자인하고 관리하기 위해 '임무에 대한 메시지 보내기' 방식을 통해 조직 전체에 문화의 중요성을 전달한다. 시간이 지나면서 문화가 조직 안에 깊이 자리 잡으면 직원들도 문화에 대해 주인의식을 갖게 되고, 이제는 이들이 문화를 추진하게 된다. 팀이나 조직에서 '임무에 대한 메시지 보내기'를 실천하는 3가지 효과적인 기법을 소개한다.

첫 번째 기법: 모든 회의를 안전 메시지로 시작하기

해군 항공기 조종사들은 출격하기 전에 매번 브리핑을 한다. 체크리스트에서 처음 검토하는 항목은 안전이다. 의료계의 리더들도 이 방법을 활용하면 안전 최우선에 관한 조직의 사고방식을 강화할 수 있다. 또한 조직 전체의 리더와 의사들에게도 영감을 줄 수 있다. 중요한 회의가 있을 때 가장 먼저 회의 자료에 안전 항목을 넣어라. 시간이 지나면 공식적이건 비공식적이건 작은 회의에서도 그렇게 하도록 한다. 먼저 이사진이나 집행부 수준에서 열리는 연 4회 또는 매월 회의에서 시작하고 나중에 이것을 전 위계 조직으로 확산하라. 회의록 맨 앞에 '안전의 중요성'으로 시작하는 부분을 포함하고, 이를 임상 실무위원회와 운영집행위원회, 재정위원회, 임상 또는 비임상 부서회의에도 적용하라. 다음 예시 10가지를 참고하면 내일 아침 회의에 적어 넣을 만한 안전 항목을 찾을 수 있을 것이다.

회의록 서두에 쓸 안전 항목 10가지

1. 환자와 직원의 안전에 관한 당신의 확신을 공유하라.
2. 안전이 조직의 임무에 어떻게 기여하는지 설명하라.
3. 조직에서 일어난 안전과 위해에 관한 이야기를 들려주라.
4. 다른 조직에서 일어난 안전과 위해에 관한 이야기를 들려주라.
5. 밤잠을 설치게 하는 안전 문제에 관한 걱정을 공유하라.
6. 챕터 5에 나와 있는 신뢰 기술을 검토하고 업무에서 적용하는 방법을 이야기하라.
7. 업무 또는 업무 외에서 신뢰 기술을 사용한 예를 이야기하라.
8. 정책과 절차와 기대가 어떻게 안전에 기여하는지를 설명하라.
9. 실수, 사고, 문제를 보고하는 일의 중요성을 논의하라.
10. 환자와 직원의 안전에 개인적으로 헌신한 직원들에게 감사를 표하라.

이야기를 활용하는 것도 좋은 방법이다. 정보가 너무 많으면 정신이 산만해지는데, 잘 만든 이야기는 사람들의 주의를 끌고 기억하기도 쉽다. 또한 이야기는 긍정적 미래에 대한 그림을 생생하고도 자극적으로 그려내는 힘이 있다. 더 중요한 것은 리더들이 스토리텔링으로 기대를 설정하고 교훈을 공유할 수 있다는 점이다. 좋은 이야기는 직원들이 그 이야기와 유사한 조건에서 일하는 자신의 모습을 상상하게 만들기 때문이다.

우리가 알고 있듯이, 좋은 이야기는 짧다. 길어야 2분에서 3분이다. 그 이야기의 목적을 기술하고 몇몇 갈등에 연관된 주인공을 부각시키고, 문제점을 전달하고, 이야기를 재미있게 만드는 디테일을 몇 가지 넣은 다음, 문제점이 해결되는 것을 보여주면서 교훈을 남기고 끝난다. 코네티컷 병원협회에서 임상적 수월성과 진료를 재디자인하는 일을 담당한 디렉터인 엘런 크로는 다음과 같은 이야기로 모든 요소가 들어 있는 예시를 공유한다.[6]

저는 코네티컷의 작은 시골 마을에 사는 7살 난 아이에 대한 이야기를 여러분과 나누려고 합니다. 이 이야기는 분명하게 의사소통하고 정보를 효과적으로 전달하고 질문하는 태도가 얼마나 중요한지 보여줍니다.

벤저민은 보통 때 아주 활발합니다. 그런데 활동에 흥미를 점점 잃어가는 것처럼 보였다고 부모가 이야기했습니다. 피곤하다고 하고 배가 아프다고 하고 뭔가 좋지 않다고 했다고 합니다. 며칠 동안 방과 후에 집에만 있더니 기운이 너무 없어 보이고 행동도 변화했다고 합니다. 점점 따지기 좋아하고 욱하는 성격으로 변하고 행동도 그렇게 변했는데, 예전의 활기 넘치는 모습과 너무 달랐다고 합니다.

벤저민의 어머니는 아이를 의사에게 데려가 검사를 받게 했습니다. 가족력을 체크한 의사는 라임병이라고 진단했습니다. 이 병은 바베시아(Babesia) 기생충 때문에 생깁니다. 의사는 경구 항생제를 처방하면서 3주 안에 정맥주사를 맞도록 권했습니다. 그리고 만약 치료가 효과적이지 않으면 말초삽입중심정맥관(PICC line)을 사용하자고 했습니다.

몇 주 후에 결국 말초삽입중심정맥관을 삽입해야 했습니다. 아이는 세프트리악손(ceftriaxone) 제제 항생제인 로세핀(Rocephin)을 정맥주사로 맞았습니다. 이 항생제는 라임병을 치료하는 데 통상적으로 쓰입니다. 첫 번째 투여 때 10분 정도가 지나자 벤저민이 가렵다고 불평했습니다. 얼굴에 부푼 자국이 크게 생기기 시작했고, 기침이 심해졌으며, 숨이 가빠졌습니다. 어머니가 도와달라고 의사에게 요청한 결과, 간호사가 정맥주사로 베나드릴(Benadryl)을 투여해서 알레르기 반응을 줄여보려고 했습니다. 의사가 전자의무기록에 환자 상태에 대해 기록하고 재택 간호를 위해 항생제를 암피실린(ampicillin)으로 바꾸고 이틀 후부터 복용하라고 했습니다.

다음 날 오후 아이 어머니가 직장에서 남편의 전화를 받았습니다. 남편이 아이와 함께 집에 있었는데, 가정간호사가 몇 분 안에 아이를 치료하려고 집에 도착한다고 했습니다. 어머니는 뭔가 이상하다는 생각이 들었습니다. 왜냐하면 가정간호사가 오는 날이 아니었기 때문입니다. 병원 의사가 처방한 대로라면 병원 치료 후 이틀이 지나야 했기 때문이었습니다. 갑자기 뭔가 심상치 않다는 생각이 들었습니다. 생각보다 일찍 간호사가 오는 걸까, 하는 질문이 생긴 것입니다. 벤저민의 어머니는 당장 직장을 나와 상황을 알아보기 위해 집으로 최대한 빨리 운전해서 갔습니다. 주차하던 그녀는 가정간호사의 차량이 주차되어 있는 것을 봤습니다. 엔진도 끄지 않고 문도 닫지 않은 채 현관 안으로 뛰어 들어가서 간호사가 정맥주사로 로세핀을 주입하기 시작하는 것을 봤습니다. 나중에 알고 보니, 기록에는 알레르기가 있다고 나와 있었는데도, 로세핀 주사를 중단하라는 지시가 가정간호사에게 거꾸로 전달되었습니다.

어머니의 질문하는 태도가 그날 어린 소년을 구했습니다. 뭔가 심상치 않을 때 신속하게 상황을 알아보기 위해 움직인 덕분입니다. 나는 그녀가 자신이 그렇게 행동한 것을 다행스럽게 여긴다는 것을 압니다. 그 아이가 바로 내 아들 벤저민이고, 그 어머니가 바로 나이기 때문입니다. 뭔가 심상치 않은 상황이라는 것을 간파하고 어떻게 된 일인지 알아보기 위해 차를 몰고 질주한 사람이 바로 나였습니다. 우리 모두가 질문하는 태도를 가져야 하고, 늘 경계심을 늦추지 말고, 우리가 보거나 듣는 사태가 애초에 기대한 것과 맞는지 여부를 잘 챙겨봐야 합니다.

엘런 크로의 이런 인상 깊은 스토리텔링은 안전에 우선순위를 두게 만드는 역할을 하고, 비판적 사고 능력과 올바른 문제 제기의 중요성도 알려준다. 의료계의 리더들은 스토리텔링을 채택하고 스토리텔링 기법을 개발해서 안전을 최우선으로 하도록 강조해야 한다.

두 번째 기법: 안전에 관해 문제 제기한 사람을 지지하기

인디애나주 인디애나폴리스에 소재한 커뮤니티 헬스 네트워크(Community Health Network)의 회장이자 CEO였던 윌리엄 콜리는 주변 사람들에게 분명히 했다. 만일 누군가가 심각한 안전사고가 일어나기 전에 막았다면, 자신이 그 사실을 최대한 빨리 들어야 한다는 것이었다. 어느 토요일 아침, 수술실에 있었던 스크럽 테크니션(scrub tech)이 수술 후에 스펀지 개수가 맞지 않는 것을 알고 응급 제왕절개술 환자의 수술 부위 봉합을 중단해야 한다고 외쳤다. 외과의사는 스펀지가 복부에 들어갈 일이 없다고 생각했고 봉합을 계속하려고 했다. 그런데 결국 엑스레이에서 스펀지가 복강의 주름 뒤에 걸려 있는 사실이 드러났다.

같은 날 오후, 그 일을 보고받은 윌리엄은 이 상황에서 자신이 대응하는 방식이 어떤 영향을 끼칠 것인가를 생각해보았다. 그는 곧장 하던 일을 멈추고 병동으로 가서 스크럽 테크니션에게 감사를 표했다. 테크니션은 집에서 잔디를 깎던 CEO가 반바지와 운동화 차림으로 급히 병원으로 와서 공개적으로 감사를 표하는 데 놀랐다. 그 테크니션은 해야 할 일을 한 것뿐이라고 생각했지만, 부서의 모든 직원은 CEO의 이 행동 때문에 그가 안전문화를 전적으로 지원하고 있음을 분명히 이해했다. 안전문화는 투명한 의사소통, 질문하기, 안전에 관한 우려 제기하기 등을 포함한다.

애드버킷 루서런 종합병원(Advocate Lutheran General Hospital)에서 영상의학을 하는 리사 로런트도 영상의학과의 CT 테크니션에 관한 비슷한 이야기를 들려주었다. 그 테크니션은 환자가 조영제에 알레르기가 있다는 병력이 기록에 있다고 걱정하며 로런트에게 왔다. 테크니션은 조영제를 넣고 CT를 찍어도 안전할지 물었고 로런트는 처방을 다시 검토한 다음 이 상황에서는 조영제가 크게 문제 되지 않을 거라고 답했다. 그날 밤 로런트는 자신이 대응을 잘했는지 다시 생각해봤다. 물론 그 조영제를 사용한 촬영이 의학적으로 문제 있는 것은 아니었다. 그렇지만 그 테크니션이 안전에 관한 우려를 제기하는 바람직한 행동을 강화할 수 있는 기회를 오늘 놓쳤다는 생각이 들었던 것이다. 다음 날 로런트는 마음먹고 영상의학과에 들렀다. 그리고 테크니션에게 안전 문제가 생길까 봐 걱정된다고 말해준 것에 대해 공개적으로 감사를 표했다. 이 일은 영상의학과의 모든 사람이 로런트가 공개적인 의사소통과 비판적 질문하기 등을 아우르는 안전문화를 전적으로 지원하고 있음을 아는 계기가 되었다.

문제를 제기한 사람에게 이메일이나 카드를 보내거나 또는 대리인을 통해 감사를 표하는 것은 쉬운 일이다. 그러나 직속 상관이나 매니저, 리더 또는 의사 동료가 개인적으로 직접 감사를 표해야 그것이 중요한 의미를 띤다. 누군가가 제기한 걱정이나 질문이 결국 안전 개선에 별 소용이 없었더라도 중요한 일이므로 감사를 표하는 것이 좋다. 안전에 관해 리더가 말로 선언하는 것도 중요하지만, 더 중요한 것은 행동이기 때문이다. 리더의 행동은 다른 사람들의 생각과 행동에 큰 영향을 미친다.

세 번째 기법: 의사결정에서 안전을 최우선으로 하기

항공 회사에서는 안전 문제가 언제나 중요하다. 속도와 효율과 수익을 유지해야 한다는 압박 가운데에서도 그렇다. 의료계에서도 이 말이 유효해야 한다. 리더와 직원, 의사들은 진료 수익이나 직원 복지에 관해 결정하는 상황에서 다음 질문을 항상 제기해야 한다. 이 결정과 조치가 환자 안전에 어떤 영향을 미칠까? 또한 환자가 좋은 결과를 경험할 확률을 높이는가 아니면 낮추는가? 이 결정 또는 조치가 우리 직원들에게 어떤 영향을 미칠까? 혹시 직원들의 안전이 위험에 빠지지는 않을까? 이 결정과 조치를 밀고 나갔을 때 가능한 최선의 결과와 최악의 결과는 무엇인가? 또한 이 결정과 이 조치를 밀고 나가지 않았을 때 가능한 최선의 결과와 최악의 결과는 무엇인가?

많은 의료기관 리더들은 힘든 의사결정이나 어려운 업무 환경에 직면하면 도움이 되지 않는 몇 가지 말로 대응한다. "직원을 더 채용하거나 장비를 더 구입할 수는 없습니다." "그럴 여력이 없습니다." "시간이 없습니다." "지난번에도 물어봤던 건데, 안 된다고 했어요." 이들이 가장 많이 선호하는 것은 이런 답변이다. "지금까지 이렇게 해왔습니다." 이런 답변은 직원과 의사들에게 잘못된 메시지를 전한다. 안전에 관한 조직의 입장에 대해서는 특히 그렇다. 사람들이 마음속에 안전을 최우선으로 두게 하려면, 당신의 입에서 나오는 첫 번째 말이, 안전한 양질의 진료를 환자에게 제공하여 전체적으로 좋은 환자 경험의 일부가 되게 하자는 내용이어야 한다.

의사결정에도 이런 접근법을 적용하도록 직원들을 가르칠 수 있다. 버지니아 코먼웰스 유니버시티 헬스 시스템(Virginia Commonwealth University Health System)의 CEO를 지낸 존 듀발은 회진하다가 두 의사가 수술에 관해 의논하는 것을 들었다. 두 의사는 수술을 수술실에서 할 것인지 인터벤션 영상학 진료실에서 할 것인지를 두고 다투고 있었다. 의논의 쟁점은 환자의 최선의 이익이 아니고 진료 팀의 필요에 있었다. 듀발은 두 의사를 사무실로 불러서 대화를 계속하게 했다. 어떤 결정이 진료의 질과 환자의 안전에 가장 적합한지 검토하게 했다. 두 의사는 결국 후자를 택했다. 진실로 조직의 우선순위에 대해 중요한 메시지를 전달하는 순간이었다.

참여와 책무성 정립하기

'책무성(accountability)'이라는 말을 들으면 오싹해지는 사람이 많을 것이다. 이 단어는 피하고 싶은 일을 강제로 맡거나, 또 그보다 더한 경우에는 뭔가를 하지 않았을 때 권위 있는 누군가가 이를 '우리 책임'으로 돌릴 수 있다는 어감이 있기 때문이다. 그러나 여기서 책무성은 어떤 행동이나 조치가 아니다. 책무성은 한 개인이 윤리와 안전을 감안해서 높은 수준으로 수행하려고 하는 개인의 동기를 나타내는 척도, 즉 하나의 내재적 특성이다. 우리 대다수에게 책무성이란 상황에 달린 문제다. 우리가 어떤 상황을 중요하다고 여기는 만큼 책무성을 더 느낄 것이고, 그렇지 않은 상황에서는 덜 느낄 것이다. 책무성은 우리가 경험한 양육 방식, 교육 그리고 업무 경험 같은 내재적 요인들을 반영한다. 그 외에 동료의 영향('내 동료들이 나를 어떻게 볼까?'), 권위 있는 인물의 영향력('내 상사가 나를 어떻게 생각할까?') 같은 외적인 요인도 반영한다.

리더들이 내재적 요인에 영향을 끼치기 위해 할 수 있는 것은 별로 없다. 개인의 책무성에서 그 요인들이 가장 강력한 추동 요인이기는 하지만 말이다. 그럼 리더들은 무엇을 할 수 있을까? 책무성이 강한 사람을 고용하는 것이다. 면접 시 인사 팀에서 채용 후보들을 고를 때 양질의 안전한 환자 중심 진료에 얼마나 소신껏 헌신할 수 있는지를 평가하는 행동 기반 질문지를 사용할 수도 있다. 이 질문지는 각 지원자가 얼마나 편하게 질문하거나 안전에 관해 문제를 제기할 수 있는지, 혹은 업무상 다른 압박에도 불구하고 안전을 최우선으로 할 수 있는지를 리더들이 파악할 수 있게 해준다.

동료가 추동하는 책무성은 동료 사이에서 문제를 제기하거나, 실수를 지적하거나, 환자나 동료에게 안전사고를 유발할 가능성이 있는 행동에 우려를 표하게 만드는 소신을 말한다. 많은 경우, 동료 관계망은 개인의 행동에 매우 큰 영향을 미친다. 10대 청소년의 부모라면 잘 알 것이다. 부모들이 자녀의 친구 관계망을 강하게 만들어야 하듯이, 의료 현장에서도 동료 관계망을 강하게 만드는 것이야말로 리더의 업무 중 가장 중요하고 가장 먼저 해야 할 일이다. 리더들은 안전에 관한 얼리어답터 또는 '안전 챔피언'을 발굴해야 하는데, 동료들이 존경하고 일선에서 지도할 수 있는 사람이어야 하고 다른 사람이 따라야 하는 행동을 하는 사람이어야 한다. 동료들끼리 문제를 제기하고 실수를 지적하는 과정이 전보다 편해지고 문화적으로도 받아들여지면, 모멘텀이 무르익어 안전문화가 자리 잡는다.

리더는 책무성과 관련하여 조직의 사명과 비전, 가치와 연관되는 확실하고 분명한 기대치를 설정해야 한다. 리더들이 직원에 대한 기대치를 설정할 때는, 기대에 부응하는 데 필요한 지식과 기술이 직원들에게 있는지 확신할 수 있어야 한다. 또한 리더들은 팀원들의 업무 습관에 대해 개인적인 책임감을 가져야 하고 정기적으로 업무 환경을 들여다봐야 한다. 기대치를 강화하려면 리더들이 반드시 성공도의 측정치를 놓고 모니터링해야 하며, 수행이 기대에 부응하든 그렇지 못하든 가리지 않고 적극적으로 피드백해야 한다. 여기 고려할 만한 방법 2가지를 소개한다.

첫 번째 기법: 5:1 피드백하기

1970년대에 심리학자 존 가트맨은 워싱턴대학교에서 결혼에 관해 연구하고 있었다. 그는 동료 로버트 레벤슨과 함께한 유명한 연구에서 신혼부부 700쌍의 15분짜리 대화를 녹화해서 분석했다. 대화에 나오는 언어적·비언어적 상호작용의 빈도를 비교한 두 사람은 어느 커플이 앞으로 10년간 결혼 상태를 유지할 것인지를 90% 이상의 정확도로 예측했다.[7] 커플이 결혼 생활을 유지하는 데 가장 중요한 요인은 바로 긍정적인 상호작용과 부정적인 상호작용의 비율이었는데, 특히 서로 의견이 충돌했을 때의 비율이 중요했다. 한 번의 부정적인 상호작용에 다섯 번의 긍정적인 상호작용이 일어나면, 즉 그 비율이 5:1에 가까울수록 커플이 강력하고 친밀한 관계를 유지할 가능성이 더 높았다.

의료계의 리더들도 일상 업무에서 이 5:1 피드백을 쉽게 적용할 수 있다. 바람직한 행동을 발견하면 이를 인정하고 격려하고 강화함으로써 긍정적 피드백의 빈도를 늘리는 것이 좋다. 그리고 "감사합니다", "잘하셨습니다"와 같은 말을 하거나, 미소를 짓거나 고개를 끄덕이는 비언어적 소통 방법을 쓰거나, 가능하면 '아주 가벼운 터치'를 자주 하며 칭찬하는 것이 좋다. 어떤 리더들은 직원이 자기 일을 한 것에 대해 긍정적인 피드백을 해서는 안 된다고 생각한다. 그러나 최근 2만 2,000명의 리더를 대상으로 연구한 결과에 따르면, 리더가 피드백하기에서 상위 10%에 오른 경우 그 리더가 맡은 팀의 참여도도 상위 23%에 올랐다. 마찬가지로, 팀의 참여도가 낮은 경우에는 리더의 피드백 정도도 적었다.

긍정적 강화는 개개인이 그 행동을 반복할 가능성을 높이고, 부정적 강화는 반복할 가능성을 낮춘다. 사람들 대부분은 사회적으로 다른 사람에게 부정적이거나 잘못을 바로잡는 피드백을 하도록 적응하는 편이다. 긍정적이든 부정적이든 두 가지 강화 모두 도움이 되지만, 긍정적인 피드백이 행동을 더 북돋우고 동료 사이에서나 동료와 감독자 사이에 신뢰하고 존중하는 관계를 만들어낼 가능성이 크다. 직원의 수행도를 극대화하기 위해, 긍정적 피드백과 부정적 피드백을 최적의 비율로 적용하는 것이 좋다. 부정적인 피드백을 한 번 했다면 긍정적인 피드백을 다섯 번 하라.

두 번째 기법: 영향력 있는 라운딩(Rounding to Influence)

고신뢰 조직에서는 리더들이 자기 팀의 업무 습관에 대해 개인적으로 책임감을 느낀다. 그래서 매일 일선에서 상황과 운영 실태를 파악한다. 특히 리더들은 신뢰에 미치는 3가지 위협이 무엇인지 직원들이 이해하기를 원한다. 신뢰를 위협하는 요인 중 첫째는 업무량과 자원 사이의 부조화다. 둘째는 복잡하거나 드문 과제고, 셋째는 직원들의 역량 부족이다. 이 3가지 모두 사람들이 오류를 일으킬 가능성을 높이고 그 결과도 심각하게 만드는 경향이 있다. 고신뢰 조직의 리더들은 일단 사고가 발생하면 좀 더 직접적으로 결과를 관리하려 한다. 최대한 열린 의사소통 창구를 유지하면서 직원들이 문제를 바로바로 신속하게 조직의 피라미드 위로 올려보낼 수 있게 해준다. 이를 통해 고신뢰 조직의 리더들은 작은 문제가 커지지 않게 사전에 막을 수 있다.

부서별 일일 회의 외에 이른바 '구조화한 라운딩'을 통해 리더들이 일선 직원들과 상호작용하면 안전을 위협하는 요인들을 관리하는 데 도움이 된다. 라운딩으로 리더들은 직원들에게 매일 닥치는 이슈에 대해 경각심을 품고, 솔선수범할 기회를 얻으며, 메시지를 전달할 기회도 갖게 된다. 리더들은 라운딩하는 시간을 자신이 어떻게 활용하는지 반드시 신중하게 숙고해야 한다. 우선 진정으로 직원들과 소통할 기회인지, 구체적인 업무 기대치를 의논하는 기회로 삼고 있는지, 그리고 안전과 관련된 걱정거리를 취합하는 데 사용하고 있는지, 또한 조직의 목표를 달성할 수 있도록 직원들에게 헌신해달라는 부탁을 할 기회가 있는지 등을 생각해봐야 한다.

우리는 구체적인 우선순위를 염두에 두고 하는 라운딩에 특별히 영향력 있는 라운딩(RTI, rounding to influence)이라는 이름을 붙였다. RTI란 그저 하나의 라운딩 프로그램이 아니라 리더가 활용하는 기술이다. 미래에는 리더들이 라운딩에 대한 개념을 바꾸어야 한다. 모든 것을 포함하는 라운딩, 즉 환자와 의료진 모두에 대한 것이고, 관심 있는 모든 화제를 살피는 계기로 생각해야 한다. 중요한 화제는 안전, 질, 경험, 참여, 효율이다. 하나의 조직 안에서 모든 바라는 결과 각각에 대해 별도의 라운딩 프로그램을 실행할 수는 없다.

뉴저지주 인스피라 메디컬 센터 바인랜드(Inspira Medical Center Vineland)의 의료부장 스티브 린은 이 라운딩에 특히 유능하다. 그는 안전문화에 대해 간호부 직원들과 의료제공자들에게 말할 때 그 중요성을 강조한다. 미국의 의료 체계에서 안전사고가 얼마나 자주 발생하는지를 빈도를 인용하며 이야기한다. 병원의 안전 수칙을 활용하여 오류를 줄이는 데 효과적인 전략을 이야기한다. 그리고 모든 의료진에게 안전 수칙을 실제로 지킬 수 있는지 없는지 물어본다. 그는 초점을 유지하고 대화를 이끌기 위해 대화를 구조화한다. 4가지 중요한 영역인 4C를 중심으로 하는 방법이다. 첫째는 '연결(connects)'이다. 자료를 공유함으로써 팀과 연결된다. 그리고 그는 팀원들이 안전사고를 줄이기 위해 '할 수 있는 것(can do)'이 무엇인지 생각해보고 기대치를 달성하는 일에서 '걱정(concerns)'이 있으면 말하라고 요청한다. 그다음에 구체적으로 그들에게 '헌신(commitment)'을 요청한다. 모든 리더는 팀원들의 구체적인 행동을 뒷받침하기 위해서 라운딩할 때 이 4가지를 통해 팀원들의 특정 행동을 지지하고 책무성을 정립하고 강화해야 한다. 린은 이렇게 말한다. "팀과의 라운딩은 환자와 직원들에게 큰 변화를 일으켰습니다. 팀원들은 환자 진료 구역에서 우리를 만납니다. 환자 안전에 대한 우리의 소신을 공유하고 예방 가능한 심각한 위해를 줄이기 위해 프로세스를 개선하는 방법을 경청합니다. 그 과정에서 팀원들은 우리의 소신이 자신들을 위한 것임을 알게 됩니다."[8] 인스피라 메디컬 센터 바인랜드의 스티브 린과 인스피라 메디컬 센터 우드버리(Inspira Medical Center Woodbury)의 스콧 와그너 같은 리더 덕분에 인스피라 헬스 네트워크(Inspira Health Network)는 예방 가능한 환자 위해를 2년간 64% 감소시켰는데, 이 성과는 제로 함까지 절반 이상을 달성한 것이다.

업무 운영 지원

윌리엄 에드워드 데밍은 빌이라는 애칭으로 불리는 엔지니어이자 통계학자인데, 그의 품질 개선 연구는 제2차 세계대전 후의 일본을 세계적인 경제 대국으로 발전시켰다. '일본의 기적'으로부터 미국이 교훈을 배우기까지 20년이라는 긴 세월이 걸렸다. 데밍은 포드 자동차에서 일했는데, 당시 이 회사는 막대한 손실과 판매 부진으로 고전하고 있었다. 데밍은 기업문화와 조직 체계에 대한 회사 리더들의 관리 방식을 문제 삼았다. 그는 리더들에게 좋은 자동차를 생산하지 못하는 문제의 85%가 관리 부진 및 그 관리 부진으로 인해 발생하는 문제 때문이라고 말했다.[9] 그가 주창한 품질 개선 원칙을 적용한 포드사는 1986년이 되자 미국 자동차 회사 중에서 최고의 이윤을 냈다.

의료 분야에서도 리더의 제1의 역할은 시스템을 디자인하고 관리하는 것이다. 챕터 3에서 간단히 언급했지만, 의료 체계는 5개의 광범위한 범주로 구성된다.

- **구조.** 조직에는 구조가 필요하다. 구조는 자원, 감독, 직무 기술 및 연수로 구성된다. 직무가 전문화될수록 직원들이 정보와 업무 활동을 더 많이 전파해야 한다.

- **업무 프로세스.** 작업의 흐름, 즉 최종 사용자 또는 최종 소비자를 위한 제품이나 서비스를 생산하기 위해 고안한 개별적인 활동의 시리즈다. 좋은 프로세스는 효율적이고 효과적이다. 중요한 단계들을 놓쳐서는 안 되지만, 너무 많은 단계가 필요해서도 안 된다.

- **정책과 프로토콜.** 공식적인 정책과 프로토콜 디자인이 좋으면 일선의 직원들 관점에서도 의미가 있다. 여기에는 직무 수행을 돕는 단순한 보조물도 포함된다. 직무 수행 보조물(job aids)은 필요한 시간과 장소에서 직원들이 찾아 사용할 수 있는 것으로 진료 환경에 마련되어 있어야 한다.

- **기술과 진료 환경.** 기계, 도구, 장비와 재료, 그리고 직원들이 일하는 업무 환경뿐 아니라 업무 일선에서 이것들이 통합되는 방식까지 포함하는 요소다. 이 요소들은 항상 부가가치를 만들어내야 하고, 사람과 기계는 일선 직원들의 관점에서도 직관적으로 통합되어야 한다.
- **문화.** 어느 시스템에서든지 단일 요소로서는 가장 강력하다. 문화는 어떤 업무 습관이 좋고 어떤 것이 나쁜지를 규정한다. 강력한 문화는 받아들일 수 있는 행동이 무엇인가에 대해 구성원들에게 강력한 신호를 보냄으로써 조직이 시스템의 다른 부족한 부분들을 극복하게 해준다.

이 5가지의 시스템 요소들은 항상 상호작용한다. 만약 간호사들이 일손이 모자라서(구조적 문제) 시간 압박을 느끼며 허둥대는 상황이라면, 환자 앞에서 생검 표본에 라벨링을 하는 일(공식적인 업무 프로세스)을 생략해야 할 필요를 느낄 수 있다. 강력한 안전문화는 이럴 때 몇 초를 더 들여서 당장 라벨링을 하게 만든다. 주변에 지켜볼 동료가 없어도 라벨링을 하게 만든다. 생검 표본의 라벨에 글씨가 제대로 적히지 않았거나 프린터가 병동의 다른 쪽에 있으면, 이것도 하나의 시스템 문제(기술과 진료 환경과 관련된 문제)이고, 간호사들이 극복해야 하는 것이다.

조직들이 의료의 리더들에게 시스템 문제와 그 원인에 대해 경각심을 갖게 함으로써 문제를 해결하게 하는 방법은 무엇인가? 챕터 3의 고신뢰 조직 리더십에서 본 와익과 서트클리프의 원칙들, 그중에서도 특히 3가지 원칙—실패에 주목하기, 업무 실태에 민감하기, 단순화하지 않기—을 상기하라. 고신뢰 조직에서 리더십 팀은 팀원들이 일상적으로 크고 작은 문제를 확인할 수 있는 구조를 만든다. 리더들부터 먼저 전향적이고 선제적으로 문제에 대응한다. 리더들은 자기들이 일하는 시스템에 관해 더 많은 것을 배우려 하고, 매일의 업무에 영향을 미치는 작은 문제 하나라도 찾아내려고 한다. 또 리더들은 의사소통 경로들을 만들고 문제에 관해 경청하고, 안전에 관한 문제가 생기면 긴급하고 중요한 정도에 따라 필요한 조치를 확실히 취한다.

고신뢰 조직이 업무를 지원하는 가장 효과적인 기법은 리더십이나 부서 수준에서 매일 안전점검 회의를 여는 것이다. 원자력발전소의 안전은 발전소 운영에 관한 정확한 이해와 문제를 재빨리 알아보는 분별력에 달려 있다. 발전소의 리더들은 매일 일을 시작하기 전에 '오늘의 계획'을 의논하는 회의를 연다. 회의의 안건에는, 새로이 떠오르는 안전 이슈에 관한 점검, 발전소의 10순위까지의 문제에 대한 점검, 그리고 일상적인 보고 사항 및 기타 사항이 포함된다. 이 회의를 통해 리더들은 발전소 운영에 관해 업데이트하고 문제를 확인하고 해결책을 계획하며, 회의에 참석한 모두가 오늘의 업무에서 중점 사항과 우선순위를 숙지했음을 분명히 한다.

HPI로부터 원자력발전소의 운영에 관해 배운 한 의료조직에서는 안전 리더와 품질관리 리더들이 '일일 안전점검 회의'를 15분 동안 열었다. 이 회의는 안전에 관한 구조화한 대화로 이루어진다. 참석자는 해당 의료조직의 고위직 리더와 부서의 리더 전원이다. 이들은 첫째, 지난 24시간 동안에 일어난 안전 관련 문제, 품질 관련 문제 중에서 중요한 것을 '돌아보는' 것으로 회의를 시작한다. 둘째, 앞으로 24시간 안에 일어날 수 있는 안전과 품질에 관한 잠재적인 문제를 '먼저 예상'한다. 그리고 마지막으로, 그날 또는 그 전날에 확인한 문제가 현재 어떻게 진행되고 있는지 상황 보고를 듣고 '후속 조치'를 취한다. 다음 박스에서 안전점검 회의를 매일 운영할 때 도움이 될 만한 팁을 소개한다.

일일 점검을 위한 팁

엄격한 출석 규칙을 따른다. 매일 아침 같은 시각에 시작하고, 리더들이 회의 전에 미리 자신의 업무 현장에서 상황과 업무 실태를 파악하고 필요한 사항을 회의 시간에 공유할 수 있게 한다. 회의에는 가능하면 많은 리더가 참석하도록 하고 40, 50명이 참석하더라도 대다수에게 발언 기회를 준다.

보고를 받으면서 기대 수준을 명확히 한다. 리더들은 자신의 업무 현장에서 지난 24시간 동안의 업무를 돌아봄으로써 회의에 참석할 준비를 한다. 이 '돌아보는' 보고에서는 모든 위해, 중요한 사건이 일어날 뻔했던 실수, 질적인 결함, 그리고 환자 경험과 관련된 문제, 장비 문제 및 프로세스 문제 등을 다룬다. 또 '예상' 보고에서는 직원 배치 문제, 장비 문제, 그리고 이상 상태 등을 포함해서 안전한 일과 업무 수행에 영향을 끼칠 만한 문제를 보고함으로써 리더들이 실패를 예견할 수 있도록 한다.

고위직 리더들이 회의에 참석해서 논의에 참여하게 한다. 하버드대학교 공공 리더십 센터(Center for Public Leadership)의 로널드 하이페츠가 말했듯이, 참석은 리더십의 기본이다.[10] 고위직 리더들이 매일 안전점검 회의에 참석해서 주목하는 것을 다른 직원들이 보면 회의의 가치는 커진다. 그렇지 않으면 회의는 점점 위축되다가 사라지고 만다. 고위직 리더들은 비판적 사고를 촉발할 도발적인 질문을 해야 한다.

고위직 리더들은 직원들이 보고할 수 있도록 안전한 환경을 만들어야 한다. 고위직 리더들은 매니저와 디렉터들이 실수와 문제 그리고 이슈를 보고할 때 먼저 감사를 표해야 한다. 이들은 동료 리더들의 앙갚음에 대한 두려움을 없애주고, 팀이 다 함께 안전 문제를 해결한 다음 정해진 날짜에 상황을 분명히 보고하도록 요청해야 한다.

리더십을 위한 일일 안전점검 회의가 의료 제공 체계의 '블런트 엔드' 쪽에서 상황과 운영 실태를 인지하기 위한 것이라면, 부서 수준에서 하는 안전점검 회의는 '샤프 엔드' 쪽에서 직원들끼리 상황과 운영 실태를 공유하기 위한 것이다. 바쁘더라도 임상 의료제공자와 비임상 의료제공자는 교대할 때 반드시 5~10분 동안 일을 멈추고 환자와 직원의 안전을 위한 짧은 회의를 열어야 한다. 이런 회의를 통해서 직전의 업무 교대 때 얻은 교훈을 공유할 수도 있고 현재의 업무를 인지할 수 있다. 또 앞으로 교대할 때 일어날 수 있는 문제도 의논할 수 있다. 이 같은 부서 수준의 안전점검 회의는 잘 기획해서 교대할 때마다 처음 두 시간 안에 하도록 한다. 매니저와 관리자, 부서 코디네이터가 이 회의를 진행하고 비판적인 사고를 독려할 수 있는 회의록을 만들고 성공의 지표를 보여줄 기회로 만든다. 이를 위해 안전과 품질에 관한 수치, 진료 경험에 관한 수치를 회의록에 포함시킨다. 다음의 박스는 안건에 대한 예시인데, 간호부에서 부서별로 매일 안전점검을 하기 위한 것이다. 안건은 부서의 구조에 따라 약간 다를 수 있다. 그러나 어떤 경우든 매니저들은 반드시 일선 직원들에게 들은 의견을 감안해서 회의 안건을 만들어야 한다.

부서별 일상 점검

1. 최근의 안전사고와 관련된 보고, 빠른 대응 또는 실패
2. 주목해야 환자들: 가장 중태인 환자, 가장 집중적으로 보살펴야 하는 환자, 그리고 가장 급성기에 있는 환자들이다.
3. 병원 획득성 질환에 관한 문제
4. 문제 환자, 그 이유들
5. 정맥주사, 고위험 투약, 수혈 환자
6. 장비와 관련된 문제
7. 환자 이름에 경고 표시하기
8. 격리 중인 환자들
9. 간호 보조의 배정 및 관련 문제
10. 간호와 관련된 문제

부서 학습 지도하기

리더들이 부서 학습을 지도하면 업무상 안전을 보강할 수 있다. 대다수 의료조직은 교육과 학습을 현장에서 벗어나 교실이나 연수원, 직원 회의실 같은 곳에서 한다. 오프라인 학습으로 직원들에게 새로운 개념을 알려주고 집중적으로 술기를 훈련시키는 것은 좋은 일인데, 고신뢰 조직에서는 그에 더해서 직무 현장 학습을 지속적으로 실시함으로써 '학습문화'를 조성한다. 고신뢰 조직의 리더들은 그러한 일선 학습을 지도하는 일에 능하다. 이들이 사용하는 2가지 핵심적인 방법은 실시간 시뮬레이션과 부서 학습 게시판이다.

실시간 시뮬레이션은 본질적으로 '현장' 교수법이다. 리더들은 '최악의 시나리오 훈련'을 실시해서 팀원들이 어려운 상황을 처리하는 정책과 프로토콜을 이해하고 가용 자원을 알 수 있게 해준다. 또한 리더들은 '일상적인 시나리오 훈련'도 실시한다. 평소 일어나는 업무상 쟁점과 문제를 팀 수준이나 개별 직원 수준에서 대응하는 방법을 좀 더 세세하게 가르칠 수 있다. '곤란하게 하기(stump me)'라는 시간도 있는데, 팀원들이 리더의 지식과 전문성을 무시해보는 시간이다. 실시간 시뮬레이션을 하면 팀들이 '예기치 못한 상황'을 (와익과 서트클리프의 5가지 요소로 된 틀에 따라) 처리할 수 있다. 즉, (업무가 어떻게 실패할 수 있는지 생각해봄으로써) 실패를 담담하게 바라볼 수 있으며, (예기치 못한 상황에 대응하는 팀의 역량을 키워서) 회복탄력성을 기르게 된다. 실시간 시뮬레이션의 장점은 또 있다. 새로운 팀원의 학습 곡선을 가속화하고, 경력이 오래됨에 따라 안주하는 행태를 방지하며, 직원들이 지속적으로 학습하도록 촉구한다. 다음 박스에 실시간 시뮬레이션을 위한 몇 가지 팁이 있다.

부서 학습 게시판을 만드는 것도 부서 학습을 이끄는 방법이다. 무하마드 알리는 이런 말을 한 적이 있다. "당신을 소모시키는 것은 앞에 있는 산이 아니라 신발에 들어간 돌멩이 하나다."[12] 안타깝게도 많은 조직의 일선 직원들을 힘들게 하는 건 돌멩이 하나가 아니라 자갈 더미다. 매일 부담을 주는 문제만 해도 10가지가 넘기 때문에 효과적으로 업무를 하지 못하는 것이다. 조직 전체 차원에서 의미 있는 방식으로 이 자갈들을 치워주지 않으면, 지속되는 문제들이 결국 프로세스나 규정, 절차를 추가하게 만들고, 이것들은 환자 진료와 직원 안전에 오히려 문제만 일으키게 된다.

부서 학습 게시판(그림 4-1)은 사람들이 많이 지나다니는 공개 장소에 크게 설치한다. 리더들이 이 게시판을 잘 활용하면 부서 차원의 시스템적인 안전 관련 이슈를 확인할 수 있고, 직원들과 해결책을 함께 실행할 수 있다. 제대로 운영되는 부서 학습 게시판은 직원들이 문제를 장벽이 아니라 개선의 기회로 바라보게 할 것이다. 게시판은 세 부분으로 나누고, 새로운 문제, 해결 중인 문제, 해결한 문제를 게시한다. 게시판의

'새로운 문제' 코너에 올라온 이슈를 좋은 뉴스로 인식함으로써 팀원들에게 게시판을 활용하도록 격려하고, 관리자는 직원에게 문제를 주목할 수 있게 해줘서 감사하다고 표현한다. 그렇게 해서 리더와 직원이 협력하여 문제 해결의 우선순위를 정한 다음, 선정한 항목을 '해결 중인 문제' 코너로 옮기고 팀을 짜서 문제를 해결하는 작업을 실행할 계획을 세운다.

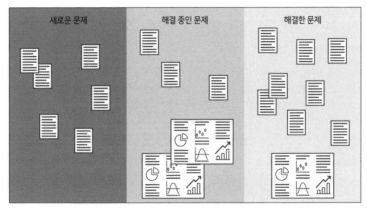

그림 4-1. 부서 학습 게시판

게시판이 부서의 일상이 되어가면 팀들은 잠재적인 문제를 일찍 찾아낼 수 있고, 그 문제가 환자 진료에서 다른 문제를 일으키기 전에 피할 수 있다. 그러면 팀은 문제와 쟁점을 해결한 것을 자축하면서 게시판의 '해결한 문제'로 옮겨 적고, 그 과정에서 함께한 이들에게 적극적 피드백을 한다. 이와 같이 학습 게시판을 부서 차원의 일상적인 안전점검 도구로 삼고 부서별로 효과성 지표를 전체 조직 차원에서 포스팅하여 공개하면, 리더들은 하나의 투명한 조직 환경 안으로 직원들을 참여시키는 조직 전체의 '부서 학습 시스템'을 만들 수 있다(그림 4.2). 팀원들이 안전과 품질과 경험에 대한 자료를 공유하면 일종의 '버닝 플랫폼(burning platform)'이 만들어진다. 가만히 있지 않고 변화를 위해 새로운 도전을 쉬지 않게 된다는 뜻이다. 매일 이 부서 학습 시스템을 앞에 놓고 보면서 부서 차원의 안전회의를 열면, 팀원 모두가 현재 업무 수행과 바람직한 업무 수행 사이의 격차를 확인할 수 있다. 문제에 대한 이해를 공유하고, 해결을 도와줄 전문가가 일선에 배치되면 팀에 주인의식이 생기고, 문제를 해결하려는 노력도 지속적으로 하게 된다.

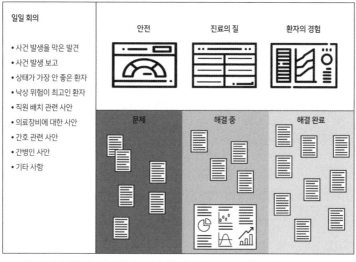

그림 4-2. 부서 학습 시스템: 부서 학습 게시판과 결과 지표 디스플레이 및 회의 안건 등으로 구성

고신뢰 리더십

앞에서 본 허구의 CEO 질 크루즈를 상기해보라. 2002년 당시 그녀는 중환자실에서 일하는 간호사였다. 그해에 그녀가 돌보던 환자 한 명이 무산소성 뇌손상을 겪었다. 비응급 발목 수술을 받던 도중이었다. 단순한 인적 실수 때문에 상해가 발생했는데, 이 때문에 환자의 인생이 영원히 달라졌고, 환자의 가족과 그녀를 돌보았던 사람들의 인생도 달라졌다. 간호 부문의 리더가 되고 행정적인 역할을 맡게 된 크루즈는 병원의 환자들이 더이상 그런 일을 겪지 않게 하겠다고 결심했다. 그런데 고위직 리더가 되니 한편으로 진료의 질과 환자 경험과 최종적인 결과 사이에서 성과를 내야 한다는 압박감을 느끼지 않을 수 없었다. 그녀가 택한 해결책은 고신뢰 조직으로부터 배운 교훈들을 실천하는 것이었다. 그 교훈들이란 구조화한 리더십 기술들이다. 즉, 안전한 환자 진료라는 병원의 임무를 전달하기, 시스템 문제들을 찾아내서 바로잡기, 책무성을 정립하고 강화하기 등이다.

요즘 크루즈는 병원에서 일상화된 안전점검 회의와 라운딩을 매주 수차례 이끌고 있다. 특별히 주안점을 두는 것은 직원과 의사와 리더들의 행동에 영향을 미치는 한편, 안전에 영향을 미치는 시스템적 요인들의 정황을 잘 챙기는 것이다. 좋은 업무 수행은 인정해주고, 좋지 않은 것은 기탄없이 고쳐주려고 하고 있다. 5:1 피드백 규칙을 준수하는 것은 물론이다. 그녀도 대다수 병원의 고위직 리더처럼 업무-성과표를 주의 깊게 검토하지만, 무엇보다 우선 예방 가능한 위해를 측정하고 이 문제를 논의하려고 한다. 그레이트 캐치(great catch), 즉 자칫 큰 문제가 될 수 있었는데 문제를 미리 알아내서 바로잡은 행동과 안전 성공 사례는 특별히 인정해주고 있다. 또한 위험관리 팀과 공동으로 안전사고에서 배운 교훈이 조직 전체에 제대로 알려졌는지 확인하고 있다. 병원에서 일하는 다른 사람들이 이러한 고신뢰 조직 리더십 기술들을 실천함에 따라, 진료의 질과 진료에 대한 환자 경험과 재정적 지표 3가지 모두가 개선되고 동시에 안전 문제도 개선된 것을 확인하고 크루즈 자신도 놀라고 있다. 고신뢰 조직 리더십 기술은 리더십을 위한 '운영 체제'를 만드는 데 도움이 되었고, 크루즈의 생각에는 바로 그것 덕분에 그녀가 운영하는 병원이 전체적으로 성공적인 조직이 되었다.

Chapter 4 요약

- ✓ 고신뢰 조직 리더십 기술은 4개의 범주로 나뉜다. 첫째, 임무에 대한 메시지 보내기, 둘째, 참여와 책무성 정립하기, 셋째, 운영 지원, 넷째, 부서 학습 지도하기 등이다.

- ✓ 당신이 안전에 관한 선언을 하는 것도 중요하지만, 안전을 위해 당신이 하고 있는 일이 다른 사람들의 생각과 행동에 영향을 미친다.

- ✓ 고신뢰 조직 리더들은 팀의 업무 습관에 대해 개인적으로 책임감을 느낀다. 그리고 지속적으로 팀의 업무 습관을 살펴본다. 5:1 피드백을 활용하면서 행동에 영향을 미치기 위한 라운딩을 실시한다.

- ✓ 올바른 구조가 뿌리내리도록 하는 것이 중요하다. 구조의 예로는 일상적인 안전점검 회의와 부서 단위의 회의 등이 있는데, 회의는 부서 학습 게시판 앞에서 하라. 그렇게 하면 잠재적인 위해에 대한 실시간 지능을 개발할 뿐 아니라, 리더와 직원과 의사들의 상황 인지와 업무 인지를 높이는 데도 도움이 된다.

Chapter 5

안전사고를 예방하는
보편적 기술

– 섀넌 M. 세일즈

섀넌 M. 세일즈는 HPI-프레스 개니의 시니어 매니저다. 2009년 HPI에 합류하기 전에 버지니아주 남동부의 통합 헬스케어 시스템인 센타라 헬스케어에서 안전과 신뢰성 계획을 수행한 경험이 있다. 이를 통해 실수를 예방하고 고신뢰 문화를 정착시키고 최신 원인 분석, 신뢰와 관련된 전략에 대한 행동 기반 접근을 구현하는 시스템 리더이자 운영진으로서 경험을 쌓았다. 이 공로 덕분에 센타라 헬스케어는 2004년에 미국병원협회의 품질 탐구상을 받았고, 2005년에는 의료기관인증합동위원회(JCAHO)의 환자 안전과 품질을 위한 존 M. 아이젠버그상을 받고 전국적인 인지도를 누리게 되었다.

HPI 컨설턴트로서 미국과 캐나다의 25개 의료조직과 일해왔다. 30년 이상 간호와 건강관리 리더십 분야에서 경험을 쌓았는데, 그중 15년 동안은 병원의 성과 개선, 외래와 장기요양, 그리고 의료보험 관련 업무를 했다. 보스턴대학교에서 임상간호로 석사 학위를 받았고, 필딩대학교에서 조직 개발로 석사 학위를 받았다.

보편적 기술은 전 직원이 실천함으로써
안전사고로 이어질 수 있는 인적 실수를 예방하기 위한 행동이다.
연구 결과를 통해 이 기술로 예방 가능한
심각한 안전사고 4건 중 약 3건을 예방할 수 있다는 사실이 밝혀졌다.
챕터 5에서는 의료 환경에서 전형적으로
안전을 저해하는 실수의 종류를 설명하고,
조직에서 예방적으로 실천할 수 있는
근거 기반의 보편적 기술들을 제시한다.

우리에게 컨설팅을 의뢰하는 의료조직의 리더들이 하는 이야기는 다음과 같이 대동소이하다. "의료의 질과 관련된 지표는 최근 엄청나게 개선되었고 울혈성심부전 환자의 재입원율도 개선되었다. 그런데 다른 지표가 아직도 실망스럽다. 예를 들어 심각한 환자 낙상 사고나 발견하지 못한 패혈증으로 인한 사망 같은 부분은 오히려 나빠지고 있다. 도대체 왜 이런지 이해할 수 없다." 이야기를 들어보면, 그런 부분에 대한 근거 기반의 케어 번들(care bundles, 특정 질병에 대한 진료 기대치)도 있다고 한다. 진료 팀을 대상으로 프로토콜을 교육하고 케어 번들을 지원하는 프로세스도 만들었다. 여기서 프로세스란, 체크리스트를 만들고 전자의무기록 안에도 도구를 접목하여 진료 팀이 프로토콜을 상기하도록 하는 것이다.

무엇 때문에 안전 성과가 취약한지 그 원인을 검토하다 보면 의사소통이 팀원들 사이에 지속해서 문제가 된다는 사실을 리더들도 파악하게 된다. 의료제공자나 동료가 문제를 확인하고 알아서 해결하겠거니 하고 넘어갔을 수도 있다. 또 다른 경우에는 새내기 간호사나 의사가 케어 번들의 세부 사항을 이해하지 못했을 수도 있다. 기관 차원의 집중적인 교육 훈련이 끝난 직후 조직에 합류한 간호사와 의사의 경우가 그렇다. 다른 경우에는, 레지던트가 치료나 투약 지시를 잘못 내렸는데 교수에게 질문하는 것을 불편하게 여겨서 문제가 초래될 수도 있다. 이런저런 것을 살펴본 다음에 의료기관의 수장들이 우리에게 던지는 질문은 똑같다. "이런 실수들은 사실 기본적인 거잖아요. 대체 우리가 뭘 더 해야 하나요?"

분석을 해보면 전형적인 문제가 드러난다. 이 기관들의 문제는 이른바 보편적 기술, 즉 그 다목적 행동을 조직에 제대로 정착시키지 못한 데 있었다. 이 기술 혹은 행동을 현장에서 잘 실천하면 인적 실수를 예방함으로써 안전, 질, 효율 및 환자 경험을 개선할 수 있다. 챕터 3에서 우리는 블런트 엔드와 샤프 엔드 모델을 살펴보았다. 실제 임상진료로부터 떨어져 있는 조직의 층위에 있는 사람을 블런트 엔드라고 하고, 일선에서 일하는 사람을 샤프 엔드라고 부르며 이는 2가지를 구별하는 모델이다. 우리의 컨설팅을 받은 기관 고객들도 알게 되는 사실이고 이 챕터에서 함께 살펴보겠지만, 샤프 엔드에서 사람들이 어떻게 하는가가 중요하고 이것이 궁극적으로 결과를 만들어낸다. 인적 실수는 안전사고의 원인이 아니라 조직 전체 차원의 증상이다. 바로 이것이 사람들의 행동에 영향을 미친다. 올바른 행동 수칙을 채택하면 실수를 줄일 수 있고, 경우에 따라서는 완벽하지 않은 시스템도 그렇게 하면 실수를 줄일 수 있다. 연구들이 보여주는 사실대로, 이런 보편적 기술을 채택함으로써 예방 가능한 심각한 위해를 만드는 행동의 73%를 방지할 수 있다.[1]

신뢰와 안전을 개선하려는 조직은 시스템과 프로세스를 개선하는 데 중점을 두어야 한다. 시스템과 프로세스가 일선에서 하는 행동에 영향을 미치기 때문이다. 구체적으로 조직이 할 일은, 행동 기대치를 설정하고, 필요한 지식과 기술 교육을 제공하며, 업무 습관의 수칙을 확실히 형성할 수 있도록 책무성을 설정하는 것이다. 이 중에서 특히 마지막에 말한 책무성 설정은 조직이 업무 수행의 신뢰 측면에서 다음 수준으로 발전하는 데 도움이 된다.

인적 실수 개론

유명한 안전 전문가 제임스 리즌은 업무 일선에서는 실수에 대한 지혜가 필요하다고 말한 적이 있다. 실수에 대한 지혜란 유능하고 잘 숙련된 사람도 시스템 이슈 때문에 실수를 경험할 수 있음을 이해하는 것을 뜻한다.[2] 리즌에 따르면 3가지 요인이 실수를 발생시킨다. 첫째는 개인의 신체적·정신적 여건이다(예를 들면 의료제공자가 피로하거나 경험이 부족하거나 공포에 질려 있거나 한 것 등이다). 둘째는 환경적 맥락이다(예를 들면 주의를 분산시키는 일이 생기거나 교대가 빈번하거나 써야 할 장비가 여의치 않다거나 시간이 부족한 것 등이다). 셋째는 주어진 업무 자체와 연관된 요인이다(예를 들면 업무가 복잡한 경우라든지, 약물 용량이 정상 범위가 아닐 때 컴퓨터가 경고 사인을 하는 것과 같이 뭘 해야 하는지 단서를 제공하는 기능이나 명령하는 기능이 따로 없는 업무를 해야 하는 경우 등이다). 분명한 것은 시스템적 요소들이 직원들로 하여금 업무를 정확히 수행할 수 있게 하고, 실수를 저지르기 어렵도록 해줘야 한다는 것이다. 시스템 요소에는 구조(사람, 자원, 조직의 구성), 프로토콜, 업무 디자인과 기술이 포함된다. 이외에 안전과 신뢰에 초점을 맞추는 문화도 실수의 잠재성을 크게 줄여줄 것이다.

　조직에서 실수를 예방하는 방법을 검토하기 전에 먼저 실수 자체에 관해 살펴보자. 사람이 보통 경험하는 실수의 유형은 기술 기반 실수, 규칙 기반 실수, 지식 기반 실수 3가지다.[3] 이 범주들은 개인이 실수를 경험할 당시의 인지 기능의 성격을 반영한다. 이러한 범주에 걸쳐 수행하는 업무에 익숙한 정도가 사람마다 다르고, 과제를 수행하면서 의식적인 사고를 적용하는 정도도 사람마다 다르다.

　기술 기반 업무 수행과 관련하여 우리 뇌에는 잘 개발된 기술의 패턴이 존재한다. 이것은 습관과 반복을 통해 생긴다. 기술 기반 실수를 경험할 때는 의도치 않은 부정확함(slip, 잘못 행동한다), 착오(lapse, 해야 할 것을 잊어버린다), 서툶(fumble, 해야 할 것을 제대로 하지 못한다) 등을 저지르게 된다. 서두르다가 열쇠를 차 안에 둔 채로 문을 잠근 경우 또는 의료장비를 치우지 않아서 그 위로 넘어지는 경우는 기술 기반 실수를 경험하는 것이다. 우리는 매일 수천 가지의 기술 기반 업무를 수행하는데, 연구 결과에 따르면 보통은 이런 일상적이고 익숙한 업무를 잘 수행하므로 1,000번 수행에서 한 번의 실수를 범한다고 한다. 이런 실수가 발생하는 이유는 보통 다른 데 정신이 팔렸거나 피로했거나 주의를 충분히 기울이지 않았기 때문이다.

　규칙 기반 수행을 할 때 우리 뇌는 임무를 수행하면서 적용해야 하는 규칙이나 운영 원칙을 스캔한다. 보통은 경험과 교육을 통해 배운 규칙을 스캔한다. 규칙 기반 실수가 발생하는 이유는 다음 셋 중 하나인 경우가 보통이다. 첫째는 잘못된 규칙을 적용해서, 둘째는 규칙을 잘 적용하지 못해서, 셋째는 규칙 자체를 따르지 않는 쪽을 선택해서이다. 환자에 대한 처방이 보통 때와 다른 경우에도 처방한 의사에게 질문하지 않는 쪽을 택할 수 있다. 왜냐하면 의사가 알아서 했겠거니 생각하기 때문이다. 또한 투약하기 전에 환자의 아이디를 체크하지 않는 경우도 있다. 왜냐하면 '환자가 누구인지 안다'고 생각하기 때문이다. 그도 그럴 것이 지난 6개월 동안 매주 클리닉에 오는 환자라면 굳이 확인하지 않을 것이다. 의료계에서 생기는 대다수의 실수는 규칙 기반 실수다. 이 실수는 100번 수행에 한 번꼴로 일어난다. 대부분의 의료 업무는 규칙에 기반한다. 우리는 환자들을 진료할 때마다 프로토콜과 규칙을 지속해서 적용함으로써 진료를 표준화하고 진료의 질을 개선하고 있다.

지식 기반 수행을 할 때는 규칙이 존재하지 않거나 알려지지 않은 새롭거나 익숙하지 않은 상황이 닥칠 수 있다. 이때 우리는 일종의 문제 해결 모드에 들어간다. 간단히 말해서 운에 맡기고 즉흥적으로 일할 수밖에 없다. 당연하게도 연구 결과에 의하면 이런 모드에서 일할 때 실수가 일어날 빈도가 높아서 우리가 수행하는 업무의 30~60%에 영향을 미친다고 한다. 배우는 게 쉽다고 말하는 사람은 아무도 없다! 이런 실수들이 우리에게 가르쳐주는 대로, 우리는 이런 익숙지 않은 상황에 관해 경험이 많은 사람들로부터 도움을 얻으려고 노력해야 한다.

HPI의 기관 고객 집단의 120개 조직으로부터 1,910건의 환자 안전사고를 검토하며 수집한 자료를 보면, 의료종사자와 다른 일선 직원에게 발생하는 인적 실수의 유형을 자세히 구별할 수 있다. 그림 5-1에서 보듯이 개인적인 실패를 20가지 모드로 구별할 수 있었는데, 이것을 다시 5가지 범주로 묶었다. 각각의 범주는 실수가 '무엇인지' 말하는 것이 아니라, 개인이 그 실수를 '어떻게' 경험하게 되는가를 말한다. 표에서 '능력(competency)' 범주에 나타난 실수는 지식 기반 실수이고, 무엇을 해야 할지 또는 어떻게 해야 할지 확신이 없는 상태에서 어떻게든 업무를 수행했기 때문에 생긴 것이다(예를 들면 정맥주사 펌프가 새것이어서 익숙하지 않아 실수할 수 있다). '의식(consciousness)' 실수는 일반적으로 업무에 집중하지 못해서 발생하는 기술 기반 실패다(예를 들면 약사가 컴퓨터 모니터로 익숙한 투약 지시를 보면서 습관적으로 클릭하면서 지나가다가, 그냥 넘어가서는 안 되는 약물 경고 메시지를 지나쳐버릴 수 있다). 그 외에 '의사소통'과 '비판적 사고', 그리고 '맹종(compliance)' 같은 범주에서는 지식 기반 실수는 가끔 발생하고 규칙 기반 실수가 자주 발생한다. 환자에게 투여할 혈액의 유닛(unit) 수를 병실에서 재확인해야 하는데 시간이 없다는 이유로 그냥 간호사실에서 하다가 혈액이 바뀌는 경우가 있다. 이것은 규칙 기반 실수에 해당하는데, 결과적으로 맹종 범주에 속한다.

범주	%
능력(지식과 기술)	15.1
의식(업무에 대한 집중)	11.4
의사소통(정보처리)	9.6
비판적 사고(인지 과정 및 의사결정)	39.7
맹종(모든 종류의 규정 위반)	24.1

표 5-1. 개별적인 인적 실수의 양상

이처럼 여러 조직에서 취합한 자료를 보면, 개별 의료기관들이 조직의 안전사고에 관한 기초적 진단 평가에서 수집한 결과와 같다. 많은 조직에서 놀라는 이유는 의사소통 범주의 실수가 가장 빈번한 것은 아니라는 사실 때문이다. 그런데 결국 대부분의 업무 현장에서 의료종사자들이 경험하는 문제의 뿌리는 잘못된 의사소통 때문이 아니던가? 사실 그렇다. 의료종사자들이 실수를 범할 때 하는 '행동'은 진료에 관한 코디네이션이나 의사소통과 연관 있다. 그러나 이 자료는 그 실수가 '어떻게' 발생하는지 보여준다. 다시 말해서, 실수를 범하는 사람들의 머릿속에서 일어나는 일을 말해준다.

간호사가 한밤중에 의사에게 문의해야 하는데 하지 않았다고 하자. 그 직전 3시간 동안 환자의 혈압이 좀 떨어진 것 같은데 이것에 관해 더 알아보지 않았다. 이것은 의사소통 실수로 보일 것이다. 왜냐하면 간호사가 의사와 소통하지 않았기 때문이다. 그런데 '왜' 하지 않았을까? 이유를 알려면 간호사를 만나서 무슨 일이 있었는지 물어봐야 한다. 아마 혈압 변화에 대해 의사에게 전화해야 한다는 사실을 몰랐을 수 있다(능력). 어쩌면 의사에게 전화할 의도는 있었지만 더 아픈 다른 환자를 보는데 정신이 팔렸을 수 있다(의식). 다른 간호사에게 의사에게 연락해달라고 부탁은 했지만, 이 전화가 얼마나 중요한지는 분명하게 이야기하지 않았을 수도 있다(의사소통). 아니면 의사가 한밤중에 전화 받는 것을 싫어할 것이라고 생각해서 전화 거는 일을 미뤘을 수 있다(비판적 사고). 그것도 아니라면 컨설팅까지는 불필요하다고 생각해서 의사에게 연락하지 않았을 가능성도 있다. 병원 규정상 의사에게 전화를 걸도록 명시되어 있는데도 불구하고, 아침까지는 어떻게든 혼자 상황을 처리할 수 있다고 생각했을 수도 있다(맹종).

실수를 예방하는 보편적 기술

이상의 인적 실수를 예방하기 위해 조직은 2가지 보편적 기술을 습관으로 정립할 수 있다. 하나는 관계 기술로, 의료종사자들 사이에 보다 나은 팀워크를 만드는 기술이다. 다른 하나는 인적 실수를 예방하는 신뢰 기술이다. 관계 기술은 챕터 6에서 상세히 다룬다. 신뢰 기술은 HPI에서 5가지로 나누어 정리했다(표 5-2). 팀원들이 이 기술을 효과적으로 수행하기 위해 사용할 기술도 함께 예시했다.

보편적 신뢰 기술	효과적인 기술의 예
1. 업무에 집중하기	자기 점검
2. 효과적으로 의사소통하기	명료성과 이해도를 높이기 위한 의사소통 기술
3. 비판적으로 생각하기	분명하게 질문해서 확인하는 태도, 지적인 준수
4. 프로토콜 활용 및 준수 기술	프로토콜에 계속 사용 용도인지, 참고용인지 구분해서 지정해두기
5. 환자와 동료를 위해 문제 제기하기	위험을 인지하고 이를 상부에 제기하기 습관 형성을 돕기 위한 동료 체크와 동료 코칭

표 5-2. 신뢰 기술에 효과적인 테크닉

HPI는 지난 15년간 이 도구의 여러 버전을 가지고 의료조직들을 안내했다. 처음에는 다른 업계의 활동을, 의료조직들이 사용하기 시작한 활동과 혼용했다. 시간이 가면서 의료조직들이 제로 함이라는 목표를 향해 점점 빠르게 발전했다. 의료 환경에서 경험하는 실제 인적 실수에 기술을 잘 부합시켰기 때문이다. 인적 실수는 어디서나 동일하지만, 이를 예방하는 기술은 조직의 맥락에 잘 맞추어야 한다. 이제 의료기관에서 보편적 기술을 정립하고 실수를 피하고 안전을 개선하기 위해 사용하는 구체적인 도구를 검토하자.

업무에 집중하기

연구 결과도 많이 나와 있듯이 사람의 뇌는 한 번에 두 가지 업무를 수행할 수 있다. 2가지 업무가 뇌의 같은 부위를 사용하지 않을 때 가능한 일이다.[4] 음악을 들으면서 책을 읽을 수 있다. 음악은 청각 처리를, 독서는 시각 처리를 요하기 때문이다. 그러나 뇌를 2가지 이상의 비슷한 과제에 동시에 집중시키면 뇌에 '스위치 태스크(switch-task)', 즉 하나의 과제를 멈추었다 시작하기를 반복하도록 강요하는 일이 된다. 스위치 태스킹은 효율을 떨어뜨리고 실수를 더 많이 유발한다. 하우스키퍼가 원래 맡은 업무인 큰 병동 청소를 바쁘게 하고 있는데 갑자기 관리인이 그 일을 멈추고 입원 환자가 들어올 병실을 청소하라고 한다고 상상해보라. 오후 2시부터 외래진료를 시작해야 한다고 걱정하는 외과의사가 수술실에서 앞뒤로 두 개의 수술대를 놓고 왔다 갔다 하면서 집도하는 모습을 상상해보라. 여기에 피로와 시간 압박 등 다른 스트레스 요인이 더해지면 그대로 재난적인 안전사고의 위험에 놓인다.

일상 업무에서 발생하는 의도치 않은 잘못이나 착오를 예방하려면 보편적 기술을 사용하면 되는데, 생각 없이 익숙한 일상 업무 과정에 유용하다. '핵심'은 안전과 직결되는 과제를 수행할 때 좀 천천히 하려 하고 손보다 머리를 앞세우려고 하는 '의도'를 더하는 것이다. STAR[멈춤(Stop)-생각(Think)-행동(Act)-확인(Review)]이라고 불리는 자기 점검 도구가 이때 도움이 된다. 의료종사자는 우선 1초 정도 멈춘다[멈춤(stop)]. 다음에 할 일을 생각하면서 이제 그 일을 제대로 해야 한다고 생각한다[생각(think)]. 그 일을 한다[행동(act)]. 일한 다음에는 의도한 결과가 나온 것을 확인한다[확인(review)]. STAR은 유래가 1970년대 초로 거슬러 올라가는데, 캘리포니아주 파사데나 지역의 제퍼슨 센터 포 캐릭터 에듀케이션(Jefferson Center for Character Education)에서 학생들의 충동적인 행동을 방지하기 위해 개발한 것이다.[5] 항공기 조종사와 원자력발전소 운영자들이 이를 활용하여 업무 현장의 안전을 개선했다. 사실 이 전문직에서는 생각 없이 버튼 하나 잘못 눌렀다가는 대단히 심각한 안전사고가 발생할 수 있다. 그렇기에 이들이 1, 2초 정도 시간을 갖고 STAR을 실천하는 것이 가져오는 차이는 엄청나다.

습관적으로 STAR을 사용하는 사람은 하루 500번까지 쓴다고 한다. 사람이 하루 평균 기술 기반 행위를 1만 번 이상 한다고 하니, 가장 중요한 일에 STAR을 적용하면 하루 총 업무량에 몇 분 정도 추가될 뿐인데, 이를 통해 성과를 개선할 수 있고, 사람이 느끼는 시간 압박의 악영향도 줄일 수 있다.

마취과 의사 한 사람이 수술 전 환자에게 투약 준비를 하던 중에 생긴 사고에 관해 이야기해주었다. 그는 일정이 늦어져 급한 상황에서 서두르다가 어느 약을 의도했던 약으로 여기고 집어 들었다고 한다. 그런데 이것을 정맥으로 주입하려는 바로 그 순간에 STAR이 떠올랐다. 그는 이렇게 말했다. "약병을 좀 더 잘 들여다봤어요. 그리고 내가 약병의 라벨을 보고 있다는 생각을 했어요. 그런데 조금 전에는 약병의 모양과 색깔만 보고 집었던 거였어요! 최근에 병원에서 약의 거래처를 바꾼 사실을 몰랐거든요. 마취약은 재고가 없었어요. 애초에 집어 든 약병에 든 것은 에피네프린(epinephrine)이었어요. 정말이지 제가 STAR을 활용해서 얼마나 다행인지 몰라요. 사실 안전 교육에서 배운 것이 필요할 때가 오리라고는 전혀 생각을 못 했거든요. 특히 우리 마취과 같은 곳은 실수를 예방하기 위한 기술적 안전장치가 많이 도입되어 있으니까요. 그런데 의도치 않고도 실수를 저지를 수 있더군요."

148

STAR은 의료 분야에서 관심을 끌었지만 처음에는 이에 저항하는 의료조직이 많다. 이미 약자를 많이 쓰는 환경에 또 다른 약자를 도입하는 것도 불쾌하게 여긴다. 한 조직의 리더들은 이미 STAR이라는 약자를 다른 뜻으로 쓰고 있다고 말했다. 그러니 공연히 혼동만 초래할 거라고 생각했다. 그래도 결국 이 도구를 포기하는 대신 SAFE[멈춤(Stop), 평가(Assess), 집중(Focus), 평가(Evaluate)]라는 약자를 도입하여 팀에서 쓰게 했다. 그런데 오히려 SAFE가 혼동하기 쉽고 기억하기 어렵다는 직원이 많았다. 그래서 다시 STAR로 돌아갔다. 놀랍게도 그 후에는 직원들이 기술 기반 실수를 방지하기 시작하는 것 같았다.

효과적으로 의사소통하기

의료계 사람들은 대화를 통해 무척 많은 정보를 소통한다. 표 5-1에서 살펴본 바와 같이 의사소통이 그렇게 큰 실수의 원천은 아니지만, 무척 중요하다. 의사소통을 위한 보편적 기술을 적용하면 팀원들끼리 더욱 분명하고 정확하게 정보를 전달할 수 있고 듣는 사람도 잘 이해할 수 있다. 간단하면서도 효과적인 도구들이 많다. 예를 들어 3분으로 구성된 의사소통 도구인 '리드 앤드 리피트 백(Read and Repeat Back)'이 있다. 정보를 들은 사람이 말한 사람에게 되풀이해서 정보를 말하면(또는 적은 다음에 그대로 읽어주면) 말한 사람이 "맞습니다"라는 말로 제대로 들었다고 확인해주는 것이다. 추가로 질문해서 내용을 분명히 할 수도 있다(예를 들면 "선생님, 제가 지금 새로운 투약을 시작해야 한다는 말씀인 거죠?" 또는 "프로그램을 설치한 다음에 컴퓨터를 재부팅해야 하나요?"와 같은 질문). 또 경우에 따라서는 내용을 정확히 전달하기 위해 발음이나 숫자로 분명히 할 수도 있다["브라보(bravo)할 때의 B예요"라든지 "15예요, 1하고 5예요"].

의사소통의 실수는 개인이 동료에게 업무를 인계하거나 정보를 전할 때 자주 생긴다. SBAR[상황(situation)-배경(background)-평가(assessment)-권고(recommendation)]이 이런 상황에서 도움이 되는 도구다. 이 도구는 2002년 카이저 퍼머넌트(Kaiser Permanente)를 통해 의료계에 처음 도입되었다.[6] 미 해군이 사용한 의사소통 전략에 기반하여 만든 이 도구는 개인들끼리 하는 의사소통의 틀을 일정하게 만들어준다. 우선 처음에는 현재 닥친 문제 또는 난관을 확인하는 데 중점을 두고, 그다음에는 이미 취한 행동이 무엇인지에 대해 배경을 전하고, 그다음엔 현재 상황을 평가하고, 마지막으로 바람직한 조치를 권고하는 것이다.

간호사와 의사들은 처음에 환자 인수인계 업무를 개선하기 위해 이 도구를 썼다. 그런데 우리가 연구해보니 누구든 이 방법을 적용하면 다른 사람이 중요한 행동을 정확히 했는지 여부를 확실히 알 수 있었다. HPI는 같이 작업한 조직들이 이 도구를 사용할 때 한 가지를 더 추가하도록 이끌었다. 약자를 원래 단어로 하나하나 읊도록 하는 것이었다. 어느 직원이 IT 헬프 데스크에 가서 이야기하는 상황을 예로 들어보자. "상황(situation)은요, 그러니까 '데이터가 다 없어질 수 있음'이라는 메시지가 자꾸 떠요, 모니터가 블루스크린으로 계속 변하면서요." "배경(background)은요, 다른 회사에서 온 이메일을 열고 파일을 열었다는 겁니다. 컴퓨터를 두 번이나 재부팅해봤는데 계속 그랬어요." "제 평가(assessment)로는 만일 지금 이걸 안 고치면 오늘 내내 일을 못 할 것 같아요." "제 요청[request(recommendation 대신 써도 된다)]은 이 문제가 왜 생기는지 함께 알아볼 시간을 내달라는 것입니다." 이렇게 SBAR의 약자 각각에 해당하는 단어를 직접 말하며 소통하면 말하는 사람이 더 정확하고 간결하게 소통할 수 있고, 듣는 사람도 문제가 무엇인지 더 쉽게 이해할 수 있다.

환자 인계 상황이 많이 복잡한 경우에는 SBAR이라는 도구가 늘 최선인 것은 아니다. 교대 중에 환자 인계를 해야 하거나 환자를 이동시킬 때 환자 인계를 하는 상황에서는 별로다. 이런 상황에서는 '5P 핸드오프(Handoff)'라는 도구가 인계의 세부 사항을 확인하는 데 좋은 메커니즘을 제공한다. 우선 환자(patient)를 확인하고 그다음에는 이 환자 진료에서 다음 단계의 계획(plan)을 소통한다. 그다음에 목적(purpose)을 전달한다. 목적이란 이 환자에게 의료제공자가 바라는 목표를 말한다. 그러고서 이 환자의 특이한 다른 문제(problem)를 말한다. 그다음으로, 이 환자의 진료에서 다르거나 특이하거나 복잡하게 만들 요소가 있으면 사전주의 사항(precautions)으로 제시한다. HPI에서 핸드오프와 관련된 실패의 원인에 관한 기존의 연구 결과를 기초로 이런 카테고리들을 개발했는데, 그 후 전자의무기록 체계에도 이 도구를 접목했다.

비판적으로 생각하기

엘리자베스는 우리 고객의 기관에서 일하는 간호사다. 한 나이 든 여성 환자를 침대로 옮기는 과정에서 이 환자가 바닥에 떨어지며 머리를 심하게 부딪쳤다. 엘리자베스는 당직의사에게 전화를 걸었고 두부 CT 촬영 지시를 받았다. 스캔에 시간이 걸리는데, 엘리자베스는 일반적인 신경학적 체크를 했고 걱정할 만한 원인을 찾지 못했다. 환자의 스캔 결과를 보니 아주 심각한 출혈이 있었고 응급으로 수술해야 하는 상태였다. 나중에야 차트를 본 엘리자베스는 이 여성에게 치매 이력이 있다는 사실을 확인했다. 치매는 뇌를 위축시킬 수 있다. 두개골 안에 여분의 공간이 있어서 출혈이 있어도 다른 환자들보다 신경학적인 변화의 징후를 보이지 않을 수 있는 상태였던 것이다. 그제야 엘리자베스는 이 여성이 머리를 세게 부딪쳤는데도 신경학적 변화 소견이 더 많이 나오지 않아 이상하다고 생각했던 것을 떠올렸다. 엘리자베스는 "내가 환자의 치매 진단 이력을 생각했다면 CT를 더 빨리 찍었을 것이고, 그러면 치료도 더 빨리했을 겁니다"라고 말했다.

엘리자베스는 환자가 필요한 진료를 받도록 하지 못했는데, 그 이유는 충분히 비판적으로 사고하지 않았기 때문이다. 표 5-1에서 보는 바와 같이, 비판적 사고의 실패는 안전사고에 이르는 의학적 실수 중 가장 많은 부분을 차지한다. 비판적인 사고를 잘 못 하면 틀린 가정을 하게 되고, 틀린 추론을 하게 되며, 특이한 이상 소견도 못 보고 지나칠 수 있다. 이런 실수가 특히 의료계에서 빈번히 발생하는 이유는 의료종사자들이 인체의 예측 불가능한 복잡성과 질병에 대한 인체의 반응을 관리하고 있기 때문이다. 이런 종류의 실수를 예방하려면, 의료종사자와 그외의 병원 직원들이 우리가 말하는 '질문하는 태도'를 지니면 된다. 비판적 사고에 중요한 기술인 이 태도는 상황에 집중해서 경계하고 뭔가가 잘못되었을 때 더 긴밀하게 집중하게 해준다. 질문하는 태도의 가장 단순한 형태는 부정확한 정보를 찾거나 추론에 맞지 않는 가정을 짚어내는 데 도움이 된다. 한 시간 전에 보이던 표지가 더 이상 안 보이기 때문에, 청소부들은 의사들이 여태 환자를 격리 중인지 여부를 질문할 수 있다. 마찬가지로 의료 엔지니어도 잘 기능하는 듯한 장비에 나타난 이상한 측정값에 대해 질문할 수 있다.

비판적 사고를 적용하기 위해 사용하는 또 다른 도구로 '확인과 검증(Validate and Verify)'이 있다. 개개인은 우선 자신이 처한 상황의 국면들을 확인(validate)할 수 있다. "이게 나한테 말이 되는 건가?" 또는 "내가 아는 것 혹은 기대한 것과 부합하는가?" 같은 질문이다. 검증(validation)은 일종의 내면적 확인으로, 늘 활성화 상태로 유지된다. 마치 집 천장의 연기 감지기 같은 구실을 한다. 방금 질문들에 대한 답이 "아니다. 지금 내가 보는 것은 내가 기대한 것과 달라"라고 나온다면, 다음 단계에서는 어떤 조치든 취할 필요가 있는지를 확인해서 이슈 체크를 하게 된다. 이때 이 사람은 믿을 만하고 독립적인 정보원에 의뢰한다. 이를테면 규정집을 보거나 참고 매뉴얼을 찾아보거나 전문성을 갖춘 팀원에게 물어본다.

'확인과 검증'을 활용할 때 의료종사자들이 반드시 알아둘 점은, 겉보기에 믿을 만한 정보원에서 답을 얻었어도 그것으로 충분하지는 않다는 사실이다. 질문만 할 것이 아니라, 답에 관해 물어야 한다. 정보가 여전히 충분하지 않으면 문제를 해결해줄 다른 전문가에게 물어봐야 한다. 이 도구를 몇 차례 적용해서 완전히 만족할 때까지 해야 할 때도 있다. 최근에 다시 병원 일을 시작한 숙련된 간호사가 있었는데, 환자에게 줄 투약 목록을 받아보고 환자가 현재 150유닛의 인슐린을 맞고 있다는 것을 확인했다. 이 용량이 고용량인 이유는 예전에 환자들에게 투여했던 양보다 많았기 때문이다(확인). 간호사는 환자 의무기록에 투약 지시가 제대로 적혀 있는지 살펴봤고(그 병원은 의사들이 시스템에 직접 지시를 기입하는 체계를 아직 도입하지 않았다), 의무기록에 인슐린 150유닛이라는 지시가 실제로 적혀 있는 것을 확인했다(검증). 간호사는 생각을 해봐도 여전히 마음이 불편해서 작정하고 의사에게 전화했다. 의사는 간호사에게, 주치의는 따로 있는데 대신 일해주고 있다고 이야기했다. 의사로부터 듣기로는, 환자도 이 의사에게 예전에도 이 약을 투여받았다고 이야기한 모양이었다. 전화를 끊은 후에도 여전히 꺼림칙했던 간호사는 약국에 전화를 걸어 약사와 통화했다. 약사는 그게 대단히 높은 용량이긴 한데, 처방한 의사가 괜찮다면 약사는 그 지시대로 약을 줄 수는 있다고 답했다. 간호사는 이

제 환자에게 이야기해야겠다고 생각했다. 환자도 자신이 지금 고용량의 인슐린을 맞고 있다고 확인해줬다. 더없이 부지런했던 이 간호사는 환자가 이용했던 재택의료 약국에도 알아봤다. 그리고 결국 환자가 원래 150유닛이 아니라 15유닛의 인슐린을 맞았다는 것을 알아냈다. 이처럼 질문하는 태도를 끝까지 포기하지 않은 간호사 덕분에 치명적일 수도 있는 사고를 막을 수 있었다.

'확인과 검증'이 의료종사자들의 통상적인 실수를 막는 데 도움이 되는 것은 틀림없지만, 어떤 기관 고객은 이 단어를 약간 수정했다. 이 단어들을 사람들이 일상 대화에서 서로 바꿔 쓰는 경향이 있다는 것을 확인했기 때문이다. 모든 직원이 어떤 조치를 취할지를 다 이해한다는 것을 확실히 하기 위해서 도구의 이름을 '생각과 해결(Reflect and Resolve)' 또는 '질문과 확인(Question and Confirm)'이라고 바꾸어 붙였다. 도구의 이름이 바뀌더라도 성격이나 기능은 여전히 같다. 그것도 다행이다.

프로토콜 활용 및 준수 기술

의료종사자와 병원 직원들이 매 순간마다 최선의 업무 표준을 준수하고 해야 할 일을 정확히 기억하고 있을까? 많은 조직의 경우 그 대답은 '아니요'다. 종사자들의 준수 기술을 개선하기 위해 조직들이 절차와 프로토콜과 체크리스트를 사용하고 있다. 이 도구들은 표준 업무에 관한 기대치를 분명히 하려고 만들었고, 누군가의 기억에만 의존할 필요 없이 규정을 준수하게 하는 것이 그 역할이다. 안타깝게도 이런 도구를 제공하고 활용법을 가르치는 것만으로 실수를 없애기에는 불충분하다. 더 좋은 결과를 얻기 위해, 다른 고신뢰 산업에서 활용하는 기술을 빌려 올 수 있다.

1935년 보잉 B-17 모델 299 폭격기가 대량 생산 전에 시험비행을 하던 중, 마지막 몇 번의 시험비행을 남기고 폭발하는 사고가 발생했다.[7] 승무원 세 명이 심한 화상을 입었고, 두 명은 사망했다. 당시로선 모델 299 사업은 끝난 것으로 보였고, 몇몇 신문은 "한 명이 타기에도 너무 많은 항공기"라는 제목의 기사를 뽑았다. 조종사들의 인식에 따르면 항공기 자체는 괜찮았다. 다만 비행 중에 필요한 모든 업무를 승무원들이 수행할 수 있는지 확실히 하는 일이 필요했다. 보잉은 조종사들을 위해 4가지의 체크리스트를 개발했다. 이륙, 비행, 착륙 전에 필요한 상황, 그리고 착륙 후에 필요한 사항을 체크하는 용도였다. 이 체크리스트들은 그 자체로 강력한 도구도 아니거니와 저절로 강력해지는 것도 아니었다. 왜냐하면, 조종사들이 매번 비행 때마다 이 체크리스트를 꺼내 하나씩 보면서 수행한 다음, 늘 습관적으로 체크하고 있어야 했기 때문이다. 이미 수백 번 해봤고 외웠다고 해도 반드시 그렇게 해야만 체크리스트가 제힘을 발휘하는 것이다.

또 다른 유용한 도구는 원자력발전 산업에서 나왔는데, 원자력발전소의 규정을 사용하고 전수하기 위한 확실한 가이드라인이 1980년대에 개발되기 시작했다. 원자력발전 산업계는 이 가이드라인을 제공하면서, 작업 팀에 '계속 사용 프로토콜'과 '참고용 프로토콜'을 구분할 것을 지시했다.[8] '계속 사용 프로토콜'은 안전상 중요하고 복잡하고 드물게 수행하는 규정이나 체크리스트에 붙이는 이름이었다. 이 프로토콜을 사용할 때는 어떤 행동을 하기 전에 반드시 이 프로토콜을 읽고 이해해야 하며, 팀원 전체가 행동의 모든 단계를 확실히 이해하고 있어야 한다. 더 중요한 사실은 이 도구/체크리스트/업무 보조 도구를 업무 지점 옆에 반드시 비치해야 한다는 점이었다. 즉, 행동을 할 때마다 자주 살펴봐야 한다. 원자력발전 산업에서는 이 도구를 사용할 때 '현재 활동을 체크하는' 간단한 기술을 사용하게 했다. 지금 시행하는 항목을 손가락이나 펜으로 짚는 것이다. 행동을 완수하면 해당 항목에 확인 표시를 한 다음에 다음 활동을 진행해야 한다.

'참고용 프로토콜'은 안전상 중요하거나 복잡하거나 빈번하게 사용하지는 않는 프로토콜이다. 여기에서도 행동 전에 프로토콜이나 체크리스트 전체를 읽은 다음, 업무에 보조용으로 체크리스트를 사용한다. 그다음에 혹시 이상 상황이 발생하면 질문하는 태도를 견지해야 한다.

HPI의 도움으로 이 원칙을 신뢰 도구 항목에 포함시킨 의료기관은 많다. 프로비던스 헬스 앤드 서비스(Providence Health and Services)에서 직원들이 체크리스트 또는 프로토콜을 준수할 때 처음 사용한 것은 '이유를 알고 준수하기(Know Why and Comply)'라는 도구다(그림 5-1). 계속 사용이든 참고용이든 왜 체크리스트를 사용해야 하는지 이해하기 위해서였다. 이 도구는 환자 안전에 직접 영향을 미치는 많은 업무를 포함하여 조직 전체의 운영을 개선했다.

한 조직의 경우 운영하는 대형 창고에서 쓸 물건을 계속 선반에 쌓아 두는 문제가 있었다. 직원들이 물건의 바코드를 스캔해서 재고 목록에 적었는데, 두는 위치가 정확한지 확인하지 않았다. 그러다가 팀에서 '이유를 알고 준수하기'를 사용하면서 이 문제를 해결했다. 최근에는 간호사들이 이 도구를 사용해서 거의 숨을 못 쉬는 환자를 발견했다. 이 도구가 없었으면 간호사들이 그 환자의 병실에 들어가지 않았을 것이다. 환자가 수면 중이었고, 수면에 방해가 되고 싶지 않았을 것이기 때문이다. 이런저런 도구를 활용한 프로비던스 헬스 앤드 서비스는 2년 전의 기준치에 비해 심각한 안전사고를 48%나 줄였다.

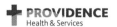

Toolbox for everyone

With our collective commitment to safety and reliability, we serve our mission and achieve our vision.

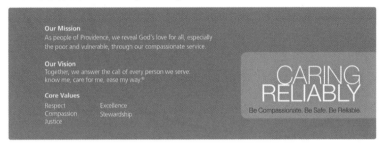

Our Mission
As people of Providence, we reveal God's love for all, especially the poor and vulnerable, through our compassionate service.

Our Vision
Together, we answer the call of every person we serve: know me, care for me, ease my way®

Core Values
Respect   Excellence
Compassion   Stewardship
Justice

CARING
RELIABLY
Be Compassionate. Be Safe. Be Reliable.

Tones for respect of others at all times

Smile and greet others; say "Hello"	Introduce using preferred names and explain roles	Listen with empathy and intent to understand	Communicate positive intent of our actions	Provide opportunities for others to ask questions

Universal behaviors and tools

PAY ATTENTION TO DETAIL
- Self-check using STAR (Stop, Think, Act, Review)
- Peer check

COMMUNICATE CLEARLY
- SBAR (Situation, Background, Assessment, Recommendation)
- Three-way repeat-back and read-back
- Phonetic and numeric clarification
- Clarifying questions

HAVE A QUESTIONING ATTITUDE
- Validate and verify
- Know why and comply

OPERATE AS A TEAM
- Brief, execute and debrief

SPEAK UP FOR SAFETY
- Escalation using CUS (Concerned, Uncomfortable, Stop) and chain of command
- Event reporting systems (UOR)

Caring Reliably at Providence Health & Services.
©2015 Healthcare Performance Improvement, LLC. ALL RIGHTS RESERVED.

COM15-20213

그림 5-1. 프로비던스 헬스 앤드 서비스에서 활용하는 보편적 기술 '모두를 위한 도구상자'

환자와 동료를 위해 문제 제기하기

제로 함 환경을 만들려면 문제나 이슈가 발생했을 때 직원들이 바로 바로 이야기할 수 있는 환경을 만들어야 한다. 그런데 이런 습관이 뿌리

내릴 방법은 무엇일까? 우리가 조직에 권고하는 것은 '200%의 책무성' 이라는 목표를 향해 나아가라는 것이다. 이것은 팀원들이 자기 일에만 책임지는 게 아니라 같이 일하는 동료의 실수까지 체크할 책임을 지게 하는 것이다. 조직들은 2가지의 기술로 이 보편적 기술, 즉 환자와 동료를 위해 문제 제기하기라는 기술을 시행할 수 있다. 첫 번째 기술은 직원들이 안전 관련 문제를 더 잘 인지하고 그 문제를 해결하기 위한 조치를 할 수 있게 해주는 것이고, 두 번째 기술은 '습관이 형성되도록 동료를 체크하고 이끌기'와 연관된다.

첫 번째 기술에는 다양한 형태의 탐색(inquiry)과 지지(advocacy)와 주장 (assertion)이 포함된다. 직원들은 우선 자신과 다른 이의 상황을 더 잘 인지하는 방법, 그리고 안전 관련 이슈에 관해 효과적으로 소통하는 방법을 배워야 한다. 직원이 걱정되는 문제가 있어서 상부에 알리려고 할 때 사용할 수 있는 방법은 여러 가지다. HPI의 기관 고객인 조직들이 선호하는 대표적인 방법은 2가지인데, 하나는 ARCC[질문하기(Ask a question), 요청하기(make a Request), 문제점 말하기(Communicate a concern), 지시 체계 사용하기(Use a Chain of command to handle the issue if necessary)]이다. 다른 하나는 CUS[걱정됩니다(I'm Concerned), 꺼림칙합니다(I'm Uncomfortable), 이건 안전의 문제입니다(This is a Safety issue)]라는 것이다. 사용하는 도구가 무엇이든, 리더들은 반드시 팀원들에게 스스로 우려하는 문제가 있으면 전체에 알리는 일이 매우 중요하다는 점과 아무 말도 하지 않았을 때 닥칠 수 있는 재난적인 결과가 무엇인지를 전해야 한다.

그렇다면 이제, 왜 아무도 말하지 않는지를 생각해보자. 답은 물론 권력과 관련 있다. 네덜란드의 학자 헤이르트 홉스테이더가 만든 개념 중 '권력 거리'가 있다. 이 개념 또는 용어는 조직에서 권력이 작은 사람 편에서 조직의 권력이 불평등하게 분배되어 있으리라고 생각하고 그것을 수용하는 정도를 가리킨다.[9] 그가 여러 나라의 권력 거리를 측정한 결과를 보면 인도네시아, 필리핀, 그리고 수많은 라틴아메리카 국가들의 경우 권력 거리가 매우 컸는데, 아랫사람이 윗사람에게 질문하지 않고 성별이나 전문직업적으로 권력이 더 많은 사람에게 도전하지 않았다. 미국은 권력 거리가 중간 정도였는데, 특정 업계나 전문가 집단, 즉 의사와 간호사들 사이의 권력 거리는 매우 큰 편이었다. 이런 환경에서는 ARCC나 CUS 같은 도구가 특히 효과적이어서, 팀원들이 권한이 있는 사람과 소통할(암호화된 언어를 사용하는) 확실한 방법을 제공함으로써, 안전에 대한 각자의 걱정을 제기하고, 환자의 권리를 옹호하며 기여할 수 있게 한다.

다른 부류의 기술은 '습관이 형성되도록 동료를 체크하고 이끌기'이다. 역시 팀원들에게 안전에 대해 문제 제기를 하도록 격려하는 방법이다. 이 테크닉은 챕터 4에 설명한 것과 같은 원칙을 동원하는 것인데, 책무성 문화를 효과적으로 만들어준다. 그것을 동료 대 동료 수준에서 적용하는 것이라 할 수 있다. 리더들은 주의를 기울여서 바람직한 행동을 강화하고 또한 바람직하지 않은 행동은 줄이도록 언급함으로써 건실한 책무성 문화를 조성해야 하고, 팀 동료들끼리도 그렇게 해야 한다. 인디애나폴리스에 본사를 둔 커뮤니티 헬스 네트워크(Community Health Network)에서 의료부장을 역임한 글렌 빙글에 의하면, 행동 변화는 '호손 언틸 해빗(Hawthorne until habit)'을 함축한다. 이 말은 잘 알려진 호손 효과(Hawthorne effect)를 참고해서 빙글이 만들었는데, 다른 사람들이 자신을 보고 있다는 단순한 이유 때문에 사람들이 자신의 행동을 조정하는 현상을 표현한 것이다.[10]

이러한 동료 책무성 강화 활동을 효과적으로 실천하면, 고신뢰 문화를 정립하고 유지해나가는 데 적용할 중요한 도구 중 하나가 될 수 있다. 일상 업무에서도 서로 교차 점검을 할 수 있다. 즉, 한 사람이 업무를 하고 동료가 이 사람의 일을 확인하는 일을 하는 방식으로 투약 같은 업무를 함께할 수 있다. 팀원들이 동료를 이끌어 바람직한 행동을 강화하고 바람직하지 않은 행동을 막을 수도 있다. 팀원들끼리 소통하는 가운데 [한 팀원이 다른 팀원에게, 환자의 성은 테리(Terry)인데 "탱고(Tango)의 티(T)입니다"와 같이] 발음을 확인해주는 말을 들었다면 "분명하게 확인해줘서 고마워요. 그렇게 하면 환자가 더 안전할 수 있어요"라고 반응하라. 또한 사무실 의자를 디딤대로 쓰려고 하는 팀원을 본다면 "잠시만요. 더 안전하게 디딜 걸 같이 찾아볼까요?"라고 말하는 것이 효과적일 것이다. 동료를 이끌 때도 반드시 존 가트맨의 5:1 규칙을 적용하는 것이 중요하다. 챕터 4에서 설명한 5:1 규칙은, 한 번 부정적이거나 바로잡는 피드백을 했다면, 긍정적인 격려성 피드백을 5배 많이 하라는 것이다.

병원의 CEO는 부서와 병동을 라운딩하다가 이처럼 동료끼리 자주 이끌어주는 것을 보며 팀의 문화가 정말로 변했다는 것을 느낀다. 조사 결과에 따르면 동료끼리 자주 이끌도록 격려하고 이를 강화하는 조직은 안전에 관한 성과를 유지하는 능력도 극적으로 좋아졌다. 커뮤니티 헬스 네트워크는 호흡기 관련 폐렴의 발생률을 수년 동안 0으로 유지해왔는데 그 이유는 증거 기반 임상 지침 때문만이 아니다. 감독자들이 직원들에게 '동료를 체크하고 이끌기' 도구를 사용하면서, 다른 동료가 침대 머리를 올리거나 손 씻는 일을 잊지 않도록 해주었기 때문이다.[11] 그런 교차 점검 모니터링은 직원들에게 서로가 서로의 뒤를 봐주고 있다는 메시지를 전한다. 고신뢰 안전문화를 정립하기 위해서 우리는 실제로 서로를 챙겨주어야 하고 동료의 실수를 짚어주고, 각자 자신에 대해, 심지어는 우리 전체에게 책임을 져야 한다고 생각할 수 있어야 한다.

제로 함 성취하기

리더들은 지금까지 설명한 보편적 기술과 함께, 실수 예방을 위한 보편적 기술들의 포괄적인 도구상자를 만들어야 한다. 우선 과거의 안전사고 이력들을 찬찬히 모두 검토하고, 개별 실수를 일으킨 전형적인 원인 혹은 논제를 알아낸다. 대다수 의료조직에서 인적 실수를 검토하면 표 5-1의 내용과 거의 같음을 확인하게 될 것이다. 다음으로는 시간을 갖고 그것들이 사실인지 확인할 필요가 있다. 또한 리더들은 조직의 비전과 목표에 맞게 행동의 기대치를 분명히 설정해야 한다. 예를 들어 직원들에게 "소통은 분명하게 하라"고 말한다고 해서 직원들이 실제로 그러리라고 보장하지는 못한다. 리더들은 기대치를 직원과 의사와 리더십 등 조직의 전체 구성원에게 전달할 때 충격파가 전해지도록 전략적으로 해야 한다. 실수 예방을 위한 보편적 기술 도구상자를 만드는 일을 끝내기 전에 최대한 정보를 많이 투입하라. 가능하면 조직이 시행했던 다른 도구들도 접목해보는 것이 좋다. 예를 들면 고객과의 효과적인 의사소통을 격려하기 위해 만든 도구 같은 것이 있을 것이다.

도구상자를 사용하면 신뢰를 위한 보편적 기술을 잘 활용하게 만들 수 있을까? 함께 일했던 두 조직의 예를 생각하면 그럴 수 있다는 확신이 든다. 지난 10년 동안 비단트 헬스는 조직 전체가 제로 함을 달성하기 위한 노력을 열심히 경주했다. 고신뢰 조직의 원칙을 채택했는데 그

중에서 '실패에 주의 집중하기'라는 것도 활용했다. 비단트 헬스는 팀원들과 의료제공자들을 모아놓고, 안전과 관련된 습관과 실수를 방지하는 도구를 모아서 도구상자를 개발하도록 격려했다. 리더, 의사 및 팀원 모두가 신입직원들에게 이 도구를 교육하고 강화했으며 책무성 체계를 만들어냈다. 이렇게 하는 과정에서 안전을 핵심 가치로 만들었으며, 병동과 부서별로 안전 코치를 설정했고, 각 도구와 테크닉에 대해 주간 혹은 월간으로 집중적인 교육을 했다. 리더들은 위원회 수준에서 직접 노력했다. 기본적인 도구상자는 조직이 성장하거나 리더십 팀이 바뀌어도 그대로 유지했다. 그러한 과정을 거쳐 습관을 들인 일이 비단트 헬스의 모든 팀원들이 인상적인 결과를 달성하는 원인으로 작용했다. 2007년에서 2018년 사이에 환자 사고와 관련된 심각한 사건의 발생률이 62%나 떨어졌고, 2013년에는 환자 안전과 품질 혁신을 위한 존 M. 아이젠버그상(John M. Eisenberg Award for Innovation in Patient Safety and Quality)을 받았다. 비단트 헬스의 품질관리 및 환자 안전 부문 책임자였던 조앤 와인은 이렇게 말했다. "제로 함 목표를 위해서 우리는 정말 열심히 했습니다. 안전 습관 실천이나 실수 예방 도구를 사용하기를 꾸준히 하다 보니, 우리가 진료하는 모든 환자와 함께 매일 나아질 수 있었습니다."[12]

우리가 함께 일한 두 번째 조직은 버지니아주에 본사를 둔 VCU 헬스인데, 이 조직은 그 중심에 대학병원이 있었다. 이 사실 자체도 제로 함이라는 목표를 추구하는 데 도전이 되었다. 이 조직은 '매일 안전이 우선'이라는 안전 사업을 결정하고 시행하면서 의과대학 레지던트와 학생들을 참여시키는 특별한 목적을 설정했다. 리더들은 특히 레지던트와 학생들이 안전을 위해 문제를 제기하고 안전사고에 관해 보고하는 습관을 들이게 했다. 노력의 결과, VCU 헬스는 안전사고 보고 건수가 3

년 동안 200건에서 1,200건으로 늘어났고 심각한 안전사고 발생률은 57%나 감소했다. 2014년에는 미국병원협회-매케슨 품질탐구상을 받으며 노력을 인정받았다. VCU 메디컬 센터의 의료부장이었던 론 클라크는 이렇게 말했다. "우리는 팀워크와 상부에 문제 제기하기, 그리고 효과적인 의사소통의 중요성에 관해 너무나 많은 것을 배웠습니다." 그는 이어서 말했다. "목표를 달성해가는 단계마다 무엇이 달성 가능한가에 대한 새로운 이해에 도달했습니다. 예방 가능한 안전사고 발생을 제로로 만드는 일은 사실 하나의 이상에 그칠 수 있는데, 우리에게 그건 지속적으로 노력하면 성취할 수 있는 중요한 목적이었습니다."[13]

우리가 함께 일한 거의 모든 조직에서 강력한 도구상자를 개발하면 처음 몇 해 동안 안전사고의 빈도를 줄이는 데 효과적이라는 점이 입증되었다. 이 조직들의 리더들은 이런 말을 할 것이다. "이 도구상자는 반드시 포괄적이어야 합니다. 그러면서도 조직의 모든 위계에 적용할 수 있어야 합니다. 뿐만 아니라, 반드시 조직의 독특한 목표와 경험을 반영해야 합니다." 이런 말을 할 수도 있다. "핵심에 들어가 보면, 모든 안전과 관련된 조직의 관심사는 똑같습니다." 그것은 팀원 모두가 안전에 의미가 있는 업무를 수행할 때 집중해야 한다는 것, 동료들과 분명하게 소통해야 한다는 것, 그리고 질문하는 태도로 생각해야 한다는 것, 그리고 안전과 관련된 프로토콜을 부지런히 준수해야 한다는 것이다. 마지막으로 가장 중요한 이것에 모든 조직의 리더들이 동의할 것이다. 바로 안전에 대해 우려할 점이 무엇인지 생각하고 또 제대로 해준 동료에게 감사하는 문화가 필수적이라는 사실이다. 안전을 달성하는 것은 가능하다. 그런데 이를 유지하기가 불가능할 수 있다. 꾸준히 유지해내려면 서두에서 봤듯이 모두가 보편적 기술을 이해하고 꾸준히 실천해야 한다.

✓ 인적 실수는 위해 사건을 일으키는 원인이 아니라 사람들의 행동에 영향을 주는, 기저에 있는 시스템의 증상이다.

✓ 의료조직이 주요 인적 실수를 예방하려면 모든 직원에 대한 보편적 기술을 정립해야 한다.

✓ 조직은 제로 함을 위한 기초를 세워야 하는데, 그러려면 조직의 모든 직원이 배워서 실천함으로써 실수를 방지할 수 있는 보편적 기술의 도구상자를 만들어야 한다.

✓ 도구상자에는 업무에 대한 집중, 분명한 의사소통, 질문하는 태도, 프로토콜 준수, 그리고 권력 거리가 있어도 기탄없이 문제를 제기하려는 의지 등의 기술을 포함시켜야 한다.

의사소통, 동료 관계, 팀워크

– 데이비드 반스

데이비드 반스는 HPI의 시니어 매니저로서 16개 기관 고객과 단일 병원을 상대로 포괄적인 안전문화, 신뢰문화의 변화를 주도해왔다. 예방 가능한 중대한 위해의 감소를 위해 직원들과 의료진, 그리고 이사회 및 집행부와 일한 경험이 있다.

미국 해군에서 리더십 경험을 21년 이상 쌓았고, H46 헬리콥터와 H-3 헬리콥터를 조종했다. 수색 구조, 헬기 수송, 군수품 또는 인력 이동과 같은 임무를 수행해온 비행 시간이 1,500시간 이상이다. 항공모함 USS 드와이트 D. 아이젠하워(CVN 69) 호에서 무기 통제 장교로 활동했는데, 당시 품질과 안전에 대한 리더십과 강조, 그리고 프로토콜에 대한 엄격한 준수로 안전사고를 제로에 만드는 일을 맡아 했다. 또한 항공기 안전사고 조사 팀에서도 일했고, 야전 해군 비행사 평가위원회와 인적요인위원회에서 일한 경험들이 있는데, 이를 통해 항공 관련 안전사고의 근본 원인과 인적 실수에 관해 분석했다. 퍼듀대학교에서 전자공학으로 학사 학위를 받았고, 해군대학원에서 항공공학 석사 학위를 받았다.

팀원끼리 협조가 안 되면
실수가 발생할 가능성이 커지고 안전사고도 자주 발생한다.
**이번 챕터에서는 어떻게 하면 팀이 환자와 가족을 더 잘 돌볼 수 있는지
배우려는 독자들에게 종합적인 자료를 제공한다.**

─

　오하이오주 셰이커 하이츠 출신의 10대인 로런 워고는 2006년 눈살의 점을 제거하는 수술을 받았다. 수술 도중 소작기계 때문에 순수한 산소가 연소되어 그는 얼굴에 광범위한 화상을 입었다. 4년 후 23살이 된 워고의 얼굴에는 여전히 상처가 남아 있어 야구 모자를 쓰고 다녔지만 한쪽 눈살이 완전히 가려지지는 않았다.[1] 법정에서 워고의 외과의사는 프로토콜에 나와 있는 대로 산소를 끄라고 했다고 주장했다. 그러나 수술을 보조했던 사람은 이를 부인하면서 외과의사가 그런 적이 없다고 증언했다.

　이런 안전사고가 어떻게 일어날까? 이 경우 여러 차례 의사소통이 실패했는데, 이는 워고를 수술한 팀 내부의 기저에 있는 시스템적 취약성을 반영한다. 연구에도 자주 나오지만 안전사고는 단 한 번의 오류로 생기는 것이 아니고 잘못들이 연결되어 일어난다(챕터 3에 나오는 제임스 리즌의 스위스 치즈 모델에 관한 설명). 안전에 대한 의식이 강한 산업과 조직은 시스템을 디자인하는 단계에 개개인의 인적 실수를 견뎌내도록 하는데, 방법은 기술, 프로세스, 정책 또는 다른 직원들 같은 방어막을 쓰는 것이다. 이번 챕터에서는 그중 마지막 방어막인 사람들을 운용해서 시스템 실패를 예방하는 방법, 특히 우리가 팀 기반으로 일할 때 어떻게 할지를 검토한다.

마일스 에드윈 리는 좋은 팀워크란 상호 견제와 균형의 시스템이라고 말한 적이 있다. 이런 시스템은 환자에게 최선의 이익이 가도록 모든 고려 사항을 검토할 수 있게 하는 가능성을 증가시킨다.[2] 워고를 수술한 팀이 챕터 5에 제시된 보편적 기술을 훈련받았다면, 특히 주어진 업무에 집중하고 소통이 제대로 되고 또한 상호 견제와 균형의 시스템이 제자리에서 작동했다면, 사고는 일어나지 않았을 것이다.

팀이란 열린 소통과 신뢰와 존중을 통해 하나의 목적을 달성하기 위해 독자적으로 또는 협조하며 공동으로 작업을 수행하는 두 명 이상의 사람이라고 정의할 수 있다. 이 정의에 따르면, 의료기관에서 활동하는 팀을 유형별로 구분할 수 있다. 첫째는 이른바 '마이크로 시스템(microsystems)'이다. 사람들끼리 서로를 잘 알고 상호작용도 빈번한 팀이다. 예를 들면 응급실, 수술실, 분만실, 중환자실의 팀이 그렇고, 서로 인수인계하는 세팅 팀이 여기에 속한다. 둘째는 '목적 팀(purpose teams)'이다. 서로 알고 있지만 상호작용은 그리 빈번하지 않다. 예를 들면 코드대응 팀이나 신속대처 팀이다. 셋째는 서로를 잘 알지는 못하는데 상호작용은 자주 하는 팀인 '임시 팀(ad hoc teams)'이다. 임시적으로 특별한 목적을 위해 움직인다. 예를 들면 공통 원인분석 팀[root cause analysis(RCA) 팀]이라든지 급속개선 팀이 있다. 넷째인 임시특수 팀(just-in-time teams)은 사람들끼리 서로 알지도 못하고 상호작용도 가끔만 한다. 예를 들면 대형 재난 대응 팀이라든지 대형 응급사태대응 팀이 여기에 속한다.

사람들을 그룹으로 모아서 팀이라고 부르는 것만으로는 강력한 팀워크를 보장할 수 없다. 그뿐 아니라 팀 관련 사회적 기술에 대한 인지가 좋아졌다고 해서 사람들이 그런 기술을 알고 이해하고 실천하는 것은 아니고, 또 습관적으로 하는 것도 아니다. 연구에 의하면, 현장 외부에서 팀을 정립하기 위해 개입해도 팀의 업무 수행에 효과가 거의 없는데, 흔한 이유는 리더들이 분명한 목적을 설정하지 않아서라고 한다.[3] 안전성과 면에서 의미가 있으려면, 의료조직은 현장 밖에서 팀 정립을 위해 개입하는 데 그치지 않고 그 이상의 노력을 해야 한다. 이때 팀워크와 관련된 구체적인 보편적 기술에 관한 기대치를 설정하고, 관련 행동에 관해 직원들을 훈련시키고, 또 행동을 강화하기 위해 리더와 동료의 책임과 같은 책무성을 활용해야 한다(챕터 5). 이런 일을 수행하는 조직들은 팀 기반 보편적 기술이 업무 현장에서 습관으로 자리 잡는 효과를 볼 수 있고, 그 결과 예방 가능한 심각한 사고를 크게 줄일 수 있다. 분명히 말하지만, 동료 관계와 팀워크는 제로 함을 목표로 하는 조직에서 반드시 중심적인 역할을 한다.

팀들의 역할

항공업에는 승무원 자원 관리(CRM, crew resource management)라는 개념이 있다. 인적 실수를 미리 알아차리고 다른 사람을 이용하여 중간에서 차단하는 것이다. 1977년 보잉 747기 두 대가 스페인의 테네리페에서 충돌해서 총 583명의 승객과 승무원이 사망하는 사고가 발생했다. 이 일은 상업항공 역사상 가장 치명적인 사고로 남아 있다. 1979년에 나사 (NASA)는 하늘 위의 안전을 개선하기 위해 중대한 항공 재난들의 원인을 면밀하게 분석했다. 나사는 자료들을 통해, 의사소통 문제와 의사결정 오류, 리더십의 실패가 없으면 승무원들이 중대 사고의 70%를 예방할 수 있다는 점을 확인했다. 나사는 항공기 승무원들 사이의 팀워크를 개선하기로 했다. 연방교통안전위원회(NTSB, National Transportation Safety Board) 의 멤버였던 존 로버는 승무원 자원 관리의 목적을, 가용한 모든 자원, 즉 정보와 장비와 사람을 활용하여 항공기의 운항을 안전하고 효율적으로 만드는 것이라고 규정했다.[4]

이후 승무원 자원 관리(CRM)는 상당히 발전했다. 처음에 항공사들이 중점을 둔 부분은 조종석 승무원들 사이의 상호작용을 개선하기 위해 개별 멤버들을 훈련시키는 것이었다. 항공사들은 훈련을 통해 운항 단계별로 협업의 형태를 분명히 규정하고, 리더십 스타일을 확인하고, 승무원의 수행 정도를 평가했다. 하지만 훈련을 받은 조종석 승무원들은 이를 진지하게 받아들이기보다 차밍스쿨 정도로 생각하는 경우가 많았다. 1980년대 항공업계는 팀원들에 대한 집단 훈련을 시작했다. 이때는 조종석의 승무원뿐 아니라 객실 승무원들도 팀의 일부로 규정하기 시작했다. 이런 변화는 에어캐나다 DC-9 제트기의 화장실에서 화재가 발생한 이후에 나타났다. 이 사고에 대한 NTSB 보고서는 조종석 승무원끼리는 제대로 협조했는데 여객실 승무원과는 제대로 조정이 되지 않았다고 분석했다. 1990년대에는 항공업계의 승무원 자원 관리가 항공기 운항과 정비 영역으로 확대되었다. 조종석 인력과 객실 승무원들, 그리고 항공기 운항 팀 모두가 이 훈련에 참여하게 되었다. 항공업계는 이제 기업 문화라는 요소가 개개인의 수행에 영향을 미친다고 인식하고 있다.

2000년대의 항공업계는 승무원 자원 관리를 인적 실수를 관리하는 수단으로 간주하고 제임스 리즌의 스위스 치즈 접근법을 활용했다. 리즌도 강조했듯이 인적 실수를 완전히 제거할 수는 없을 것이다. 그러나 업무 현장의 여건을 잘 조절하면 빈도는 줄일 수 있다. 승무원 자원 관리는 예방과 감지와 교정을 포함하는 일종의 교정 프로세스로서의 기능을 효과적으로 발휘했다. 오늘날 항공업계의 안전 전문가들은 승무원 자원 관리가 조직 전체의 문화에 스며들어야 한다고 주장하며 훨씬 광범위하게 접근하고 있다. 승무원 자원 관리는 필요성을 인식한 상황에서 의식적으로 멈추고 승무원 자원 관리를 활용하려고 생각하는 정도가 아니라, 이제 우리가 관계 맺고 공동으로 일하고 소통하는 방식에서 필수가 되었다. 간단히 말하면 항공업계의 운영 방식이 승무원 자원 관리다. 심리학자들의 말을 빌리면, 이제 항공업계에서 승무원 자원 관리는 '의식하지 않고도 발휘하는 역량'이 되었다.[5]

다른 업계도 의사소통과 동료 관계, 팀워크가 일관적인 안전 성과를 달성하는 데 필수라고 인정했다. 2015년 5월 원자력발전소운영연구소 (INPO, Institute of Nuclear Power Operations)는 취약한 조직과 리더십이 원자력 발전소의 성과를 저해한다는 오래된 우려를 재차 강조했다. 업계의 강점과 개선의 여지를 조사하고, 성과가 높은 조직의 업무 습관을 평가하고, 업계의 그룹들과 경영진에 대한 컨설팅을 수행한 연구자들은 팀의 5가지 속성과 높은 성과의 연관성을 제시했다. 첫째는 공동의 목적과 비전과 목표에 맞게 팀이 배치되어 있는지, 둘째는 팀원들이 팀의 성공에 헌신하는지, 셋째는 팀원의 역할과 책임이 분명히 규정되어 있는지, 넷째는 상호 존중과 신뢰가 자리 잡혔는지, 다섯째는 효과적인 의사결정과 갈등 해결 방법이 정립되어 있는지의 여부 등이다.[6]

동료 관계와 팀워크에 관한 학문적 저술 중에는 의료계를 연구한 사례가 있다. 하버드 경영대학원의 에이미 에드먼슨 교수는 흉부외과 팀과 23개 병원의 중환자실을 집중적으로 조사해서 다음과 같은 사실을 밝혀냈다. 팀워크—팀의 구조가 아니라 대부분 팀원들의 태도가 만드는 역동적인 활동—는 학습처럼 환자 진료에서 눈에 띄는 개선을 가져왔다.[7] 에드먼슨 교수가 밝혀낸 다른 흥미로운 결론은, 여러 가지 팀 행동, 즉 커뮤니케이션과 조정 그리고 실험, 질문, 듣기와 같은 행동을 하는 흉부외과 팀이 구조가 위계적인 흉부외과 팀보다 새로운 기술들을 더 잘 수행했다는 것이다. 그 외에도 밝혀낸 점은, 직원들이 서로에게서 배우고, 자신의 일을 더 좋게 인식하고, 개선의 기회를 직접 찾아서 개선할 수 있다는 권한을 느낌에 따라 팀워크가 업무에 대한 인식과 경험으로까지 확대되고 개선되었다는 것이다.[8] 다른 연구도 의료계에서 좋은 팀워크가 무척 유용하다는 결과를 제시했다. 예를 들어 조인트 커미션은 환자 진료의 안전과 질이 팀워크와 의사소통, 협조적인 업무 환경에 좌우된다고 보고했다. 의료조직이 안전문화를 증진하고 질을 보장하기 위해서는 반드시 진료 팀의 성과를 저해하는 행동 문제를 해결해야 한다.[9]

의사소통과 동료 관계 및 팀워크를 저해하는 요인

항공업계가 동료 관계와 팀워크를 지원하기 위해 조직 구조를 오랫동안 정립해온 데 비해 의료조직은 아직 뒤처져 있다. 많은 조직에서 의사소통 실패와 팀 상황 인식에 대한 결여, 문제 제기하기의 실패와 개인 및 팀의 비판적 사고의 실패, 리더십 결여, 공고하게 자리 잡힌 위계 구조 같은 것들이 안전 문제를 해결하는 팀의 능력을 저해하고 있다. 안전투약실천연구소(ISMP, Institute for Safe Medication Practices)의 연구에 따르면 2,000명의 간호사와 약사 중 88%가 의사나 다른 의료제공자들로부터 생색을 내는 듯한 말 또는 어조를 경험했다고 한다. 79%는 의사나 의료제공자가 질문을 무시하고 대답하지 않거나 또는 부탁한 전화를 하지 않거나, 하더라도 마지못해 하는 눈치를 보이는 경우가 있었다고 했다. 또한 48%는 심한 언어폭력을 경험했다고 했다.[10] 이러한 행동들은 하급자와 동료의 존엄을 깎아내리고 위협한다. 또한 사기를 떨어뜨리고 정보의 흐름을 차단하기 때문에 결국 환자 진료에 영향을 미친다. 같은 조사에서 응답자의 34%는 의사의 지시가 이상해도 확인하지 않고 넘어간다고 답했고, 31%는 안전 문제가 있다는 생각이 들었음에도 불구하고 의사가 환자에게 투약하도록 내버려둘 정도로 겁을 먹었다고 했다.[11]

조인트 커미션은 위협적이거나 문제적인 행동의 범주에 언어적·신체적·수동적 행동까지 포함했다(수동적인 행동의 예는 전화에 대해 답변 전화를 하지 않는 것이다). 의사나 리더들이 자주 하는 그런 행동은 조직문화 이론가 홉스테이더가 규정한 '권력 거리'[12]를 증가시키는 경향이 있다. 권력 거리는 권력이 적은 사람들이 불평등한 권력 분배를 견디는 역동을 말한다. 권력 거리가 큰 조직과 기관에 있는 사람들은 위계상 윗사람이 우월한 사람이라는 믿음, 권력이 선악의 판단을 초월한다는 믿음, 그리고 윗사람은 말하고 아랫사람은 들어야 한다는 믿음 등이 있다. 반면 권력 거리가 작은 조직이나 기관에 속한 사람들은 위계구조는 목적이 아니라 수단이라고 인식하고, 권력 행사는 정당해야 하며, 리더들은 의사결정할 때 아랫사람들에게도 물어볼 거라고 믿는다.[13] 권력 거리가 작은 의료조직은 사람들이 동등한 입장에서 자문하고 협조할 수 있으며 민주적이다. 반면 권력 거리가 큰 조직은 형식과 위계가 두드러지며 독재적이고 간섭하는 환경이 조성되는 경향이 있다. 보수와 직위, 근무 연한, 수당 등에 대한 생각들이 권력 거리에 대한 사람들의 인식에 영향을 미칠 수 있다.

큰 권력 거리는 분명히 안전에 문제가 된다. 횡포를 부리고 거만하며 독재적인 사람이 이끄는 팀에서는 간단한 질문을 하거나 우려되는 점에 대한 말을 꺼내려 해도 상당한 용기가 필요하기 때문이다. 우리의 기관 고객 중에도 수술 체크리스트의 첫 부분(타임아웃 프로세스라고 한다)도 수행하지 않아 외과의사가 엉뚱한 부위를 수술한 사례가 많다. 그 경우들을 살펴보니, 팀이 지금 규칙을 제대로 따르지 않고 있다는 것을 팀원들이 알고 있어도 문제 제기를 해서 외과의사에게 경고하지 못한 경우가 많았다. 이유는 그냥 그럴 수 없다고 느꼈기 때문이었다. 그렇게 느낀 가장 중요한 이유는, 외과의사가 경멸하고 비하하는 말로 대꾸할까 봐 두려웠고, 심지어 장기적으로 위협하거나 괴롭힐까 봐 두려웠기 때문이라고 한다.

물론 어느 정도의 권력 거리는 대다수 팀에 필요하다. 그것이 없으면 역할이 불분명해지고 팀이 제때 의사결정을 할 수 없기 때문이다. 효과적인 팀을 만들기 위해 추구해야 하는 일은 가능한 한 권력 거리를 최소화하고 권위 의식을 '평평하게' 만드는 것이다. 그럼으로써 팀원들이 안전 문제를 제기할 수 있고 또 다른 팀원을 교차 점검하는 일이 가능한 분위기를 조성할 수 있다.

관계와 의사소통을 개선하기 위한 근거 기반 훈련
로라 쿨리(아카데미 오브 커뮤니케이션 인 헬스케어의 수석 디렉터)

최근에 아카데미 오브 커뮤니케이션 인 헬스케어(ACH, Academy of Communication in Healthcare)가 발간한 『의사소통 해결책: 관계 중심 의사소통을 통한 의료 혁신』[14] 은 임상의사 사이에서 소통 기술을 개발하는 일이 왜 가치 있는지에 관한 심층적인 근거를 요약했다. 연구 결과는 의사소통이 환자 경험이나 품질 측정 지표와 상관 있다는 사실을 강력하게 뒷받침한다. 예를 들어 효과적인 의사소통과 연관되는 요인들은 환자 경험 점수 증가, 공감 점수 증가, 진단검사 비용 감소, 재입원율 감소, 외래환자 수의 유지 측면의 개선, 소송 위험 및 의료 과오 분쟁 위험의 감소, 임상의사의 만족도 증가, 임상의사의 번아웃 감소 등이다. 의사소통의 중요성은 환자의 건강 결과 측면에 영향을 끼치는 의미 있는 변수라는 점도 검증되었다. 예를 들면, 임상의사와 환자의 관계는 고혈압과 당뇨, 인간면역결핍바이러스(HIV)와 같은 만성질환의 관리를 개선하고, 암 환자들의 건강 결과를 증진시키며, 통증 조절을 개선하고 수술 후 결과를 개선하고 관상동맥질환의 위험과 심근경색 사망률, 재입원율을 감소시켰다.

보다 효과적인 소통 기술은 임상의사 자신이 느끼는 고통을 줄이는 개인적 이익도 마련해준다. 우리가 일상적 업무에서 직면하는 다양한 어려움 중에는 대화의 어려움, 환자의 불만족, 팀원 사이의 갈등이 있고, 이 때문에 불안과 불만족을 느끼게 된다. 보다 효과적으로 소통하는 방법을 배워 익히면, 예방할 수 있는 실수를 피할 수 있고, 정확히 진단하게 되며, 환자도 진료에 잘 협조한다. 또한 우리 자신의 웰빙과 회복탄력성도 높일 수 있다.

통상적인 믿음과 반대로 의사소통은 타고난 재능이 아니라 절차상의 기술이므로 임상의사들도 배우고 실천하고 개선할 수 있다. 아카데미 오브 커뮤니케이션 인 헬스케어에서는 관계 중심 의사소통[15] 기술 훈련을 통해 대인관계의 기초를 세우기를 권장한다. 이를 통해 임상의사는 환자와 더 의미 있고 안정적으로 소통할 수 있다.

소통 기술 훈련 세션에 관한 자료에 따르면, 효과적인 소통 기술 훈련은 하루 정도 소요된다. 이 훈련은 임상에 적용할 새로운 개념을 익히며, 학습자의 목적과 필요에 중점을 둔다. 소그룹 코칭이든 개인 코칭이든, 역할극과 같은 기술 기반 연습을 포함하는 것이 강의식 발표보다 효과적이다. 또한 소통 기술에 관한 피드백을 구체적으로 제시하는 방법이 환자 경험을 개선하는 데 가장 기여했다.[16] 이런 유형의 의사소통 훈련에 참여한 임상의사 대부분은 일상적인 진료 업무에 도움이 되었고, 자신의 경력에 대한 새로운 소신과 에너지를 느꼈다고 보고했다.

팀워크를 위한 보편적 기술

앞에서 팀워크를 저해하는 요인을 검토했다. 그런데 성과가 좋고 잘 기능하는 팀은 어떻게 규정할 수 있을까? 에드먼슨 교수는 4가지 중요한 요소를 지목했다. 첫째, 팀원들이 정직하고 투명하게 대화할 수 있어야 한다. 그렇게 해서 질문하고 피드백도 주고받고 실수도 의논할 수 있어야 한다. 둘째, 팀원들은 공동 작업을 잘 수행해야 한다. 팀의 목표에 대해 협조적인 생각 혹은 접근을 유지할 수 있어야 한다. 셋째, 팀원들이 자유롭게 실험할 여지가 커야 한다. 자신의 활동이 동료에게 미치는 영향을 평가하고 또한 자신의 생각이 다른 사람의 생각과 어떤 관계가 있는지 검토할 수 있어야 한다. 넷째, 팀원들이 성찰할 수 있는 기회가 풍부해야 한다. 업무와 동시에 혹은 직후에 성과를 평가할 수 있어야 하고 새로운 아이디어를 시도해볼 수도 있어야 한다.[17] 다른 연구자들도 이야기했지만, 동료 관계와 팀 성과에 기여하는 요인들은 이외에도 많다. 예를 들면 분명한 의사소통, 팀원 각자의 역량, 확실한 팀 리더의 존재, 팀원 사이의 비판적 사고를 허용하는 구조, 공유한 팀의 목표, 심리적 안정감, 그리고 팀의 역량과 능력으로 바라는 성과를 낼 수 있다는 팀원들의 믿음 등이다.

팀 분위기를 긍정적으로 만들려면 조직은 보편적 기술을 몇 단계로 교육해야 한다. 보편적 기술이란 조직의 모든 부문과 모든 위계 수준에 있는 사람들이 안전을 개선하고 다른 성과도 높일 수 있는 일반적인 행동이다. 챕터 5에서 살펴보았듯이 보편적 기술에는 2가지가 있다. '관계'에 관한 기술과 '신뢰'에 관한 기술이다. 관계 기술이 중요한 이유는 사람들이 서로에게 문제를 편하게 제기할 수 있는 분위기를 조성하기 때문이다. 관계 기술의 속성은 언어적인 것이 아니다. 권력 거리를 줄이고 권위 있는 사람들에 대한 접근성을 늘리는 행동 기술이다. 사람들이 서로 미소 짓고 인사하면, 그리고 사람들이 상대가 좋아하는 이름으로 상대방을 부르는(이름을 잘 모르면 공식적인 인사를 건네고) 행동을 하면, 또 공감하며 경청하면, 그리고 좋은 의도를 소통하면, 서로 질문할 기회를 준다면 서로 간의 이해와 신뢰를 높이고 정보 공유를 격려하며 공동으로 문제를 해결하는 과정도 더 수월해질 것이다.

다양한 신뢰 기술과 신뢰 도구는 챕터 5에서 거론했는데, 이들을 활용하면 인적 실수를 줄일 수 있고 팀도 더 제대로 기능할 수 있다. 팀원들 사이의 의사소통을 원활하게 할 때는 '리드 앤드 리피트 백(Read and Repeat Back)'이라는 도구를 사용할 수 있다. '스리 웨이 리피트 백(Three-Way Repeat Back)'이라고도 하는 이 도구는 누군가 정보를 전하며 의사소통을 시작하면 그 정보를 받은 사람이 정보를 반복함으로써 받았음을 표시하고, 그러면 보낸 사람이 다시 반복해서 확인했다는 메시지를 보내는 방법이다. 챕터 5에서 이야기했듯이, 발음을 확인하거나 숫자를 분명히 하는 것도 팀이 물 흐르듯이 기능하게 해주고 안전을 개선한다. 마찬가지로 팀원 상호 간의 모니터링도 개인과 팀의 성과를 높여준다. 동료들은 다른 사람이 하는 업무의 정확성을 체크할 수 있는데, 의도하지 않은 기술 기반의 낙상이나 착오를 확인하고 특이 상황이나 위험 요인이 있을 때 그것을 동료가 주목하게 해주면 된다. 동료 사이에 서로 코칭도 해줄 수 있다. 즉, 안전하고 생산적인 행동은 칭찬해주고, 안전하지 않고 비생산적인 행동은 자제시키거나 교정해줄 수 있다. 마지막으로, 비판적 사고와 의사소통(문제 제기하기) 같은 기술도 챕터 5에서 논의했는데 이것도 강력한 팀워크를 통해 안전을 증강하는 방법이다. 예를 들면,

'확인과 검증'이라든지 ARCC[질문하기(Ask a question), 요청하기(make a Request), 문제점 말하기(voice a Concern), 지시 체계 사용하기(use Chain of command)] 등이 있다.

이제 팀이 더 효과적이고 안전하게 기능하도록 해주는 데 특별히 중요한 신뢰 기술 몇 가지를 살펴보자. 상황 인지를 높여주는 도구로 '스캔 플러스 큰 렌즈/작은 렌즈(Scan Plus Big Lens/Small Lens)'가 있다. 이것은 팀이 주변을 모니터링하고 '큰 그림'에 대한 감을 유지하면서 동시에 즉각적인 문제를 해결하기 위한 구체적인 과제도 수행하게 해준다. 여기서 큰 그림은 심각한 손상을 입은 환자가 될 수도 있고, 대형 재난 상황이 될 수도 있으며, 자연재해에 대한 대응의 일부일 수도 있다. 리더는 팀원 한 명에게 '작은 렌즈' 역할을 할당하는 동시에 즉각적인 문제에 대처할 책임을 부여할 수 있다. 또 다른 팀원에게는 '큰 렌즈' 역할을 맡겨서 안전이나 자원, 그리고 환자 진료의 후속 조치로의 이행 같은 것을 포함한 전반적인 상황을 파악할 책임을 지게 할 수 있다. '큰 렌즈'를 맡은 팀원들은 주어진 업무를 하면서(예를 들면 환자의 활력 징후를 모니터링하거나 투약하면서) 동료들이 뒤에서 자신을 받쳐주고 있다는 것을 알 수 있다. 팀의 리더는 '작은 렌즈'와 '큰 렌즈' 역할을 돌아가며 적용하여 팀이 보유한 기술들과 주어진 문제에 적합하도록 기능을 조절할 수 있다.

상황을 더 잘 인지하기 위해 '콜 아웃(Call Outs)'이라는 규칙을 적용할 수도 있다. 이 규칙은 상황이나 절차가 진행되는 동안 팀이 파악하게 도와주는 언어적 소통이다. 팀원들은 이를 활용해서 자신이 하려는 행동을 '알리고', 실제로 그 행동을 실행하기 전에 '선언'할 수 있으며, 환자와 시스템의 현재 '상태'를 이야기하고, 환자와 시스템의 상황을 '업데이트'할 수 있다. 그리고 프로세스나 절차 혹은 수치를 벗어난 경우에 '경고'를 보낼 수도 있다. 관상동맥우회로 수술을 예로 들어보자. 수술 팀원들은 다음과 같은 콜 아웃을 사용할 수 있다. "나는 지금 바이패스를 하려고 준비하고 있습니다(알림). 나는 지금 바이패스를 시작하기 직전입니다(선언). 환자는 지금 바이패스 수술대에 있습니다(상태). 환자 혈압이 지금 110/72가 되었습니다(업데이트). 환자 혈압이 지금 88로 떨어졌습니다(경고)"와 같이 한다. 병원의 코드 팀도 이렇게 접근하여 환자 상태에 대한 상황 외에 어떤 조치가 바람직하고 당장 어떤 행동을 해야 하는지에 대한 인식을 공유할 수 있다.

팀워크에 중요한 몇 가지 보편적 기술은 리더십과도 연결된다. 홉스테이더가 이야기했듯이, 갈등을 이해하고 해결하거나 실수에 관해 사려 깊은 대화를 시작하기 위해서는 리더십이 필요하다. 또한 그룹이 어떤 행동에 대한 이해를 공유하거나 행동을 조정하기 위해서도 리더십이 필요하다.[18] 이때 도움이 되는 도구로 '리드 더 팀(Lead the Team)'이 있다. 이것은 리더들이 팀을 이끌면서 역할을 배분하고 그룹의 목표를 확인시켜주는 절차를 유지하게 해준다. 리더들은 이 도구를 활용하여, 가장 중요한 역할들을 우선적으로 할당하기, '작은 렌즈'/'큰 렌즈' 책임 할당하기, 팀의 목표를 분명하게 공유하며 목표를 달성하기 위한 계획에 관해 소통하기, 팀원들이 수행해야 하는 활동의 우선순위 정하기, 전체의 진행 상황을 통제하기 등에 관해 배울 수 있다.

다른 도구로는 원자력발전 산업이나 항공업 그리고 미군에서 도입한 'BED[보고(Brief)-수행(Execute)-재보고(Debrief)]'가 있는데, 리더들은 이것을 활용해서 모든 팀원과 임시 계획에 관해 소통할 수 있다. 위험이 높고 드물게 발생하고 완전히 새로운 과제를 수행해야 하는 상황에서 특히 유용하다. 첫 단계[보고(Brief)]에서 리더는 앞으로 수행할 사명이나 활동을 그룹에 제시하고 팀원들이 활동 범위를 제대로 이해했는지 확인하고 구체적인 과제를 논의한다. 이때 수반될 수 있는 위험을 이해하고, 통제와 안전에 관한 사전 대책을 이해할 수 있다. 두 번째는 팀이 계획한 것을 수행하는 것이고[수행(Execute)], 이어서 리더는 팀에게 그동안 배운 교훈을 파악할 수 있도록 전한다[재보고(Debrief)]. 이 과정에서 리더는 무엇이 잘되었고 무엇이 잘되지 않았는지, 그리고 예견할 수 없었던 추가 자원은 무엇이었는지를 알릴 수 있다. 리더들은 이 과정을 건너뛰고 싶은 유혹을 느낄 수 있다. 특히 활동이 계획된 대로 되었을 때가 그렇지만, 이 유혹은 이겨내야 한다. 이 과정이야말로 팀의 지속적인 개선 노력에서 근본적인 역할을 하고, 경험을 이해하고 마음속에 통합하는 방식을 형성하기 때문이다.

비판적 사고에 활용할 기술 중 의료계에서 사용할 만한 도구로는 STEP[이야기(Story), 검증(Test), 평가(Evaluate), 개발(Plan)]도 있다. 특히 팀이 시간 압박을 받고 완벽한 정보가 없는 상황에서 재빨리 상황을 평가한 후 정보에 입각하여 결정을 내리는 데 유용하다.[19] 팀의 리더가 "여기 누구, 말해줄 생각 있는 분 있어요?"라고 말을 꺼내며 이 도구를 활용하면 된다. 우선 첫째로, 팀은 무엇이 일어났고 앞으로 어떤 일이 일어날지 이야기를 만들어낸다[이야기(Story)]. 그다음, 팀은 사실에 근거하여 이야기를 검증하고 수정한다[검증(Test)]. 그리고, 팀은 이야기가 이치에 맞는지 물으며 평가한다[평가(Evaluate)]. 마지막으로, 팀은 이야기가 예견한 행동 계획을 개발한다[개발(Plan)]. 불분명한 이유로 급속하게 상태가 악화되는 환자를 치료하는 팀이 이 틀을 활용하면 계속 나빠지는 것을 막을 대책을 세울 수 있을 것이다.

또 다른 중요한 도구인 체크리스트가 있는데, 소중한 인지 공간을 확보해줌으로써 비판적 사고를 증진하는 데 도움이 된다. 우리는 흔히 체크리스트가 시간이 많이 소요되면서도 별 도움은 안 된다는 말이나, 오히려 생산성과 시간 절약에 방해가 된다는 말을 가끔 듣는다. 2014년 『뉴잉글랜드 저널 오브 메디슨』 3월호에 게재된 연구의 결론에 따르면, 외과의 안전 체크리스트는 캐나다 온타리오주에서 100개가 넘는 병원에서 수행되고 있는데, 사망이나 합병증을 감소시키는 데 실패했다고 한다.[20] 하버드대학교 보건대학원 출신의 환자 안전 옹호자이면서 소아외과 전문의이자 교수인 루시언 리프는 이 논문에 대응하는 논설에서, 해당 연구가 합병증이나 사망의 감소를 보여주지 못한 데에는 3가지 이유가 있을 수 있다고 했다. 첫째, 체크리스트는 수행이 어려울 수 있다. 그것을 인쇄해서 배포하는 것만으로는 사람들이 개발 당시에 의도한 대로 활용하리라는 보장이 없다. 둘째, 체크리스트를 가지고 장난치는 것도 쉽다. 이 말은, 체크리스트를 실제로 활용하지 않았는데 기록에는 당연하다는 듯이 활용한다고 기록할 수 있다는 뜻이다. 셋째, 체크리스트를 실제로 시행하는 데는 시간이 걸린다.[21]

체크리스트는 제대로만 활용하면 안전을 개선한다. 많은 병원이 제대로 사용했는데 연구 대상이 된 병원들은 그러지 못한 것이다. 챕터 5에서 본 바와 같이, 안전에 문제가 될 소지가 있고 복잡한 수술을 위한 체크리스트를 도입하면 조직 차원에서 팀 전체가 어떤 행동을 취하기 전에 체크리스트 전체를 읽게 해야 하고, 팀 전체가 모든 단계를 이해했는지 확인해야 하며, 체크리스트를 늘 현장에 두어야 한다. 안전에 큰 문제가 될 가능성이 작거나 복잡하지 않거나 또는 자주 하지 않는 수술과 관련해서는 팀이 전체 체크리스트를 읽게 하고, 어떤 행동을 하기 전에 팀 전체가 모든 단계를 이해했는지를 간단히 확인하면 된다. 대다수 병원에서는 수술 안전 체크리스트들을 적힌 그대로 준수해야 하는 규정의 범주에 포함시키는 반면, 환자의 표준적인 활력 징후를 체크하는 과정 정도에서는 비교적 단순하고 '상식적'이어서 신뢰 기술을 많이 요하지도 않으므로 정확히 준수할 절차로 삼지 않는다.

조직이 팀에 도움이 될 이런 체크리스트와 도구를 갖추는 것만으로는 불충분하다. 조직은 반드시 동료 관계와 팀워크 기술을 제대로 훈련시키고 강화해야 한다. 한 가지 방법은 트리플 플레이(Triple Play)를 하는 것이다. 이것은 다음의 3가지 개선을 함께 실천해서 효율을 높이는 방법이다. 첫째, 조직은 팀이 지켜야 하는 바람직한 프로토콜을 훈련시키면서, 이것이 근거 기반 의학이고, 단순한 프로세스이며, 직무 보조 도구들(시각적 표지, 체크리스트, 절차에 대한 요약본 등)을 이용하면 이해하고 적용하기 쉽다는 것을 주지시킨다. 둘째, 조직은 팀원들에게 프로토콜과 관련된 보편적 기술도 훈련시켜야 한다. 셋째, 조직은 팀이 현장에서 시뮬레이션하여 실제로 기술을 경험하게 하고, 장비와 장치와 소모품과 환경을 포함한 시설 전체가 위해 사고를 유발하거나 발생에 영향을 미치지 않도록 한다.

트리플 플레이는 고신뢰 조직을 정립하고 동료 관계 및 팀워크를 개선하는 데 특히 효과적이다. 트리플 플레이를 한 번 시행하면 3배로 유익하다. 왜냐하면 프로토콜을 점검하고 보편적 기술을 다질 수 있으며 또 시설 전체를 검증해볼 수 있기 때문이다. 이와 반대로 보편적 기술을 포함하지 않고 특수한 프로토콜에 대한 기술적 시뮬레이션을 실시하면 실제 상황에서는 일어나지 않을 분열이 발생한다. '훈련하는 것처럼 싸우고, 싸우는 것처럼 훈련하기'를 우리가 왜 원치 않겠는가? 결국 사람들이 매일 하는 일이 응급상황 때 하게 될 일이다, 해야 할 때가 오면.

시애틀에 본사를 둔 인사이투 어드밴스드 헬스케어 시뮬레이션(InSytu

Advanced Healthcare Simulation)은 트리플 플레이를 많은 병원과 함께 파트너가 되어 실시했다. 이 일을 통해서 현장 시뮬레이션과 관련된 전문 지식, 관리, 훈련 그리고 지원을 제공한다. 시뮬레이션 주제로 조직들이 선정한 것은 성인의 뇌졸중, 분만 후 출혈, 패혈증, 어깨난산(아기의 머리가 나온 후 어깨가 걸려 분만이 진행되지 못하는 상태의 난산으로 견갑난산이라고도 한다-옮긴이 주) 그리고 악성저체온증 같은 것들로 저빈도 고위험 사고 중에서 고른 것인데 이것을 모든 팀이 시뮬레이션하도록 한다. 2~3일간 진행되는 동안, 팀은 6회 이상의 임상적으로 현실적인 2시간 분량의 시뮬레이션 세션을 하면서 부서 인력 전체와 보조 참여자들까지 로테이션한다. 조직은 시뮬레이션의 기술적인 부분을 완성함에 따라 프로토콜을 정교하게 다듬고, 시설과 장비와 소모품의 활용성에 대해서도 배울 수 있다. 또한 시뮬레이션 과정에서 참여자들은 자신의 동료 관계 기술과 팀워크 기술을 활용할 수 있다.

이 모든 활동이 의료라는 분야에서 팀이 실제로 업무를 수행하는 방식에 큰 차이를 만든다. 인사이투 어드밴스드 헬스케어 시뮬레이션에 따르면, 다학제 팀들의 구성원이 이 같은 현장 시뮬레이션 프로그램에 참여하면 기술적 지식에 대해 자신감을 갖게 될 뿐 아니라, 의사소통을 개선하고 역할과 책임도 분명히 인식하게 되며, 근거에 기반한 업무 수행을 실천함으로써 업무와 팀원끼리의 상호작용도 전반적으로 더 잘하게 된다고 한다(그림 6-1).

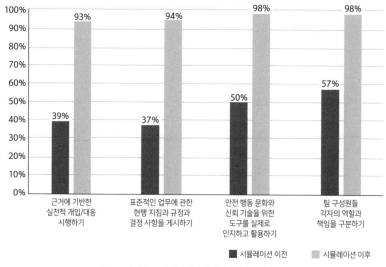

그림 6-1. 시애틀 소재 인사이투의 시뮬레이션 훈련의 성과

허드슨강의 기적이 의료계에서 일어날 수 있을까?

2009년 1월 9일 미국 US 에어웨이스의 항공기 1549편 에어버스 320이 150명의 승객을 태우고 승무원 5명과 함께 뉴욕시 라구아디아 공항을 이륙했다. 기착지는 샬럿 더글러스 국제공항이었다. 총 책임자는 기장인 체슬리 설리 설렌버거였다. 그는 공군 전투기 조종사 이력이 있었고 글라이더 조종사였으며 항공 안전 전문가로서 약 2만 시간의 운항 시간을 보유했는데, 그중 4,700시간이 에어버스 320기종으로 달성한 시간이었다. 부기장은 제프리 스카일스였는데, 그는 항공기 운항 시간이 1만 6,000시간에 달했고 그중 에어버스 320기종 운항 시간은 37시간이었다. 승무원 중 세 사람은 이 두 사람과 일한 경험이 수십 년씩

되었다. 항공기 운항에서 흔한 일이긴 하지만, 이 승무원들이 다 같이 일한 적은 거의 없었다.

항공기는 부기장인 스카일스의 통제하에 15시 24분에 이륙했다. 날씨는 좋았고, 설렌버거는 스카일스에게 "아, 오늘따라 허드슨강이 참 멋지네요"라는 말도 건넸다.[22] 그런데 안타깝게도 이륙한 지 2분 만에 항공기는 캐나다기러기 떼와 부딪쳤다. 승무원들과 승객들이 소음을 알렸는데, 나중에 판단한 결과로는 새들이 부딪쳐서 엔진 두 개가 고장 난 상태였다. 기장 설렌버거는 항공기 통제를 재개하고 라구아디아 항공통제센터의 관제사 패트릭 하튼에게 국제 조난 무선 신호를 보냈다. 부기장인 스카일스에게는 엔진 재가동을 위한 체크리스트를 시작하라고 지시했다.

관제탑은 즉시 조난 신호에 반응하여 모든 이륙을 중지시키고 항공기 1549편이 활주로로 돌아올 수 있게 통제 지시를 했다. 라구아디아에서 초기에 활주로 13번을 제공하고 이후 활주로 4번도 제공했는데 기장 설렌버거는 이를 거절했다. 설렌버거로서는 항공기가 제대로 착륙할 수 있을지가 불투명했다. 관제탑에 있는 하튼은 침착함을 유지한 채로 분투 중인 승무원들에게 계속 대안을 제시했다. 뉴저지 주 테터보로 공항의 1번 활주로에 착륙하라는 하튼의 제안에 설렌버거는 그렇게 할 수 없다고 답했다. 하튼은 이 세 번째 거절에 수긍하면서 어느 활주로가 적당하겠는지를 물었다. 설렌버거의 응답은 "우리는 허드슨강에 내리겠습니다"였다.[23]

이 대화들이 오가는 동안 기장 설렌버거와 부기장 스카일스는 엔진 재가동과 이어지는 체크리스트 항목 점검 완수에 대해 계속 이야기를 나누었고, 항공기 착륙 계획도 의논했다. 이렇게 주거니 받거니 한 결론에 따라, 마침내 설렌버거는 승객들에게 충격이 있을 테니 벨트를 매고 꽉 붙잡으라고 안내방송을 했다. 그 절박한 상황에서 설상가상으로 조종석 여기저기에서 알람 소리들이 울렸는데, 고도나 지상과의 근접도 때문이었다. 1549편이 레이더망에서 더 내려가자 하튼은 뉴어크 공항이 이들에게 단 하나 남은 옵션이라고 제안했는데 아무런 답신도 받지 못했다.

1549편은 조지워싱턴 다리 근처로 하강했고, 설렌버거와 스카일스는 계속 항공기를 조종해가면서 마지막 순간까지 착륙 계획에 따라 진행했다. 심지어 그 상황에서도 설렌버거는 부기장에게 혹시 무슨 다른 생각이 있느냐는 질문까지 했다. 결국 오후 3시 31분 무렵 항공기는 허드슨강에 착륙했다. 새와 부딪힌 순간 이후로 겨우 4분이 지난 시각이었다.

강에 착륙한 설렌버거는 조종석을 나와 항공기에서 내리라고 지시했다. 3명의 승무원들이 즉시 행동에 돌입했고 승객들을 안전하게 출구로 데려갔다. 이들은 공기 주입식 래프트가 활성화하지 않은 출구와 수상 착륙 시 탈출하기에 부적합한 출구를 제외한 나머지 출구로 승객들을 인도했다. 항공기 승무원들이 나중에 한 말에 따르면, 항공기에서 빠져나가는 과정은 시간을 잘 맞추었고 질서정연했다고 한다. 승무원들은 승객들이 항공기를 빠져나갈 수 있도록 계속해서 도왔다. 시트 쿠션과 구명도구도 제공했다. 설렌버거와 스카일스는 고장 난 항공기로부터 마지막으로 빠져나가기 전에 2명의 승객을 조종석을 통해 내보냈다. 결국 이 사건으로 인한 사망자는 단 1명도 없었고 5명의 중상자만 있었다. 마땅하게도 이 사건은 '허드슨강의 기적'이라고 알려졌다.

이 기적에는 운도 기여했지만 운만으로 일어난 일은 아니었다. 팀원들은 이 사건이 일어나기 전에 항공업계에서 수십 년간 연구한 팀워크와 동료 관계 기술을 사용하여 위기의 순간에 효율적이고 효과적으로 업무를 수행했다. 특히 과거에 같이 일한 경험도 많지 않은 승무원들이 팀원으로서 제 역할을 했다. 의료계에서도 이 광경을 볼 수 있어야 한 다. 제로 함에 근접하기 위해 의료조직은 크든 작든 신뢰 기술과 관계 기술을 직원들에게 확산해야 하며, 또한 안전과학이 개발한 효과적인 도구들을 활용해야 한다.

의료조직들이 필수적으로 따를 만한 사례는 시카고 애드버킷 헬스케 어의 경험이다. 2015년에서 2017년 사이에 애드버킷 헬스케어는 조직 의 모든 병원들에 고신뢰 부서(HRUs, High Reliability Units)를 만들었다. 그 리고 3개월간 집중적으로 팀들을 훈련시키고 팀에 안전 코치를 제공해 서 안전과학과 보편적 기술을 연수하게 했다. 리더들이나 코치들도 '계 획(Plan)-실행(Do)-학습(Study)-행동(Act)'이라는 지속적 품질 향상법을 익혔 다. 이 방법은 부서의 안전 문제를 해결하는 데 도움이 되었다. 안전에 대한 투자는 그만한 성과가 있었다. 고신뢰 부서들은 의료관리품질조사 국의 병원 조사에서 비(非)고신뢰 부서에 비해 여러 차원에서 높은 환자 안전문화 점수를 받았다. 그 범위들은 '부서나 과의 팀워크', '조직 학 습', '실수에 관한 피드백과 의사소통', '의사소통의 개방성', '환자 안전 을 위한 상사-매니저의 지원' 등이다. 이런 향상된 기술들 덕분에 안전 에 관한 인식이 높아졌고, 그 결과 안전이 더 강화된 것이다.

의료계의 각 팀들이 이런 기술을 훈련받는다면 그 부서와 조직은 어 떻게 기능하게 될까? 팀들이 함께 잘 움직이고, 의사소통이 잘되고, 안 전 문제를 쉽게 제기할 수 있고, 새로운 해결책을 가지고 자유롭게 실험 해볼 수 있고, 실패를 더 정직하고 철저하게 평가할 수 있다면, 그렇게 만 된다면 위해를 입는 환자가 얼마나 줄어들겠으며, 상해를 입는 직원은 또 얼마나 줄어들겠는가? 항공기가 허드슨강에서 기적을 이루어냈다면 '의료에서의 기적'도 가능할 것이다. 궁극적인 기적은 제로 함이다. 한 번에 하나의 특출한 팀을 만들어가면서 그것을 일구어내야 한다. 의료계는 나날이 복잡성이 커지고 있어서 눈에 띄게 성장하지는 못할 것이다. 더 많은 기관들이 제각기 스스로 더 효과적인 팀을 만들려고 노력하지 않는다면 말이다. 여기서는 그러리란 희망을 갖자고 이런 논의를 하는 것이다.

Chapter 6 요약

- ✓ 의료의 복잡성을 감안할 때, 제로 함이라는 예외적이고 특별한 성과를 만들어내려면 우리 모두가 함께 노력해야 한다. 우리의 환자와 그 환자의 가족들이 그것을 기대하고 있다.

- ✓ 팀워크는 거저 생기는 것이 아니다. 타고나는 재능이 아니라, 가르침을 받아서 배우고 익혀서 이루는 것이다.

- ✓ 보편적 기술은 관계 기술이든 신뢰 기술이든, 동료 관계와 팀워크에 훌륭한 기초가 된다. 물론 여기에 상황 인지나 리더십을 유지하는 것이 특별히 도움이 된다고 입증되었다.

- ✓ 관계 기술을 사용해서 권력 거리를 줄이면 직원들끼리 한 팀이라는 생각을 하게 할 수 있다.

- ✓ 트리플 플레이는 팀이 보편적 기술과 팀워크 기술을 최고로 훈련하는 데 아주 효과적이다.

공정
문화

– 주디스 이월드

주디스 이월드는 HPI-프레스 개니의 시니어 매니저로서, 복잡한 시스템에 몸담은 사람들의 성과를 개선하기 위해 자문을 수행하고 있다. 개별 병원과 지역 의료 시스템, 그리고 대단위 의료 시스템을 위해 포괄적인 신뢰 개선 프로젝트와 안전문화 개선 프로젝트를 관리하고 참여하고 있다. 의료와 관련된 운영 리더십 컨설팅 분야에서 30년 이상의 경험을 쌓았고, HPI에서 일하기 전에는 노던 버지니아에 소재한 이노바 헬스 시스템에서 부사장으로 있었다. 행정학 분야의 석사 학위, 의료 품질과 관련하여 보건의료품질 공인 전문가 자격증이 있다.

업무와 직결된 직원이 안전사고 혹은 사고가 일어날 뻔했던 일을
보고하기를 불편해한다면 조직은 발전할 수 없다.
이번 챕터에서는 공정문화에 대한 개념을 고찰한다.
'공정문화'란 비처벌적인 조직 문화다.
이 문화가 정립된 조직에서는 리더가 직원들을 질책할 때 사려 깊게 하고,
직원들은 안전을 위해서 자신도 문제를 제기할 권한이 있다고 느낀다.
공정문화를 탄탄하게 조성하려 하는 의료조직에서
시도할 만한 일들을 소개한다.

―

　알리사 신은 임신 24주차에 태어났다. 몸무게는 1파운드(약 0.45킬로그램)가 겨우 넘을 정도로 작았다. 그래도 조산아에게서 일어날 수 있는 생명을 위협하는 합병증이 없었고 스스로 호흡도 할 수 있었기 때문에 부모는 낙관적이었다. 물론 알리사는 몇 주 동안 입원해서 검사도 자주 받고 특수 영양 투여도 받아야 했지만, 의사들은 부모에게 예후가 좋다고 말했다. 그러던 어느 날 아침, 병원에 도착한 알리사의 어머니는 아기가 병원 직원들에게 둘러싸여 있고 위험 관리 디렉터까지 와 있는 것을 보고 충격을 받았다. 어머니는 스태프들로부터 알리사의 완전 비경구 영양법이 잘못되었다는 말을 들었다. 영양 공급액에 아연이 정량보다 11배 가까이 들어갔다는 이야기였다. 혈액 속에 아연이 과도하게 많으면 심혈관계 기능에 영향을 미치고 극단적인 경우에는 치명적이다. 알리사의 심박은 이미 떨어져 있었다.

의료진은 할 수 있는 것을 다 했다. 정맥주사액을 통해 아연을 결합시켜 제거하는 킬레이션 요법(chelation therapy)도 했다. 심폐소생술도 여러 번 시도했다. 그러나 약 5시간 후 알리사는 사망했다. 약품부서에서는 완전 비경구 영양법을 준비한 약물 테크니션에게 제재를 가하고 벌금을 물렸다. 그리고 용량 계산을 재확인한 두 명의 약사에게도 같은 징계를 내렸다. 병원이 그 테크니션을 해고하겠다고 위협하자 그는 자진 사퇴했다.

그로부터 수개월 후 이 사례가 대중에게 공개되자 알리사가 사망한 사고는 비단 한 테크니션의 무능력 때문만이 아님이 밝혀졌다. 시스템과 프로세스 전체의 문제가 부각되었다. 완전 비경구 영양을 준비하는 보조장치의 문제, 지시를 기입하고 확인하는 일의 비일관성, 약품부서의 공포와 응징의 문화까지 여러 가지가 문제였다. 알리사에 대한 영양 계산법에 실수가 일어난 당일 그 테크니션은 매니저에게 야단을 맞았다. 완전 비경구 영양에 관한 의사의 지시 사항을 굳이 다시 계산하느라 시간을 낭비한다는 이유 때문이었다. 이 테크니션은 계산을 다시 하는 습관이 있었는데, 그럴 만도 했다. 의사들의 지시 방식에 일관성이 없었기 때문이다. 완전 비경구 영양액에 들어가는 성분들의 양을 정할 때, 어떤 의사는 아기 몸무게를 기준으로 했고, 다른 의사는 액체 전체의 양을 기준으로 했다.

이 문제를 병원이 미리 알았다면, 알리사의 어머니가 아이를 낳기 전에 알았다면, 알리사는 지금 살아 있을지도 모른다. 그러나 병원은 몰랐다. 그 까닭은 시스템의 문제점을 가장 잘 아는 사람들인 일선 직원들이 문제 제기를 할 권한이 있다고 느끼지 못했기 때문이다. 이들은 안전과 연관되는 문제를 알더라도 혼자 담아두고 끝냈다. 윗사람이나 조직 내의 다른 사람이 응징할까 봐 두려웠기 때문이다. 알리사가 죽은 후에도, 병원이 시스템에서 문제의 원인을 조사하지 않고 직원들을 비난하는 방식으로 대응하여 문제는 더 복잡해졌고 시스템 문제에 대한 정보도 묻혀버렸다. 결국 이 문제가 세상에 공개되기 전까지, 이 기관의 신생아 중환자실에 입원한 아기들 모두는 알리사를 죽음에 이르게 한 투약 실수로 고통받을 위험에 방치되어 있었다.

알리사의 사망, 그리고 관련 의료종사자들의 경력에 초래된 불행한 결과는, 안전전문가들이 이야기하는 '공정문화'가 이 병원에 없었던 데서 기인했다. 공정문화란, 조직이 시스템에 대한 책임을 지고 팀원들을 공정하게 대우하는 한편, 조직 내 팀원들은 시스템의 결함에 대해 문제 제기를 하는 책임을 지는 식으로 모든 직원이 책임을 공유하는 비처벌적인 문화다.[1] 고신뢰 조직인 원자력발전 산업이나 항공업계는 40년 전부터 공정문화 원칙과 실천 방법을 개선하기 시작했는데, 이는 신뢰와 안전을 개선하기 위한 기획의 일환이었다.[2] 의료계의 경우는 2000년대 들어 영국에서 처음 공정문화 원칙을 지지하는 움직임이 시작되었다. 2001년 영국은 국민건강서비스(NHS, National Health Service)의 시설 전반에 걸쳐 환자 안전을 위한 문화와 실천을 지지하고 지원하기 위해 국립환자안전청(NPSA, National Patient Safety Agency)을 설립했다.[3] NHS가 실수와 안전사고로부터 배우지 못하는 이유는, 매니저들이 직원들의 실수에 관해 직원을 처벌해야 하는 경우와 시스템 문제에서 불거져 나온 결과로 봐야 하는 경우를 구별하지 못했기 때문으로 판명되었다. 이 점에 착안한 NPSA는 시스템 전체에 공정문화의 원칙을 전달하는 도구를 연구하기 시작했다. 그 도구 중 하나가 사건 결정 계통도(Incident Decision Tree)였다. 이것은 리더들이 유책성을 평가하는 데 도움이 되었다. 당시만 해도 심각한 환자 안전사고와 관련된 NHS 직원의 약 80%가 업무에서 배제된 상태로 수사를 기다리고 있었다.[4]

영국이 사건 결정 계통도를 도입한 후 미국 의료계는 공식적인 공정문화 프로그램과 함께 그와 유사한 알고리즘을 시행했다. 안타깝게도 이런 노력에도 불구하고 결과는 좋지 않았다. 의료관리품질조사국은 600여 곳의 병원을 대상으로 안전문화에 관해 조사했다. 공정문화와 관련된 문항은 3개였다. 첫째, 직원들이 자신이 한 실수 때문에 다른 사람들이 자기를 나쁘게 볼 것이라고 생각한다. 둘째, 사건을 보고하면 그 문제가 아니라 사람을 낱낱이 평가할 것이라고 생각한다. 셋째, 직원들은 자신의 실수가 영원히 기록에 남을 것이라고 걱정한다.[5] 2016년 이 3가지 질문의 점수를 합산한 결과 전체 조사에서 점수가 가장 낮았고, 45%만이 긍정적으로 답변했다.[6] 조사 이후 수년이 지난 뒤에도 결과는 비슷했다. 마찬가지로, 미국 보건복지부가 출판한 2009년 조사 결과도 병원 직원들이 7번의 실수나 안전사고를 보면 그중 1건꼴로 보고한다고 추정했다. 안전 문제가 일어날 수 있으면 조직이 주목하도록 해야 하는데 그러지 않는 가장 큰 이유는 응징에 대한 두려움이었다.[7] 직원들이 실수를 보고해주지 않으면, 조직은 고칠 기회를 잃는다. 연구가 더 필요하지만, 실수나 안전사고 외에 안전하지 않은 여건(또는 사건이 곧 닥칠 상황)에 대해서도 적게 보고하는 경향이 많을 것이다.

제로 함에 다가가려는 의료조직은 안전문화의 일부로서 공정문화를 개발하고 유지하는 데 보다 확고한 소신을 가질 필요가 있다. 이제 공정문화에 관해 살펴보고, 공정문화를 정립하려 하는 조직이 취할 수 있는 조치도 함께 살펴보자.

공정문화와 유책성의 기준

안전 이론가인 제임스 리즌은 1990년대 말에 신뢰가 가득한 분위기를 표현하기 위해 '공정문화'에 관해 언급했다. 이 문화에서는 직원들이 안전에 관해 필수적인 정보를 자유로이 공유할 수 있고, 안전한 행동과 안전하지 않은 행동도 분명히 구별할 수 있다고 느낀다.[8] 리즌의 지적처럼 조직의 공정문화는 안전문화와 관계가 밀접하다. 왜냐하면 공정문화가 만드는 신뢰 덕분에 사람들이 더 기꺼이 안전에 관한 문제를 찾아내기 때문이다. 그런데 비처벌적인 문화는 모든 행동의 기준, 모든 처벌을 포기하는 것일까?

그렇지는 않다. 공정문화 개념을 정의한 리즌도 받아들일 수 없는 행동이 있다는 것은 인정한다. 그도 말했듯이 수용 불가능한 행동의 기준은 해악을 의도한 행동이나 의도적인 부주의, 무모함 등인데, 이 행동들은 환자와 지역사회에 대한 우리의 의무가 아니다. 이는 의료 전문직의 가장 중요한 원칙인 '첫째, 해악을 끼치지 마라'는 말에도 함축되어 있다. 리즌은 이렇게 말했다. "공정문화를 크게 좌우하는 것은, 수용 불가능한 행동을 안전하지 않지만 비난할 수 없는 행동과 구분하는 기준에 대한 합의다."[9]

조직이 공정문화 안에서 유책성의 기준을 설정하는 방법을 이해하려면 사람이 어떻게 실수를 범하게 되는지에 대해 알아본 내용을 상기해야 한다. 챕터 5에서 보았듯이, 사람의 경험 중 시스템 때문에 생기는 실수는 3가지다. 첫째는 기술 기반 실수다. 이것은 '자동 조종' 모드처럼 기계적 업무를 반복할 때 발생한다. 둘째는 규칙 기반 실수인데, 학습한 규칙 또는 원칙을 익숙한 환경에 적용해서 문제를 해결하려 할 때 발생한다. 셋째는 지식 기반 실수다. 이것은 익숙하지 않은 환경에서 업무를 하고 있는데 내부 규칙이나 경험이 없을 때 발생한다. 기술 기반 실수에는 부정확함(업무를 정확하게 하지 못하는 것), 착오(업무를 빠뜨리는 것), 그리고 서투름(업무를 익숙하게 하지 못하는 것)이 있다.

　기술 기반 실수를 범한 사람들을 비난할 순 없다고 생각하는 경향이 있는데, 임무를 수행할 수 없는 상태임을 알면서도 하거나 주어진 일에 충분히 주의하지 않은 경우라면 어느 정도 의도적일 수도 있다. 규칙 기반 실수에는 의도가 크게 작용한다. 일부러 규칙을 잘못 적용하거나 의식적으로 규칙을 안 지키려는 결정을 할 수 있다. 지식 기반 실수 역시 의도적인 경우가 있다. 과제를 정확하게 수행하는 데 필요한 도움이나 전문성을 구하지 않은 경우가 이에 해당한다. 조직에서 유책성을 평가할 때는 종사자가 어떤 종류의 실수를 범했는지, 그의 행동에 의도가 얼마나 작용했는지 고려해야 한다.

　리즌은 유책성의 결과와 평가를 구분함으로써 유책성을 새로 조명했다. 12시간째에 교대하게 되어 있는데 14시간 연속으로 일하고 있는 젠이라는 간호사를 생각해보자. 동료가 아파서 결근하는 바람에 돌보는 환자 수도 평소보다 2배가 된다. 표준적인 체크를 다 수행했지만 한 환자에게 필요한 약의 농도를 모르고 잘못 넣어서 두개골 내 출혈이 발생했다. 다른 간호사 벤도 비슷한 실수를 저질렀는데, 그는 교대하자마자 실수했다. 투약을 하려고 했는데 마침 휴대전화 메시지를 확인하느라 산만해진 탓이었다. 벤은 환자의 이름과 출생일을 체크하지 않았다고 실수를 직접 보고했다. 벤의 환자에겐 안전사고가 발생하지 않았다.

　분명히 벤의 행동에 더 큰 유책성이 있지만, 조직에서 유책성의 결과를 가지고 엄격하게 따진다면 벤이 아니라 젠을 처벌할 것이다. 젠의 실수는 환자에게 해악을 야기했지만 벤의 행위는 그러지 않았기 때문이다. 해악이 발생하지 않았다면 문제도 없다는 접근 방법은 문제가 있다. 조직이 정직하게 실수를 말하는 사람들을 지원하지 못한다는 점이다. 또한 잘못된 선택을 하는 사람들을 지도하고 안내하지 못하며, 실수를 야기하는 시스템 문제도 고치지 못할 수 있다. 공정문화의 원칙에 따르면 조직은 실수가 얼마나 많은 해를 끼쳤는지와는 독립적으로 유책성을 평가해야 한다. 그렇게 해야 안전을 개선할 수 있는 가능성을 극대화한다.

공정문화 조성하기

유책성에 대한 판단은 그리 간단하지 않다. 리더들이 알고리즘을 적용해서 빨리 할 수 있는 일이 아닌 것이다. 아마도 많은 의료종사자들이 자신이 속한 조직이 처벌을 좋아한다고 생각할 것이다. 조직이 사려 깊게 접근하기보다 유책성을 평가하는 규정 혹은 알고리즘이나 만들기 때문인 탓도 있다. 알고리즘을 적용하면, 조직은 상황들의 미묘한 세부 사항을 놓칠 가능성이 있고, 그 결과 개별 종사자들의 정의감을 다치게 하고, 결국 공정문화가 탁상공론과 별다르지 않다는 확신을 심어주게 된다. 공정문화를 정립하는 데 성공하려면 조직이 이를 '또 하나의 사업'으로만 봐서는 안 된다. 매일 적용하고 살아야 하는, 지행(知行)을 일치시킬 사고방식으로 봐야 한다. 공정문화의 원칙은 리더들이 행동으로 모범을 보이고 업무 감독자도 자신의 의사결정에 접목해야 한다는 것이다. 궁극적으로 탄탄하고 지속적인 공정문화를 위해 조직이 충족해야 하는 요건은 다음 4가지다. 공정문화를 위한 안전관리 체계로서 체계적으로 최선을 다해 실행해야 할 요건들이다.

요건 1: 리더십

실행 관리를 도모하기 위해 조직은 공정문화추진위원회를 만들고 이 일을 총괄할 책임을 위원들에게 맡겨야 한다. 간호부장, 의료부장, 인사처의 부처장급 등 조직의 실행 리더십 팀의 대표가 위원장을 맡아야 한다. 조직 전체의 부서별로, 이를테면 환자 안전, 품질 개선, 위험 관리, 조직 개발, 간호, 의료직, 임상지원부(병리, 방사선 등) 그리고 비임상지원부(기술, 환경 서비스 등)의 대표들로 위원을 선임해야 한다.

구성이 끝나면, 위원회는 신중하게 준비한 캠페인을 시작해서 조직의 공정문화 원칙과 실천 사항을 직원들에게 전해야 한다. 시스템이 야기한 실수에 대해 개인들을 불공정하게 처벌하면, 설령 리더가 나중에 그 처벌을 취소하더라도 직원들이 당혹감과 억울함을 느낄 수 있다. 당연한 이야기지만, 유책성과 관련된 대부분의 결정은 반드시 인사부서나 심사부서의 대외비로 한다. 따라서 공정문화를 뒷받침하는 노력을 전부 공지해야 하는 것은 아니다. 리더들은 공정문화에 대한 조직의 소신을 알릴 때, 이 문화의 개념, 공정문화가 어떻게 안전을 증대시키는지에 대한 조직 나름의 의미, 그리고 유책성을 평가하는 프로세스, 유책성을 적절하게 관리하고 학습 환경을 조성하고자 하는 집행부의 의지 등을 확인해줘야 한다.

공정문화의 원칙에 대한 소신을 보여주려면 리더들도 다양하게 활동해야 한다. 좋은 의도로 안전사고를 보고하거나 안전에 관해 문제 제기를 한 개인들에게 공개적으로 감사를 표하고, 리더나 매니저가 수행과 관련된 평가를 할 때는 공정문화 원칙을 적용하며, 안전과 관련하여 시스템이나 프로세스의 문제를 수정하기 위한 조치를 공개하고, 안전과 관련된 시스템 문제나 프로세스 문제를 제기한 개인들에 대한 응징이나 뒷말을 중단시키기 위한 조치를 즉각 취해야 한다. 리더들이 이런 조치들을 일관적으로 추진하면 직원들도 공정문화가 실재함을 알게 될 것이다. 그러면 시스템의 공정성에 대한 직원들의 신뢰도 높아질 것이다.

요건 2: 정책과 프로그램

조직들은 공정문화를 하나의 정책으로 실행함으로써 이 문화가 확산되도록 도모할 수 있다. 의료조직은 대부분 다양한 인사정책이나 규정을 갖추고 있는데, 이는 주로 성과 관리와 관련 있다. 그중에는 점진적 징계(구두 면담, 문서 경고, 정직 처분으로 이어지는 일련의 프로세스), 안전사고 발생 시에 유책성을 평가하는 지침이 있다. 공정문화추진위원회는 별도의 정책을 만들어서 조직의 공정문화 원칙과 실천 사항을 상세히 규정하고, 이를 기존의 문서와 어떻게 접목할지 결정해야 한다. 원칙과 실천 사항에는 다음의 내용을 확인하는 문장이 들어가야 한다.

- 안전과 제로 함의 중요성
- 사람들이 문제 제기를 하도록 격려받는다고 느낄 수 있는 업무 환경을 조성하고자 하는 조직 차원의 바람
- 모든 사람을 존엄과 존중으로 대하는 일의 중요성
- 정직한 실수는 처벌하지 않고, 사실관계에 따라 점진적인 징계를 한다는 의도
- 모든 직원이 현장에서 가르치고 배움으로써 성과를 개선할 수 있는 학습 환경을 조성하고자 하는 조직 차원의 바람

조직은 또한 의사와 간호사들의 동료 심사에 관한 정책을 검토해야한다. 진정으로 공정해지기 위해서는, 모든 전문직역의 구성원들에게 동일한 공정문화의 원칙을 동등하게 적용해야 하기 때문이다.

대다수 의료조직은 공정문화 정책의 일부로 알고리즘을 개발함으로써 유책성을 평가하고 관리하는 리더들에게 도움을 주고 있다.[10] 보통은 알고리즘에 일련의 질문을 포함시킴으로써, 사용자들이 4가지 '범주' 혹은 '테스트'를 따라가면서 개인의 행동, 동기 그리고 행태를 통찰할 수 있도록 안내한다(그림 7-1). '행동의 고의성 테스트(Deliberate Act Test)'는 안전사고에 관련된 개인들이 당시에 제대로 행동할 의도가 있었는지 여부를 질문한다. 해악을 의도한 사례에는 가장 높은 유책성이 부여되고, 이에 대해서는 법을 집행하거나 면허 관리 기관이 개입한다. 1980년대와 90년대 사이에 미국 병원들에서 마이클 스완고라는 의사가 60명이나 되는 환자들에게 독을 주입하거나 과용량의 약을 투여한 사건이 있었다. 이것이 바로 유책성의 사례다.[11]

직원이 해악을 의도하지 않았으면 다음 질문으로 넘어간다. 업무 수행에 부정적인 영향을 미칠 수 있는 불능 상태(Incapacity)로 고생하고 있었는지 묻는다['불능 상태(Incapacity) 테스트']. 불능 상태에는 질병 또는 처방 약제에 대한 반응, 그리고 약물 남용 같은 것이 포함될 수 있다. 때로는 질병이나 장애가 미세하게 점진적으로 나타나는데, 해당 개인은 그것 때문에 자신의 업무 수행에 영향이 있는지조차 알 수 없을 수도 있다. 예를 들면 병원 영양부서의 직원이 제한식을 하는 환자에게 다른 음식을 전하는 일이 발생할 수 있다. 그 직원은 환자의 이름과 출생 연도를 확인했다고 말하지만, 시력검사 결과 그 직원에게 안경이 필요하다는 사실이 드러날 수 있다. 조직은 이 사례의 경우 장애가 없는데 그런 사

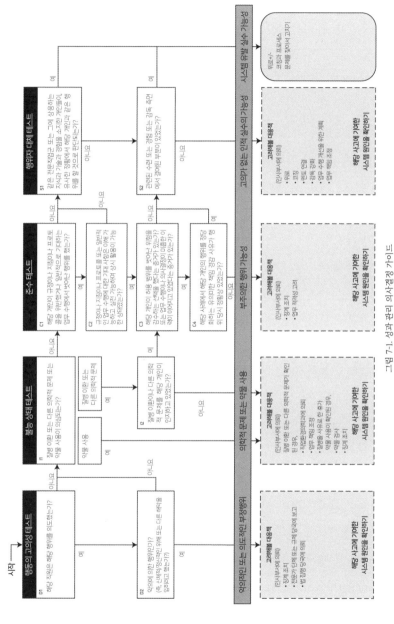

그림 7-1. 성과 관리 의사결정 가이드

[출처: 제임스 리즌의 '안전하지 않은 행위의 과실 정도를 정하기 위한 결정 계통도'(영국 국립환자안전청)를 수정함]

고를 내는 경우보다는 유책성이 적다고 판단할 것이다.

의도와 불능 상태 2가지가 테스트에서 배제되었다면, 다음 단계에서는 규정 준수 여부에 대한 질문을 검토한다['준수(Compliance) 테스트']. 업무 수행에 관한 문제는 흔히 규정이나 프로세스나 프로토콜을 따르는 데 실패했다는 사실을 반영한다. 그러나 조사자들이 검토해야 하는 사항으로, 해당 직원이 그 규정에 접근할 수 있었는지 여부와 규정 자체가 이해 가능한 것인지 여부, 그리고 그 규정이 일상적으로 활용되고 있는 것인지 여부가 있다. 이런 질문에 대한 답이 '그렇다'라면, 달리 정상을 참작해서 유책성을 경감할 상황이 없는 한 개인의 유책성을 인정할 수 있다. 한 테크니션이 소아 환자에게 유효기간이 지난 백신을 투약했는데, 투약하기 전에 날짜를 확인하지 않았다는 사실을 인정했다고 하자. 그리고 백신을 확인하는 규정, 즉 약이 맞는지, 용량이 맞는지, 그리고 유효기간은 지났는지 등을 체크하도록 하는 그 규정이 명료하게 기술되어 있고 다른 테크니션들도 일상적으로 활용하고 있다고 하자. 이 경우 이 테크니션은 유책성을 감당해야 할 것이다.

이제 조사자들이 다른 모든 테스트를 했다면, 유사한 수련 이력과 경험이 있는 다른 사람들도 동일한 선택을 했을지 여부를 검토해야 한다['행위자 대체(Substitution) 테스트']. 범위를 지나치게 넓게 잡아서 일반화하면 안 된다. 예를 들면 "방사선과 의사 중에는 내과 의사와 컨설팅할 때 적극적으로 환자를 확인하는 사람이 없다"라는 식으로 하면 안 된다. 상식적으로 행동하고 매너가 성숙한 동료도 그 당시 같은 상황에서 어떻게 대응할지를 평가해야 한다. 행위자 대체 테스트는 수련이나 임상 경험 또는 감독이 의사결정에 영향을 미쳤는지도 평가한다.

조직은 공정문화 알고리즘을 시행할 때 이미 사용하는 용어를 반영하도록 알고리즘을 용법에 맞춘다거나, 조직의 구체적인 조치나 정책, 절차 등에 부합하게 맞추는 일을 검토하는 것이 좋다. 조직에 따라서는 성과에 관한 문서 기록도 나오도록 해주는, 문서 도구로 변환된 알고리즘 버전을 개발하고 싶어 할 수 있다. 예를 들면 버지니아 코먼웰스 유니버시티 헬스 시스템(VCUHS, Virginia Commonwealth University Health System)은 조직에 맞는 성과 관리 의사결정 계통도(Performance Management Decision Tree)를 만들고 싶어 했다. 조직의 리더들은 다른 업계나 의료조직들의 사례를 검토했다. 그중 어떤 사례도 VCUHS와 잘 맞는 것 같지 않았다. 왜냐하면 VCUHS의 문화, 언어 및 정책에 맞출 만큼 충분히 구체적이지 않았기 때문이다(예를 들면 다른 조직의 알고리즘들은 단계적 징계와 관련된 인사관리 정책에 관해서 VCUHS의 관리자들에게 물어보도록 되어 있지 않았다). VCUHS의 공정문화추진위원회는 급속한 개선 사이클의 원칙을 적용해서 다양한 버전의 알고리즘을 개발하고, 이 조직에서 일어났던 실제 안전사고 사례를 가지고 일선의 관리자들과 함께 알고리즘들을 검증했다. 그다음 피드백을 최종적으로 'VCUHS를 중심으로 한' 버전의 알고리즘에 접목했다.[12] 알고리즘이 징계 조치가 적절할 수도 있겠다는 사실을 지정해주면, 징계 조치를 안내하는 구체적인 VCUHS의 규정이 나와서 참고하도록 되어 있다.

요건 3: 홍보

추진위원회가 조직의 규정과 관련 도구들을 완성하고 이것들이 공식적으로 승인을 받으면, 다음 단계는 그 규정과 자료를 조직 내에 전하는 것이다. 공정문화에 관한 메시지를 포스터나 뉴스레터, 인트라넷 또는 경영진의 이야깃거리, 공청회 등과 접목시켜 전하면 된다. 의사소통 하나로 행동이 바뀌는 것은 아니지만, 그래도 이런 일은 리더들의 소신과 규정의 내용을 확인하는 데 도움이 된다. 메시지 전달에서 강조할 부분은 공정문화에서 개인이 하는 역할이다. 개인의 역할은 공개적으로 확인하고, 보고하고, 실수에 대해 논의하고, 동료끼리 확인하고 이끌어주는 것이다(챕터 5). 항공업계와 같은 고신뢰 산업계를 보면 조직에서 징계조치를 유보하는 경우가 있다. 예를 들면, 안전사고나 성과 문제에 관계된 사람이지만 자기 보고서를 작성하고 원인 해결과 대응 계획 프로세스에 참여함으로써 자신의 역할을 다하는 경우가 해당된다(물론 부주의나 고의적인 일탈 행동이 있다는 증거가 없는 경우에 한해서다).[13]

조직은 또 공식적으로 리더들에게 공정문화의 원칙과 도구에 관해 교육하고, 이 연수 과정은 신임 리더들에게도(외부 채용이든 내부 승진이든) 제공해야 한다. 공정문화에 관한 연수 과정에는 원칙과 규정에 대한 검토뿐 아니라 시나리오 기반 학습도 포함된다. 참여자들은 조직의 성과관리 의사결정 지침(PMDG, Performance Management Decision Guide)을 실제로 적용해보는 훈련 기회를 가져야 한다. 시나리오는 조직이 경험한 실제 사례로 해도 되고(이름은 익명화한다), 외부에서 구해도 된다. 다음 박스에서는 교육 프로그램의 개요를 예시하고 2가지 사례를 소개한다.

공정문화 연수를 위한 개요의 예시 및 사례 연구

〈교육 시간 개요〉

I. 공정문화의 정의와 역사

II. 공정문화가 안전 및 신뢰에 관한 개혁의 일부가 되어야 한다는 강력한 논증

III. 성과 관리 의사결정 지침을 포함한 우리 조직의 공정문화 규정과 절차

IV. 성과 관리 의사결정 지침을 사례에 직접 적용하기. 처음에는 대단위 그룹에서 토론과 발표를 한 후 소그룹 활동을 하는 방식이 보통임.

V. 공정문화를 위한 리더십의 책임과 기대 사항

〈사례 분석 예시〉

사례 1: 마스터키

마이클은 올 세인츠 병원에서 밤교대를 하는 경비 책임자다. 지난 5년간 그곳에서 근무했고 2년 전에 지금의 자리로 승진했다. 마이클은 그동안 징계를 받은 적이 없고 업무 평가 내용도 탁월했다. 다른 직원들이나 동료들과의 사이도 좋았다. 저녁에 마이클이 하는 임무는 다른 경비원들을 챙기고 마스터키로 빌딩에 있는 모든 문을 잠그는 것이다.

문제의 저녁때, 마이클은 일주일간의 휴가를 마치고 돌아와 있었다. 아내가 쌍둥이를 출산했기 때문이다. 쌍둥이가 잠을 잘 자지 않았기 때문에 집안의 삶이 힘들어졌다. 그래도 장모님이 도와주러 곧 오기로 되어 있었다. 마이클은 직장으로 복귀해야 한다고 생각했다. 동료 중 한 명으로부터 가족의료 휴가를 신청하는 방법도 있다는 이야기를 듣긴 했지만, 그 휴가를 신청하면 자신의 기록에 좋지 않게 반영될 것 같아 걱정되었기 때문이다.

마이클은 교대 시간 시작 때 낮 교대 경비 관리자로 일하는 관리자와 마주쳤다. 마이클은 그에게 잠이 너무 부족해서 교대 시간 동안 깨어 있으려면 최선을 다해야 할 것 같다는 말을 했다. 그러자 관리자는 등을 토닥여주면서 잘할 수 있다는 말을 건넸다.

밤 11시쯤 되자 마이클은 깨어 있기 위해 고군분투해야 했다. 그러다 커피를 마시러 카페테리아로 갔다. 재정부서의 직원이 그에게 오더니 프로젝트 때문에 늦게까지 일했는데 사무실 문을 잠그고 나와버렸다고 말했다. 마이클은 그 직원과 함께 가서 마스터키로 그녀가 말한 문을 열어주었다. 그때였다. 응급부서로부터 공격적인 환자를 챙겨주라는 긴급 연락이 왔다. 마이클은 급히 응급실로 뛰어갔다. 커피와 마스터키는 그 자리에 남겨둔 채로.

마이클은 응급부서의 직원을 도와서 공격적이었던 환자를 잘 누그러뜨렸다. 이후에야 그는 수중에 마스터키가 없다는 것을 알게 되었다. 다시 재정부서로 가봤지만 직원은 떠나고 없었고 마스터키도 없었다. 마이클은 병원 관리 책임자로부터 그 직원의 전화번호를 알아냈다. 전화를 걸었는데 그 직원은 자기에게는 마스터키가 없다고 대답했다.

이 사례에서 절도 신고나 분실물 신고는 없었다. 그렇지만 병원 측은 사전 주의 조치로 상당한 경비를 들여 모든 열쇠를 교체했다.

사례 2: 잘못된 모유

지난 9개월 동안 또 다른 사건이 별개로 일어났는데, 올 세인츠 패밀리 센터드 케어의 직원이 신생아들에게 먹인 모유가 바뀐 일이었다. 두 사건 모두 의학적으로 부정적인 결과가 생기지는 않았지만 산모들은 정서적 고통을 겪었다. 첫 번째 사건 이후, 조직은 산모들에게 모유를 유축해서 넣은 병에 이름과 아기의 생년월일을 적도록 하는 규정을 만들었다. 아기에게 모유를 먹이기 전에 간호사와 어머니가 서명과 출생일도 체크해야 하게 했다. 두 번째 사건 이후 병원 측은 모유 냉장고들이 '엉망'이라는 사실을 발견하고, 수천 달러를 들여 새 냉장고를 구입하고 환자별로 개인 모유병을 소지하게 했다. 위험 관리 부서에서는 바코드나 스캐닝을 시작하라는 제안을 했다. 그러나 그 병동의 직원은 그 권장 사항을 거부했다. 이유는 '고위험'도 아닌 일에 그렇게 시간을 많이 쓸 필요는 없다는 것이었다.

안젤라는 FCC의 간호사로 지난 7년간 근무했다. 관리자들로부터 늘 탁월한 직원이라는 평가를 받았고, 환자들과 동료들도 그녀를 좋아했다. 안젤라는 공동관리실행위원회라는 회의체에도 자신의 병동을 대표해서 참여하고 있었다. 문제의 그날, 안젤라는 새로 들어온 산모들을 돌보느라 분주했다. 환자 중 한 명이 안젤라에게 유축한 모유 병을 갖다달라고 요청했다. 냉장고에서 꺼내 오려고 했는데 그 환자의 칸에 모유 병이 없는 사실을 발견했다. 냉장고는 평소처럼 어질러져 있었다. 직원들과 환자들이 정해진 위치에 두지 않았기 때문이었다. 안젤라는 그 환자의 것으로 보이는 모유 병을 가져와 건넸다. 방을 나서면서 환자의 서명을 확인하고 먹여야 한다는 사실을 떠올렸다. 그런데 이미 환자는 모유를 먹이기 시작하고 있었다. 환자가 병을 돌려보았는데 서명과 출생 날짜가 적혀 있지 않았다. 이전의 사례에서와 마찬가지로 아기에게 별 탈이 생긴 것은 아니었지만 아이의 부모들은 무척 곤혹스러워했다.

개론 수준의 연수도 중요하지만, 그러한 교육 세션 한 번 한다고 해서 리더들이 공정문화를 꾸준히 지지하리라는 보장은 없다. 다음 단락에 소개하는 감독 프로세스 외에도 정기적으로 환기를 위한 연수를 제공하는 것을 고려해봄 직하다. 이를테면 관리 팀 회의를 하는 동안에라도 리더들이 공정문화에 관한 최신 논문이나 출판물을 리뷰하거나 추가 사례

연구를 가지고 토론하는 것도 좋다.

요건 4: 감독과 학습 시스템

규정이나 절차 그리고 메시지 전달 같은 기초적인 활동도 중요하지만, 조직의 문화가 공정한지를 판단하는 사람들은 결국 직원들과 의사들이다. 이들의 판단 기준은 안전 또는 성과 관리와 관련하여 실제로 문제가 생겼을 때 조직이 관련 당사자를 대하는 방식이다. 그러므로 조직은 리더들이 성과 관리 의사결정 지침을 일관되게 적용할 수 있는 프로세스를 정립해야 한다. 인사부서나 동료심사위원회가 성과 관리 의사결정 지침의 결정을 검토하고 승인할 수 있다. 특히 이 결정에 점진적 징계에 해당하는 어느 단계가 들어 있는 경우가 그렇다. 그 대안으로 조직이 공정문화검토위원회를 구성할 수도 있다. 이 위원회는 고위직 리더들과 관리자들 그리고 관련 직원들까지 포함하여 구성하고, 여기서 성과와 관련된 의사결정을 검토할 수 있다.[14]

또 조직은 공정문화를 지지하고 있음을 확인하기 위해 모니터링을 해야 한다. 이를 위해 선행 관련 지표, 실시간 시행 관련 지표, 그리고 결과 관련 지표를 모니터링한다. 선행 관련 지표에는 공식적인 안전문화에 관한 조사 결과나 혹은 덜 공식적으로 직원과 의사들을 대상으로 공정문화 성과를 평가한 조사 결과가 들어갈 수 있다. 조사 문항으로는 "우리 조직이 지금 공정문화 정립을 향해 긍정적으로 나아가고 있다고 생각합니까?", "우리 조직에서 공정문화의 실천 사례로 들 만한 것을 알고 있습니까?"와 같은 질문이 들어간다. 실시간 시행 관련 지표는 리더와 신임 리더 중에서 공정문화 교육을 이수한 사람의 비율, 동료 간의 확인이나 코칭에 관한 안전 성공 사례의 건수 또는 비율이다. 후자는 개인들이 공정문화에 대하여 책임을 지고 있다는 사실을 나타낸다. 결과 지표에는 성과 관리 의사결정 지침 또는 인사부의 감독 없이 수행된 징계 조치의 비율과 건수가 들어간다(이 수치들이 제로가 되어야 한다). 또 결과 지표에 들어가는 것은 전반적인 안전사고 보고(공정문화에 개인들이 책임을 지고 있다는 지표다)와 직원이 스스로 보고한 사건의 비율과 건수다.

공정문화를 시행하는 조직은 성과 관리에 관한 개별적인 의사결정을 대외비로 엄정하게 관리해야 한다. 또한 안전사고에 관한 이야기를 공유할 때는 공정문화에 대한 정보가 가능하면 많이 포함되도록 해야 한다. 예를 들어 자활센터에서 일하는 테크니션이 환자에게 투약하다가 알렉 윌리엄스에게 줘야 할 약을 알렉스 윌리엄스에게 주는 실수를 저질렀다고 가정해보자. 조사 과정에서 계약을 맺은 약국이 이 자활센터에 약을 공급할 때 환자의 이름만 기입하고 생년월일은 기입하지 않고 있음을 발견했다. 이 조직의 규정상 2가지 모두 기입해야 한다는 요건이 있음에도 그렇게 했다고 하자. 상황이 이러하므로 조직은 시스템적 원인에 의해 발생한 이 사고에 관해 이 테크니션을 징계하는 것은 적절치 않다고 판단했다. 이후 이 조직은 이 사고에 관해 다음과 같은 이야기를 공유했다.

안전사고 관련 공지 사항

최근 우리의 자활센터 중 하나에서 한 테크니션이 엉뚱한 환자에게 투약하는 일이 벌어 졌습니다. 두 환자는 성이 같았고 이름도 매우 비슷했습니다. 조사 과정에서 이 자활센 터의 약에는 환자 이름만 기입되고 출생일은 기입되지 않아서(약은 계약을 체결한 특정 약국에서 공급받고 있습니다), 환자들에게나 직원들에게나 위험한 상황이 만들어지고 있다는 사실이 밝혀졌습니다. 환자를 안전하게 확인할 수 있는 정보가 누락되었던 것입 니다. 이 사건 후 우리는 새로운 계약 약국을 정했고, 약에 환자의 이름과 생년월일을 포 함한 라벨을 붙이고 자활센터에 공급하도록 조치했습니다. 그 테크니션이 직접 이 실수 를 보고해준 덕분에 우리는 치명적일 수도 있는 시스템 문제에 관해 배울 수 있었습니 다. 환자나 직원들의 안전이 위험해진다고 생각하는 상황을 인식하면 반드시 가능한 한 빨리 관리자나 감독자에게 보고하십시오. 잠재적인 위협을 보고하는 일은 우리 모두가 안전한 하루를 만드는 데 도움이 됩니다.

우리의 실수로부터 배우기

1997년 환자안전재단(National Safety Foundation)의 루시언리프연구소 소 장이었던 루시언 리프는 미 의회에서 안전에 관해 증언하며 다음과 같 이 말했다. "우리가 의료에서 마주하고 있는 가장 큰 장벽은 바로 실수 했다는 이유로 사람들을 처벌하고 있다는 사실입니다."[15] 우리가 보았듯 이 그러한 처벌 때문에 일선 직원들이 안전과 관련된 실수를 보고하지 못하고 있다. 또한 조직이 시스템 문제를 전향적으로 고쳐나갈 수 있는 기회도 막고 있다. 공정문화는 항공기 승객이나 승무원에게 했던 것과 똑같이 환자와 의료종사자들의 안전을 극적으로 개선할 수 있다. 제로 함에 다가가려면 현재 의료조직이 신뢰를 쌓기 위해 하는 활동들을 더 기민하게 할 필요가 있고, 또한 직원들이 안전과 편안을 느끼도록 도모할 필요가 있다. 공정문화에는 모두의 힘이 필요하다. 관리자와 직원 모두가 하나의 소명으로 함께 노력해야 한다. 그 소명이 조직을 '더 좋은' 조직으로 만든다. 헨리 포드는 이런 말을 했다. "진짜 실수는 단 하나뿐이다. 어떤 실수로부터 아무것도 배우지 못하는 것, 그게 바로 진짜 실수다."[16] 이제 더 이상은 진짜 실수를 저지르지 말자. 모든 실수를 우리가 진료하는 시스템을 더 낫게 고치는 기회로 만들자.

Chapter 7 요약

✓ 공정문화는 책임을 공유하는 비처벌적 문화다. 조직은 조직에 대한 책임을 지고 팀원들을 공정하게 대할 책임을 진다. 그리고 팀원들은 시스템에 어떤 문제가 생겼을 때 문제를 제기할 책임을 진다.

✓ 공정문화에서도 유책성은 없어지지 않는다. 다만 책임을 물을 때 더욱 사려 깊으며 구조화된 방식으로 한다.

✓ 의료조직은 흔히 공정문화를 효과적으로 수행하는 데 어려움을 겪어왔다.

✓ 공정문화를 수행하는 데 성공하기 위해 조직에 필요한 것은 공정문화를 위한 안전관리 체계다. 여기에 필요한 요소들은 고위직 리더십의 소명과 헌신, 유책성을 결정하고 관리하는 분명한 지침, 그리고 현행 성과 관리 및 동료 심사 프로그램에 대한 접목, 리더 교육, 일관적인 적용, 그리고 진척 상황을 모니터링할 수 있는 지표 등이다.

Chapter 8

측정과
통제 루프

- 체리 스룹, 마틴 라이트

체리 스룹은 HPI-프레스 개니의 시니어 매니저다. 신생아 간호로 시작해서 40년 동안 다양한 의료계 경험을 쌓았고, 안전과 질, 성과 개선, 의료관리, 통합 자료 관리 분야에서 행정 또는 운영 리더십 책임을 맡았다. HPI의 기관 고객들과 함께 지난 10여 년간 일해왔고, 그 전에는 소아과사업체연합(pediatric business alliance)의 질과 안전 부분에서 자문위원으로 활동했으며, 연방정부의 지원을 받아 국가 공인 자료 표준과 측정에 대한 개발 업무를 수행하기도 했다.

마틴 라이트는 프레스 개니의 전략 컨설팅 디렉터로 주로 직원 솔루션을 담당하고 있다. 15년 동안 의료 시장 연구, 프로세스 개선, 환자 안전에 대한 업무에서 귀중한 경험을 쌓았다. 주로 의료종사자들의 경험에 집중하고 있고, 또한 조직문화를 개선하는 직원 솔루션을 개발하고 있는데, 그중에는 안전문화, 직원 참여, 의사 참여와 같은 항목들이 있다. 기관 고객들의 환자 경험과 직원 경험, 의료제공자 경험 등을 개선하는 것을 목표로 컨설턴트로 일했으며, 작은 병원부터 대규모 의료조직에 이르는 많은 고객을 컨설팅해왔는데, 현재 20명의 자문위원과 컨설턴트로 구성된 팀을 운영하고 있다.

조직은 안전을 개선하기 위해 조심스럽게 성과를 측정해야 한다.
챕터 8에서는 조직이 환자의 안전과 신뢰를 측정할 때 사용하는
업무-성과표(BSC, balanced scorecard)에 관해 설명한다.
또 논의할 것은 통제 루프(control loops)다.
통제 루프는 성과를 모니터링하고 이탈을 탐지하며 문제를 해결하고
또 시스템을 변화시켜 성과를 개선하는
일련의 안전관리 체계다.

.

—

의료계에서는 무엇을 측정할지 정하는 것부터가 막중한 과제다. 조직들은 재정 성과에서 환자 결과, 그리고 비용까지 매우 많은 프로세스를 운영한다. 여러 법률이나 규제의 기준에 따르면 측정 항목에는 인센티브 기반의 지불 체계, 시장 주도 혹은 이해당사자 주도의 기대치, 전략적 목적, 재정적 관리 의무, 그리고 안전이나 품질, 경험, 참여, 개입 및 효율 등과 관련된 개선 사업들이 포함된다.

특히 안전은 지능적이고 효율적으로 측정해야 하는데, 그러려면 혼선을 피하면서 '실질적으로 중요한 지표들'을 운용해야 한다. 현재 성과 수준을 파악하고, 소기의 성과를 달성하기 위해 들이는 노력이 결실을 제대로 맺고 있는지 파악해야 하는데, 이를 위해 리더들이 취할 방법은 무엇일까? 또 조직이 경로에서 벗어나 목표한 개선을 달성하지 못할 수도 있을 때 조기 경보를 알아차릴 방법은 무엇일까?

이번 챕터에서는 조직이 예방 가능한 위해를 제로로 만드는 여정에서 안전과 관련된 지표를 측정하는 방법에 관해 살펴본다. 대부분의 의료 조직이 세운 측정 체계는 핵심 성과 지표(KPIs, key performance indicators)가 중심인데, 이 체계는 측정치를 게시판에 표시해 실시간으로 상황을 쉽게 확인하도록 한다. 일반적으로 조직들은 핵심 성과 지표를 전략의 중심축과 연동해서 운용하는데[예를 들면 로버트 카플란과 데이비드 노튼의 '균형-성과표(balanced scorecard)' 접근법이 있다],[1] 이는 전체적인 관점에서 자료를 접목하는 방법이다(아래에서 설명함). 이런 측정 체계는 안전과 신뢰의 성과를 지속적으로 모니터링하는 기반으로서 특히 중요하다.[2] 그러나 측정 체계 내에서 모든 측정치가 동일하게 생성되는 것은 아니다.

우리가 논증하는 대로, 조직이 운용해야 하는 지표가 가져야 하는 속성들이 있다. 우선 전략적 목표와 연관되어야 하고, 대책을 세우는 데 의미가 있는 정보를 제공해야 하며, 포괄적이어야 하고, 직원들 사이의 바람직한 행동을 격려해야 하며, 이해하기 쉬워야 한다. 특히 조직은 안전과 질 측면의 성과를 3가지 차원에서 측정해야 한다. 바로 예방과 탐지 그리고 교정이다.[3] 안전과 신뢰라는 목적은 궁극적으로 위해와 관련된 실패가 생기기 전에 예방하기 위한 것이다. 따라서 조직에서 운용하는 지표는, 문제가 어떻게 일어나고 있는지를 파악하고, 일어난 문제를 해결할 유책성을 정립하며, 대책들의 궁극적인 결과도 알 수 있게 해줘야 한다.

안전 관련 지표에 대한 이해

고신뢰 조직에서 일반적으로 사용하는 기본적인 지표 체계부터 살

214

펴보자. 고신뢰 조직이 성과를 포괄적으로 측정하기 위해 자주 사용하는 것은 3단계 모형의 지표 체계다. 이 모형의 기획 의도는 첫째, 성과의 가능성을 예측하고, 둘째, 늦기 전에 기대치를 강화하거나 필요시에는 경로를 변경하고, 셋째, 위해와 고통을 예방하고 탐지하고 교정하는 일에 대한 효과를 검증하는 것이다. 세 유형의 지표가 이런 목적에 알맞다. 첫째인 선행 지표(leading indicators)는 조직이 달성할 수 있다고 믿는 것을 포착한다. 둘째인 실시간 지표(real-time indicators)는 조직이 실제로 어떤 성과를 내고 있는지 기술한다. 셋째인 결과 지표(lagging indicators)는 성과를 내기 위한 행동의 결과를 전달한다.

선행 지표는 의료조직이 성과를 얼마나 낼지 측정하기 위해 만든 지표인데, 이것은 조기 시스템 경고 신호로 고려해야 한다. 또한 이 지표는 특정 사고나 결과와 연관 있다고 알려진 활동의 변화에 대한 신호를 조기에 제공한다. 조직이 설정한 성과의 기대치에 근접하는 움직임과 그것으로부터 멀어지는 움직임을 반영한다.

예를 들어 안전문화와 직원 참여 조사를 연달아 몇 차례 시행하면, 예방 가능한 사고 건수의 상향 혹은 하향 가능성을 예측할 수 있다. 안전 성과와 직원 참여는 연관이 있는데, 작업장 안전을 위해 노력하는 직원일수록 조직이 안전에 관해 소명이 있다고 느낀다.[4] 효과적으로 의사소통하는 리더들은 직원들이 더 지지받는다고 느끼게 하고 안전 관련 환경을 더 긍정적으로 인식하게 해준다. 일반적으로 안전은 참여를 낳고 참여는 안전을 낳는다.[5]

조직의 안전문화와 신뢰문화의 성과가 어떻게 나아질지를 좀 더 알아보려면, 재정지표, 즉 직원 공석 비율, 직원 초과 근무 비율, 고위직과 운영진의 이직률, 영업 이익 등을 고려한다. 그 외에 리더들이 볼 만한 것은 고객 경험 지표인데, 환자가 또 진료받으러 올 의향이 있는지, 이곳을 추천할 의향이 있는지 등이 포함된다. 내부 직원 지표도 검토할 만한데, 이것은 리더와 의료인을 포함한 직원들의 안전문화 관련 인식, 단위 작업장별 회복탄력성, 그리고 조직의 전반적인 내부 구조 등이다. 마지막으로, 조직 전체의 전반적인 투명성에 대한 직원들의 인식, 조직이 전문적 기술이나 전문성 개발에 얼마나 주목하는지에 대한 인식도 추적할 수 있다. 이 모든 측정치를 얻으려면 환자 경험 조사 도구, 안전문화 조사 도구, 그리고 직원 참여 조사 도구와 이와 유사한 도구 등을 조합해서 활용하면 된다.

이상과 같이 안전 관련 성과가 앞으로 어떻게 될지 예측하는 지표가 있고, 추가로 두 번째 유형인 실시간 지표를 활용할 수도 있는데, 이 지표는 현재 시행하는 조치에 대해 직원들이 책임을 지도록 해준다. 이 지표는 프로세스들과 활동들의 신뢰를 측정하는데, 조건을 모니터링하는 시간대와 거의 같은 시간대에 측정치를 산출한다. 특히 리더와 관리자들이 라운딩 감독, 감사(監査), 기타 모니터링을 수행하고 이를 기초로 집단과 개인의 성과를 미리 명확히 규정해둔 기대치와 견주며 추적할 수 있다. 실시간 지표를 사용하면 성과와 관련된 긴급한 문제가 습관으로 굳어지기 전에 해결할 수도 있다.

실시간 지표들은 시간이 지나면서 조직의 안전문화나 신뢰문화가 성숙함에 따라 좋아지고, 또한 사람들이 바람직한 행동을 인지하고 이를 수행하고 습관적으로 하게 됨에 따라서 나아진다. 전형적인 측정 항목들은 의료종사자들이 케어 번들을 준수하지 않는 사례 발생 건수, 해결된 안전문제의 비율, 환자와 가족이 회진 때 제공한 피드백, 조직과 연관된 소셜 미디어 활동, 직원과 리더 및 의료진에 대한 직접적인 관찰,

직원과 리더 및 의료진이 행동 기대치를 인지하는 정도 등이다. 이 실시간 지표들을 가장 잘 산출하려면 리더들이 반드시 라운딩을 하고 직원들의 성과를 직접 관찰해야 하며, 코칭과 모니터링도 해야 한다. 리더들은 또한 바람직한 행동을 일상적인 업무 습관으로 채택하고, 챕터 4에서 소개한 리더십 기술을 실천하는 한편 챕터 3에서 제시한 고신뢰 원칙도 실천해야 한다.

임상적인 관점에서 보면, 환자의 심리적 웰빙에 대한 실시간 지표가 가장 많이 연구되어 있고 의료계의 업무 표준으로 가장 많이 검토되어 있다. 예를 들면 소아조기경보시스템(PEWS, Pediatric Early Warning System)[6]과 나중에 나온 수정조기경보시스템(MEWS, Modified Early Warning System)[7]이 있는데, 이들은 환자 상태가 긴밀한 모니터링이나 빠른 조치가 필요할 때 긴급 대응을 지시하는 질병 순위 점수 체계들이다.[8] 조직들은 이런 점수화 도구들이 환자 결과를 얼마나 증진하는지 지속적으로 검토한다. 실제 점수의 측정, 환자의 현재 상태에 대한 평가, 그리고 최선의 행동을 결정하는 시기 설정 등과 연관된 사업들은 모두 예방 가능한 위해에 대한 시스템 차원의 조기 경보 시스템 지표의 예시다. 이런 조기 경보 시스템은 안전 실패를 예방하고 위해를 감소시키기 위해 조직이 어떻게 실시간으로 예상하고 준비할지를 알려준다.

조직이 사용할 수 있는 세 번째 지표는 결과 지표다. 이것은 행동상의 성과가 가져온 결과를 파악하고, 개선 노력과 전략 변화의 영향을 측정하기 위해 사용한다. 결과 지표는 '아웃컴 측정(outcome measures)'이다. 즉, 위해나 고통을 가져올 문제를 예방하고 탐지하고 교정하는 일의 효과를 반영한다. 이 부분의 측정에 들어가는 예는 직원들의 배상소송 건수의 비율 변화, 조직이 제공하는 진료나 서비스의 질에 대한 인식, 조직이 직원 안전에 대해서 얼마나 신경을 쓰는지에 대한 인식, 시간 경과에 따라 직원들이 공유한 안전 부문 성공 사례의 건수 등이다.

결과 지표의 다른 예는 예방 가능한 환자 위해에 관한 측정이다. 2006년에 HPI가 개발한 안전사고분류(SEC©, Safety Event Classification)는 의료종사자들이 일반적으로 인정되는 성과 기준(GAPS, Generally Accepted Performance Standards)[9]에서 이탈해서 생긴 안전사고의 경중도를 분류하는 방식이다. 또 하나는 심각한 안전사고 발생률(SSER©, Serious Safety Event Rate)이다. 이것은 중한 안전사고의 발생 건수를 진료 총량으로 보정한 값이다. SEC 시스템(그림 8-1)은 심각한 안전사고(SSE©, Serious Safety Event), 경미한 안전사고(PSE, Precursor Safety Event), 사고가 일어날 뻔한 안전사고(NME, Near Miss Event) 또는 안전에 문제가 되지 않았던 사건(서비스 실패에 관한 사건은 같은 알고리즘 구조를 사용해서 분류한다)으로 환자와 직원에게 발생한 사고를 평가한다. 소수의 숙련된 임상의사들이 초기 원인 분석 프로세스에서 얻은 사실관계를 사용해서 문제가 되거나 중한 안전사고들을 하나씩 검토하고 평가한다(챕터 9의 내용). 사고 중에서 진료가 적절한 경우였다면, 즉 GAPS를 이탈하지 않은 경우에 해당하면 '안전사고가 아님'으로 간주한다.

위해에 대한 단일한 총괄 측정 도구인 SEC는 모든 조직이 '큰 그림'을 볼 수 있게 하고, 몇 가지 유형의 위해만 개선되고 나머지는 퇴보할 때 생길 수 있는 혼동을 피하게 해준다. 또한 모든 조직이 학습 공동체의 일부가 될 수 있게 한다. 이 학습 공동체 안에서 최선의 안전관리 체계를 벤치마킹할 수 있고, 환자 위해를 제로로 만들기 위한 여정에서 상대적으로 어떤 위치에 있는지 파악할 수 있다. HPI가 컨설팅하는 기관 고객 중 대부분인 1,200개 병원이 SEC 시스템과 그것에서 산출되는 SSER을 활용하고 있다.

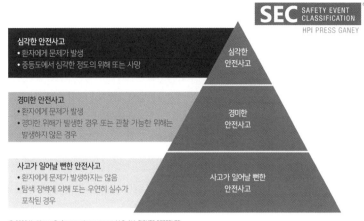

그림 8-1. 안전사고 분류 시스템

이 조직들은 월별 SSER을 산출한다. 이 값은 12개월 동안 보정된 환자 일수 1만 일당 발생한 SSEs(심각한 안전사고들)의 건수를 가지고 산출한다.[10] 보정된 환자 일수 1만 일은 통상적으로 모니터링하는 재정 지표다. 12개월 평균 방법론을 사용하면 빈도가 낮은 자료 포인트들을 정규 분포화하고 사고 횟수의 전반적인 추세를 명확하게 볼 수 있다. SSE(심각한 안전사고) 예방에 이 방법론을 쓰면 단기적 개선보다 실질적인 개선을 격려할 수 있다. SSER를 '제로'로 만들기 위해서는 의료조직이 12개월 연속으로 SSE가 1건도 없이 운영했다고 자랑할 수 있어야 한다.

SSER은 안전과학과 고신뢰가 안전에 가져온 영향을 한눈에 파악하게 해준다. 네이션와이드 아동병원(Nationwide Children's Hospital)에서는 제로 히어로(Zero Hero)라는 이름으로 2009년 가을에 환자 안전 프로그램을 시작했다. 온라인에 결과가 공개되어 있는데,[11] SSER뿐만 아니라(최근 82% 감소), 수술 부위 감염 또는 투약 실수 같은 주요 결과 지표에서도 감소가

지속되고 있다.[12]

또한 SSER은 안전 착오(safety lapses)의 예방과 탐지, 교정에 관한 효과를 측정하는 일관적인 방법론이다. 안전 전문가들은 이것을 조직끼리 비교하는 수단이라기보다는 조직 '내부'의 개선을 측정하는 신뢰할 만한 도구로 평가한다. SSE를 좌우하는 것은 안전사고 탐지의 일관성, 안전사고 보고의 긴급성, 그리고 조직 내부 평가자 간의 SEC 적용 능력이다. 사고를 보고하는 문화를 강화하고, 안전사고를 일으키는 행동이나 시스템의 취약성에 대한 인식이 높아짐에 따라 초기에 SSER이 감소하는 경향이 있다. 그림 8-2에서, 조직이 이론적으로 달성 가능한 수준이 환자 안전사고의 80% 감소라는 것에 주목하라. 또 하나 주목할 점은, 위해가 감소했다가 후에 증가한다는 점이다. 그러려니 하는 태도가 나타나고, 팀원들이 이전의 잘못된 습관으로 돌아가는 경향이 있기 때문이다.

결과 지표로 조직에서 측정할 수 있는 것은 심리적·정서적 위해와 고통인데, 이것은 안전사고를 경험한 환자나 직원의 인식과 후유증을 반영한다. 개인들이 경험하는 트라우마와 고통은 각기 독특한 실체이다. 그러므로 조직은 이에 관해 임상의의 포괄적인 인식에만 기대서는 안된다. 왜냐하면 편견이 개입할 여지가 있기 때문이다. 한 가지 시나리오를 생각해보자. 어느 날 수술기구 소독이 제대로 안 되어 외래수술 환자들이 잠재적으로 감염 물질에 노출되었다. 이 사실을 알게 된 의료진의 팀원들은 즉시 노출 가능성이 있는 35명의 환자에게 사실을 알리고, 환자의 비용 부담 없이 병리검사를 제공하고, 예방적 항생제 치료를 했다. 이 35명 중 5명이 미지의 사안 때문에 공포를 느끼며 상당한 정서적 위해를 경험했다고 한다('혹시 내가 감염되지 않을까?'). 나머지 30명은 지나친 걱

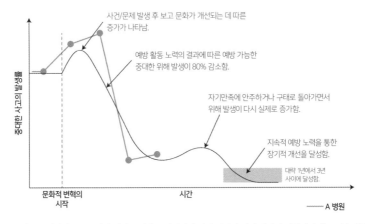

그림 8-2. 안전사고를 줄이기 위해 노력하는 병원에서 시간 경과에 따라 나타난 전형적인 사고 건수 변화

정을 표현하지 않았다. 그렇다면, 이 30명의 관점이 정서적 위해를 입은 환자 5명의 관점보다 더 중요한가? 절대 그렇지 않다. 위해와 고통에 대한 각자의 인식을 생각할 때는 각 환자의 경험이 유일하기 때문이다. 의료종사자들은 그것을 존중해야 한다.

직원들이 겪는 심리적·정서적 위해를 측정하기 시작한 조직들이 사용한 방법은 직원들의 회복탄력성 수준, 즉 역경에 직면했을 때 '다시 튀어 오르는' 능력을 평가하는 것이었다. 프레스 개니 혁신연구소(Press Ganey Institute for Innovation)의 운영 책임자인 디어드리 밀로드 박사가 개발한 틀을 사용하면 진료 환경에서의 스트레스와 보상의 원천을 2개의 범주로 구분할 수 있다. 2가지 범주는 진료 업무의 고유한 스트레스와 보상, 그리고 외부적인 힘에 의해 악화되는 스트레스와 보상이다. 밀로드는 "임상의사의 번아웃을 예방하는 한 가지 방법"이라는 제목으로 『하버드 비즈니스 리뷰(Harvard Business Review)』지에 기고한 논문에서 다음과 같이 이야기했다. "임상의사들과 그들이 속한 조직의 목적은 환자의 상태에 '내재된' 고통을 줄이고, '외부적' 전달 체계의 기능부전이 야기하는 고통을 예방하는 것이다."[13] 이 영역의 측정을 통해 리더들은 직원이 일을 의미와 연결시키는 능력(직원의 '활성화 수준'), 그리고 원할 때 업무로부터 분리되는 능력(직원의 '이완 수준')을 평가할 수 있다. 회복탄력성에서 이 2가지 요소를 이해함으로써, 조직은 업무 환경의 스트레스 요인이 얼마나 큰 위해를 야기하는지, 그 위해가 정서적 소진과 몰인격화를 촉발하고 번아웃을 발생시키는지를 평가할 수 있다.

개선 상황을 기록하기

영리한 조직들은 운영의 안전성과 신뢰를 높이기 위해 채권 등급 하락, 신문기사, 소송, 불만 사항 등과 같은 성과 불량에 관한 외부 신호에 더 이상 기대지 않는다. 그 대신 선행 지표, 실시간 지표, 그리고 결과 지표를 지속적으로 모니터링하면서 필요한 대로 절차와 프로세스를 수정한다. 종합해서 이야기하면, 이 지표들은 주요한 추세를 포착하는 조기 경보 시스템을 구성한다. 만일 다른 지표는 개선되는데 실시간 지표가 정체되거나 퇴보한다면, 부서별 성과가 고르지 않긴 해도 전반적으로는 조직의 안전 개선 노력이 이루어지고 있다는 의미일 수도 있다. 문화가 잘 개발되면 취약한 성과는 몇 달 만에 돌이킬 수 있지만, 그래도 직원들의 행동을 바꾸기 위한 일시적인 조치는 필요하다. 만일 선행 지표가 문제라면 조직은 실시간 지표나 결과 지표가 당분간 정체되거나 퇴보하리라고 예상할 수 있다. 조직은 이러한 부정적 변화에 대비하여 전략적 조치를 취해 기저에 있는 시스템 문제를 교정해야 한다. 만일 결과 지표는 정체 혹은 퇴보하고 있지만 실시간 지표와 선행 지표가 개선되고 있다면, 현재의 활동 수준을 유지해야 한다. 왜냐하면 결과 지표의 개선은 이제 시간문제이기 때문이다.[14]

조직이 긍정적인 방향으로 가고 있는지 확인하는 유일한 방법은, 집행부의 리더들과 관리자들이 주요 조치들을 모니터링해서 성과를 지켜보는 것이다. 측정 전략은 시간에 따라 발전하겠지만, 명심할 점은 안전과 신뢰의 개혁이라는 여정의 단계에 적합한 지표를 측정하는 것으로 시작해야 한다는 것이다. 또 명심할 점은 접근하기 쉽거나 얻기 쉬운 지표로 시작하는 것이 좋다는 것이다. 내부적·외부적 측정을 조합해서 조직 전체의 측정 목록에 포함시키고, 병동과 부서별로 자체적인 수치를 자주 보고할 것이라는 기대치를 목표로 수립하는 것이 좋다. 표 8-1에 지표들의 목록이 나와 있다. 표를 보면, 조직에서 세운 전략의 축 각각에 대응하는 안전 및 신뢰에 관한 선행 지표, 실시간 지표, 그리고 결과 지표를 망라하고 있다.

소속 조직이 내부적으로 규정한 성과 목표치를 달성하면 현재의 지표에 다른 것을 추가하거나 두 번째 그룹을 선정하라. 실천 전략에 맞춰서 측정의 시간표를 정하되 측정 영역이나 축에서 적어도 하나의 선행 지표, 실시간 지표, 결과 지표가 들어가도록 하라. 안전 문제를 더 잘 예견하고 예측하기 위해서는 기존(existing)의 기술, 적응 단계(adaptive)의 기술, 그리고 새로 나오는(emerging) 기술을 운용해볼 수 있다. 전자 공유 데이터 관리 시스템(eSMS, electronic Shared data Management Systems)은 조직에서 나타나는 원인 요소로 인해 다른 조직이 경험했을 수도 있는 외부의 안전사고를 분석하는 데 도움이 된다. 안전사고의 유형, 원인 요소의 추이를 살피고 다른 조직이 배운 교훈에 주의하면 조직의 개선 노력을 선제적으로 조절할 수 있다. 또한 eSMS에 참여하면 개선 노력에 박차를 가할 수 있고 필요한 대로 설정할 수 있는 지표별 기준을 제공한다.

안전문화와 직원의 참여, 그리고 의료 인력의 참여, 이 3가지 지표는 위해 관련 조기 경보 시스템으로서 특히 잘 작동한다. 앞에서 보았듯이 안전문화와 참여는 지표로서 서로 긴밀하게 움직이므로, 최선의 실천은 이 2가지를 심리계측학적으로 타당한 단일 도구로 만들어서 2가지를 모두 개선하기 위한 지속적인 순환을 수행하는 것이다.

고신뢰 조직은 또 직원 참여 지표들 중 핵심적인 부분을 안전과 신뢰의 작동과 연관시킨다. 참여 조사의 자료를 측정하고 개선한 프레스 개니의 경험을 통해서,[15] 우리는 리더들이 안전과 참여에 대한 깊은 통찰을 얻기 위해 사용할 수 있고 사용해야 하는 몇 가지 핵심 지표들을 찾았다. 첫째, '계층 점수(Tier Score)'는 업무 팀원들이 얼마나 팀워크가 좋은지 나타내는 지표다. 둘째, '행동 계획 준비 점수(Action Planning Readiness Score)'는 변화를 추진하고 의사소통하는 리더의 능력을 팀이 얼마나 신뢰하는지 나타내는 지표다. 셋째, '참여 지표 점수(Engagement Indicator Score)'는 팀원들이 알아서 재량껏 안전에 기여하는 노력을 제공할 의향, 그리고 조직에 대한 자부심이나 조직에 대한 충성도를 측정한다. 그리고 '실수 예방 및 보고', '자부심 및 명예', '자원과 팀워크' 측정이 있는데, 이것들은 직원 참여와 환자 및 직원의 안전 양쪽 모두에 중요하다. 마지막은 회복탄력성 자료인데, 역경에서 회복하는 팀의 능력을 이해하게 해준다. 팀의 성과를 온전히 이해하는 데 도움이 되는 것으로서, 환자 경험에 관한 측정 중 환자의 충성도(추천할 의향이나 전체적인 평가 점수)도 포함할 수 있다.[16]

조직의 축	선행 지표	실시간 지표	결과 지표
재정적 관점	• 직원 공석 비율과 초과 근무 • 고위직, 운영진, 의료진의 이직률 • 영업 이익	• 케어 번들의 수와 케어 번들을 준수하지 않는 사례의 수 (****) • 문제 해결 비율: 확인된 문제 중에서 해결된 문제의 비율 • 대책 지연: 교정을 위한 행동이 계획된 일정보다 초과된 일수	• 준비금/손실의 비율 변화 • 가치 기반 인센티브 수급액 변화 • SSER의 비율 변화 • 직전 연도 대비 TCIR 발생 • 직전 연도 대비 연평균 DART
소비자 관점(*)	환자들의 의향 • 재방문 • 추천	• 매일 라운딩 때 환자/가족의 경험 관련 피드백 • 조직 관련 소셜 미디어 활동	• 병원고객평가조사 (HCAHPS) 가치 기반 보고의 측정 결과 • 메디케어·메디케이드센터 병원 비교 점수 • 리프프로그 병원 품질 점수
내부 관점	리더와 의료진 및 직원들의 인식 • 안전문화(**)(***) • 전반적인 참여(***) • 업무 단위별 회복탄력성 (***) • 전반적인 조직 구조(***)	행동/성과 기대에 대한, 관찰된 준수 정도 직원 리더 의료진 갑작스러운 지각/결근 직원	• 직전 (환자) SSE 이후 경과 일수 • 직전 (직원) SSE 이후 경과 일수 • 직전 병원 매개 감염 이후 경과 일수 • 마지막 낙상 사고 이후 경과 일수 • 최지 개시 • 조직이 제공한 진료와 서비스의 질에 대한 인식(**) • 조직은 직원을 존중하면서 얼마나 잘 대우했는가에 대한 인식(**) • 조직은 직원 안전에 얼마나 관심을 갖는가에 대한 인식 (**)
학습 및 성장 관점	조직에 대한 직원들의 인식 • 전반적인 투명성(***) • 전문적인 기술 및 개발 필요성(***)	행동/성과 기대에 대한 지식 및 적용에 대한 인지도 직원 리더 의료진	• 사건 보고 건수의 추세 • 사건 보고 건수의 추세를 포함한 안전 성공 사례의 공유

* 환자 경험 조사 도구를 이용해서 측정한, 진료와 서비스를 받은 환자의 경험
** 안전문화 조사 도구로 측정
*** 안전문화 조사 또는 참여 조사 또는 관련 도구를 이용해서 측정
**** 가치 기반 지불 체계 또는 기타 인센티브 기반 지불 체계의 영향

표 8-1. 지표 목록의 예시

통합적이면서 범위들을 교차하는 분석을 활용하면 특정 부서의 성과에 관해 보다 구체적인 정보를 얻을 수 있다. 예를 들어 참여와 안전문화와 회복탄력성이 낮은 부서는 환자 경험 결과가 취약하게 나올 것이다. 리더들은 이 자료를 환자나 직원에게 위해가 일어날 곳을 알려주는 조기경보 시스템으로 활용할 수 있다. 어느 부서의 참여가 저조하고 안전문화와 회복탄력성 성과 점수가 낮다면, 앞으로 중대한 안전사고가 일어날 위험이 높다. 당신이 디자인한 조직의 게시판을 생각하고 이것을 위해를 탐지하는 강력한 조기 경보 시스템으로 삼고 모니터링하라. 선행 지표나 실시간 지표가 행동, 프로세스, 그리고 시스템 성과에 대해 무엇을 말하고 있는가?

유책성과 통제 루프

어느 조직이든 적절한 지표들 외에 '유책성 시스템'이 제로 함으로 가는 과정에서 중요한 요소다. 조직은 유책성을 제대로 정립하고 강화하는지 측정해야 한다. 어떤 통제가 제대로 작동하고 작동하지 않는지 평가하기 위해서. 통제 루프(control loops)도 조직에 기여하는데, 조직의 목적에 따라 성과의 한계와 유책성을 설정하는 데 도움이 되기 때문이다. 여기서 통제 루프란 성과를 모니터링하고 이탈을 확인하며 시스템의 문제를 해결하고 성과를 개선하기 위해 시스템을 조정하는 등의 역할을 하는 관리 시스템이다.[17]

특별히 한 유형의 통제 루프를 소개하자면 '단계적 폐쇄형 루프(closed loop stepwise)' 모형이 있다(그림 8-3). 이것은 지속적인 개선 주기는 물론 '좋

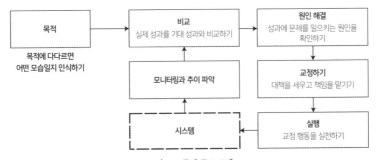

그림 8-3. 통제 루프 모델
[출처: 폴 F. 윌슨 외, 『근본 원인 분석: 종합 품질관리를 위한 도구』(ASQC 퀄리티 프레스, 1993) 챕터 2의
'일반적 피드백 시스템 관리 도구'를 수정함]

은 모습'을 이해하는 데 도움이 된다. 이 모형은 조직이 개선을 위해 거쳐야 하는 8가지 주요 단계를 나타낸다.

1단계: 목적

리더들은 먼저 조직의 안전과 신뢰의 개혁 성과에 대한 기대치를 중요한 목표로 설정한다. 조직은 제로 함에 대한 소신을 공개적으로 밝히기 위해 여러 행동을 할 수 있다. 제로 함을 목적으로 선언하기, 안전사건에 관해 투명하게 의사소통하기, 그리고 안전에 '얼굴을 입히기'를 통해 그 어떤 안전사고든 숫자가 아니라 사람에게 영향을 미친다는 사실을 모두에게 상기시키기 등이다.[18] 조직이 전체에 걸쳐 환자와 직원에 대한 위해와 고통, 가시적 취약성에 대한 목표를 견지하고 그것을 위한 측정을 해나가면 투명성과 신뢰를 정립할 수 있다.

2단계: 비교

실제 성과를 기대 성과와 비교해보라. 2개의 게시판을 만들어 하나는 상위 집행부가 4분기별 또는 연 2회 주기로 조직의 전반적인 방향성을 가늠하는 데 사용하고, 다른 하나는 운영진들이 사전에 어느 지점이 악화되고 있는지를 확인하는 데 사용한다. 관련 성과에 관해 일선과 소통하는 기제를 마련하라. 집행부 리더들의 포럼, 4분기별 전 직원 공청회, 직원들에 대한 정기적 라운딩 및 다른 유사한 경로를 활용하면 된다.

3단계: 원인 해결

'원인 해결'이라는 프로세스를 시작하여 성과에 문제를 가져오는 구체적 원인을 확인하라. 원인 해결은 점진적으로 진행한다. 첫째, 문제를 정의하기 위해서, 발생한 일과 이해당사자의 피드백을 검토하라. 둘째, 성과에 부정적으로 영향을 미칠 수 있었던 행동, 프로세스와 시스템 요인을 판단하고 잠재적 해결책을 제시한다.[19] 셋째, 리더들이 볼 수 있는 게시판에 측정치를 계속 기록해서, 측정치들이 구체적인 원인과 어떻게 연관되는지, 그리고 조직이 앞으로 안전 실천과 신뢰 성과를 개선하기 위해 어떻게 대응해야 하는지를 파악할 수 있게 한다.

4단계: 교정하기

교정 조치를 분명히 정의하고, 이를 '책임지고' 완수할 리더에게 맡기면서 기한을 알려주고 보고에 대한 책임을 할당한다. 운영진들은 해결할 문제를 확인하고 우선순위를 정하며 문제의 기저 원인을 궁극적으로 교정할 일차적 책임을 진다. 리더들은 일선 직원에게 도움을 요청해서 부담을 더하지 않을 실행 가능한 해결책을 세운다. 이렇게 하면 안전 결과를 개선할 뿐 아니라 직원들의 참여를 늘릴 수 있다. 팀원들은 자신이 직접 동참해서 만든 해결책을 더 지지하는 경향이 있다.

5단계: 실행

책임자가 정해진 교정 행동들의 우선순위를 정하고 실행하라. 행동 계획이 실패하는 이유들을 염두에 두라. 행동을 취한다고 동의하고는 나중에 지원만 하는 경우도 있다. 여러 일이 우선순위를 다투다 보니 왜 그 행동에 힘써야 하는지 이해하지 못하기 때문이다. 이런 문제는 애초에 가장 비용 효과적인 대응을 선정함으로써 해결하라. 프로세스의 초기부터 직원들을 합류시키는데, 그들에게 접근할 때도 기술적으로 하라. 행동 계획이 실패하는 다른 이유는 그 계획의 실행에 아무도 책임을 지지 않기 때문이다. 언급했듯이, 행동 계획에 책임질 사람의 이름을 지정하고 행동 항목별로 완수할 데드라인도 정해두는 것이 중요하다.[20]

6단계: 시스템

조직의 일상적인 업무의 일부로 교정 행동들을 채택하라. 운영진은 관리 프로세스의 변화에 시스템이 어떻게 반응하는지 늘 지켜봐야 한다. 이 개선 노력을 이 시스템이 계속 뒷받침해줄 수 있을까? 기대 성과를 얻지 못하게 방해할 여지가 있는 취약한 지점이나 장벽은 혹시 없나? 조직은 업무 성과를 지속적으로 밀어붙일 수 있도록 자원을 추가할 준비가 되어 있나?

7단계: 모니터링과 추이 파악

성과 모니터링을 위해 해야 할 일을 정립하라(즉각 피드백을 받는 라운딩 또는 관찰 감사 등). 그리고 개선을 목표로 한 결과 지표를 선행 지표 및 실시간 지표와 구체적으로 연관지어서 지정해두라.

8단계: 비교

초기 비교 단계(2단계)를 반복해서 현재의 성과와 기대 성과의 차이를 검토하라. 이어서 폐쇄 루프 프로세스(3~7단계)를 반복함으로써 지속적인 개선 관리 체계를 만든다. 지속적인 개선 관리 체계는 제로 함이라는 조직의 목적에 확실하게 중점을 두게 한다.

측정하고 모니터링하면서 제로로 나아가기

잘 알려진 경구와 비슷한 말이지만, 측정할 수 있는 모든 것이 조직에 중요한 것은 아니며, 중요한 모든 것을 쉽게 측정할 수 있는 것도 아니다. 이런 통찰은 제로 함으로 가는 여정에도 여실히 적용된다. 그러나 올바르게 접근하면, 개선에 대한 노력을 추진하는 자료를 활용할 수 있다. 프레스 개니의 파트너였던 한 의료기관이 '주요 메트릭스 지도(Critical Metrics Map)'를 개발한 적이 있다. 개별 진료 현장과 업무 단위에 자료 세트를 연계한 도구였다. 리더들은 이 도구를 인사부서와 간호부서의 리더들과 공유했는데, 인사책임자와 간호부장에게 종합한 자료를 검토하고 주요 성과 지표에 기반한 개입 방안들을 만들어 우선순위를 정하라고 요청했다. 만일 한 업무 단위의 회복탄력성이 취약한 것으로 나타나면, 리더들이 다른 모든 문화적 개입을 중단하고 회복탄력성을 세웠다. 또 만일 자료가 회복탄력성은 굉장히 높은데 리더십에 대한 신뢰가 너무 낮다는 것을 보여주면, 리더들은 리더십 기술을 개발하는 데 중점을 둔 계획을 세웠다. 조심스럽게 선택하고 종합적인 분석을 내놓은 성과 결과를 기초로 개입 방법을 전략적으로 선택하고 노력을 집중함으로써 이 조직은 전체적인 회복탄력성, 안전문화, 그리고 참여 영역들의 점수를 크게 높일 수 있었다.

안전과 관련된 지표를 당신의 조직은 어떻게 사용하고 있는가? 혹시 너무 많은 지표를 대충 고른 탓에 혼란만 초래되어 본래의 안전 계획이 틀어지지는 않았는가? 고신뢰 조직들이 입증하는 대로 선행 지표와 실시간 지표의 측정치들을 분석함으로써, 위해가 가시화되기 전에 조직이 문제들을 사전에 탐지하고 통제하고 교정할 수 있다. 그러나 조직은 성과도 모니터링해야 하는데, 그 방법은 적절한 지표들을 정하고, 조기 경보 신호를 이해하고 해결하는 프로세스를 정립하는 것이다. '성공에 중요한 측정치들을 어떻게 달성할 것인가'라는 방법적인 면에서 조직이 우왕좌왕하면 개선의 혜택을 유지하지 못할 가능성이 크다. 그런 조직에서는 환자와 직원을 위한 제로 함이 점점 멀어지다가 안타깝게도 이룰 수 없는 요원한 목적이 되고 만다.

✓ 제로 함을 향한 여정에서는 조직이 필수적으로 혼선을 피하면서 '실질적으로 중요한' 지표들을 운용하여 지능적이고 효율적으로 측정해야 한다.

✓ 조직은 3가지 지표에 주목해야 한다. 선행 지표, 실시간 지표, 그리고 결과 지표다.

✓ 취약한 성과를 나타내는 외부 신호에 좌우되지 말고, 고신뢰 조직에서 하듯이 선행 지표, 실시간 지표 및 결과 지표를 지속적으로 모니터링하고, 이것을 조기 경보 시스템으로 활용해서 절차와 프로세스를 교정해야 한다.

✓ 통제 루프는 조직이 성과의 경계선과 책임을 유지할 수 있게 해주는 관리 체계다. 즉, 결과를 모니터링하고 이탈을 식별하며 시스템 문제를 해결하고 시스템을 변화시켜 성과를 개선하는 일련의 관리 체계다.

Chapter 9

학습
시스템

– 탐라 스트롱

탐라 스트롱은 HPI-프레스 개니의 디렉터로서 제조업 및 의료계의 품질과 안전에 관한 프로젝트를 책임진 경험이 있다. 자동차산업계에서 일할 때 운영 관리, 생산 관리 분야의 이력을 쌓기 시작했는데, 자재 관리와 공급망 관리 및 물류에 대한 전문성을 활용하여 신뢰와 효율이 높은 생산 체계를 달성했다. 또한 도요타 생산 방식(Toyota Production System)의 철학과 도구 사용, 휴리스틱 제조 프로세스 설계, ISO9001 등의 활용에 대해 공식적·실용적 수련을 받은 경험 많은 변화 관리자다. 간호사로서 중환자실 간호 경험이 있고 품질관리, 프로세스 개선, 환자 관계, 규제 준수, 위험관리, 임상 교육, 감염 관리 등을 책임진 리더로 일한 경험도 있다. 환자 안전과 고신뢰, 그리고 운영의 수월성 등에 관한 열정으로 몇 가지 성과 개선 프로젝트를 제조업 분야와 의료계에서 수행했고, 안전과 만족, 품질과 효율에서 성과를 올렸다. 미시간주립대학교에서 경영학의 자재 물류 운영 관리(Materials Logistics Operations Management) 분야로 학사 학위를 받았고, 그랜드밸리주립대학교에서 간호학으로 학사 학위를 받았으며, 조지워싱턴대학교에서 의료 품질 및 안전에 관한 간호(Nursing in Healthcare Quality and Safety)로 석사 학위를 받았다.

환자 위해와 직원 상해를 제로로 만들려면
조직이 실수로부터 배우는 능력을 개선해야 한다.
이번 챕터에서는 의료계의 리더들이 보통 따로 생각하는 안전문화와
프로세스 개선, 이 두 주제를 합하여 논한다.
여기서 검토하는 것은 근본 원인 분석,
그리고 학습 게시판 같은 리더들의 일상 업무를 포함한
학습 시스템의 주요 요소들이다.

다이앤은 대규모 의료조직에서 품질과 안전 문제를 담당하는 시스템 디렉터다. 그녀가 고등학생인 딸의 테니스 경기를 보고 있을 때 같은 조직에서 위험관리자로 일하는 재클린이 전화를 했다. 전화로 들려오는 재클린의 목소리는 어둡고 진지했다. "다이앤, 지금 혹시 서 있다면 내 말을 듣고 아마 주저앉고 싶을 거야. 가족 분만실에서 사고가 생겼어. 신생아가 죽었어. 우리 생각으론 예방할 수 있었던 일이었는데 늦어져서 일이 생겼어. 지금 위기대응 팀을 가동하기 시작했는데 일단 병원으로 빨리 와."

다이앤은 테니스 경기장을 떠나 서둘러 병원으로 갔다. 가족 분만실에서는 진료 팀이 충격에 빠져 있었고 집행부와 병동의 리더들과 품질 팀 멤버들이 우왕좌왕하고 있었다. 그녀가 파악한 바에 따르면, 야간 당직 간호사가 아이의 심장 박동이 약간 변했다는 것을 태아 모니터링 결과를 보고 알아차렸다. 간호사는 문제가 있다는 것을 직감적으로 알았지만 당직의사인 존스에게 전화를 걸 만큼 중요하다고 생각하지는 않았다. 그러나 2시간쯤 뒤에 태아의 심박 문제가 커져서 긴급하게 전화를 걸었지만 존스는 전화를 받지 않았고 전화를 걸어 오지도 않았다. 간호사는 병원의 간호부장에게 전화를 걸고 계속해서 존스에게 전화를 해달라고 부탁했다. 그녀는 "태아가 이상해요. 급해요!"라고 외쳤다. 여러 번의 전화 시도에도 연락이 닿지 않았는데, 결국 존스가 간호부장에게 전화를 걸어서 지금 휴가차 다른 주(州)에 와 있으니 다른 당직의사인 스미스에게 부탁해보라고 했다. 간호부장은 급히 스미스에게 전화했는데, 스미스는 이미 당직으로 '이중 예약'이 되어 있었고 차로 60분 거리의 다른 병원에서 진료 중이었다.

간호부장은 병원의 모든 산부인과 의사에게 전화를 걸었다. 간호부장은 태아의 목에 탯줄이 감겨 있을 가능성이 커서 당장 제왕절개술을 해야 한다는 것을 알고 있었다. 주 법령은 모든 병원의 산부인과가 수술 결정 30분 이내에 응급 제왕절개술을 시행할 수 있는 역량을 유지해야 한다고 규정하고 있다. 30분 이내에 하지 않으면 산소결핍으로 태아가 뇌손상을 입을 가능성이 커지기 때문이다. 결국에는 머피라는 산부인과 의사와 연락이 닿았다. 머피는 급히 병원으로 와서 여자 아기를 분만시켰다. 그러나 이미 너무 늦었다. 살려보려고 여러 번 시도했지만 아기는 사망하고 말았다.

그 상황을 수습하기 위해 병원 CEO는 즉시 공식적으로 원인을 분석하라고 지시했다. 이 프로세스는 조직의 안전전문 팀이 맡았다. 이후 몇 주간에 걸쳐서 이 팀은 병원의 사건 조사 정책을 검토했다. 이 팀에는 다이앤과 위험관리자와 두 명의 임상 교육자가 포함되어 있었다. 팀은 사건 조사 정책을 가이드 삼아 작업했고 사건 조사와 분석, 대응책 제시 등의 3가지 일을 적절히 완수했다. 팀은 원인 분석 범례를 적용해서(챕터 7), 아기의 사망이 잠재적으로 범죄 행동 때문인지, 개인적 실패 때문인지 또는 시스템 프로세스의 실패 때문인지 등을 검토했다. 결론적으로는 시스템 실패와 개인적 실패 2가지에 의한 것으로 판단한 팀은 의료종사자를 인터뷰하고 환자의 의무기록을 검토했으며, 프로세스 맵이라는 성과 개선 도구로 해당 사건을 재구성했다(팀은 태어나지 못한 그 아기의 진료에 필요했던 단계들을 기록하고, 단계별로 소요되어야 했던 시간과 실제로 걸린 시간을 비교했다).

이러한 작업을 기초로, 안전전문 팀은 3가지의 일차적 실패가 아기의 사망을 초래했다고 결론 내렸다. 첫째는 간호사의 역량이었다. 둘째는 의사의 행동이었고, 셋째는 구조의 결여였다. 구조의 결여란, 의료종사자들이 응급 상황에서 상급 직원들로부터 도움을 받을 수 있을 만큼 적절한 구조가 갖추어지지 않았다는 뜻이다. 팀이 확인한 대로, 간호사는 태아 모니터링 기록을 처음 검토했을 때 약간의 심박 감소를 확인하자마자 의사에게 연락해야 했다. 존스는 자신을 대신해서 다른 의사에게 호출을 받아달라고 해둔 일을 병원에 알려두었어야 하는데 그렇게 하지 않았다. 존스는 '30분 이내의 제왕절개술' 기준에 관한 의사 대상 규정을 오랫동안 무시해온 이력이 있었다. 업무 수행 면에서도 나빠지고 있었다. 심지어 다른 산부인과 의사들은 그를 의료 팀의 일원으로 생각하지 않을 정도였다. 이 점은 상급자들도 아는 사실이었다. 의료 팀은 병원 측이 당직의사와 연락이 닿지 않자 다른 의사에게 연락하지 않은 일을 비난했다. 이 사건의 어느 시점에서도 병원 행정부에 사실을 알린 의료종사자는 없었다.

이러한 분석 결과를 내놓은 팀은 조직을 위한 상세한 행동 계획을 만들기로 했다. 조사 팀의 권장 사항은 의료종사자들이 필요하다고 판단하면 안전에 관해 '윗선으로 문제를 제기할' 수 있는, 즉 전체를 아우르는 정책을 개발할 필요가 있다는 것이었다. 또한 병원은 안전 문제가 우려되는 상황에서 사고 발생을 실시간으로 차단하기 위해 의료 및 행정 직원의 도움을 받는 프로세스를 시행할 필요가 있었다. 이외에도 조사 팀은 가족 분만실 직원들에게 이 새로운 정책을 교육하고, 모든 팀원이 그 내용에 관해 필요한 훈련을 받았음을 공식적으로 인정하라고 권장했다. 또한 역량 문제 해결을 위해 병원에 권고하여 태아의 문제에 대한 초기 징후를 알아보지 못한 일에 관해 더 이상의 조사를 유예하고 해당 간호사를 보호관찰하도록 했다. 또한 존스와의 공식적 면담과 청문회를 병원 측이 시행하도록 했고, 그에게 또 비슷한 상황이 발생하면 임용 계약을 종료한다는 경고도 지시했다.

조직은 모든 권장 사항을 수용했고 몇 개월 내에 이행했다. 다이앤이 아는 한 이 특별한 문제는 신중하고 포괄적이며 적절한 대응 계획으로 해결되었다. 하지만 안타깝게도 다이앤의 생각이 틀렸음이 드러났다. 아기가 사망한 지 6개월쯤 후에 재클린이 다이앤의 사무실 문 앞에 서 있었다. 얼굴에는 눈물이 흐르고 있었다. 재클린이 말했다. "가족 분만실에서 또 사고가 생겼어. 우리 병원에서 아이가 또 죽었다고."

조직의 학습 방식 개선하기

오늘날 의료조직들은 안전사고로부터 배우는 데 자주 실패한다. 앞에서 이야기한 병원의 사례가 알려주듯, 사고에서 배우지 못하면 결과는 참담하다. 그 병원에서 예방 가능한 위해 때문에 두 아기가 사망했고 그 아기들의 가족은 참담한 슬픔을 겪으며 영원히 돌이킬 수 없는 상처를 안게 되었다. 첫 번째 아기를 돌보던 간호사는 18년 경력의 베테랑이었는데, 그 일로 상처를 받고 간호사 일을 결국 그만두었으며 자살하고 싶어 하는 상태에까지 이르렀다. 그 일과 관련된 의사 역시 의사 일을 포기해야 하는 상황에 놓였으며, 조직도 강한 규제를 받고 철저한 공개 조사를 받았다.

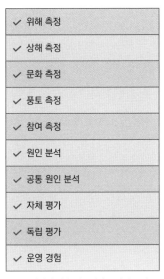

표 9-1. 효과적인 학습 시스템의 10가지 구성 요소

제로 함을 열망하는 조직들이 어떻게 하면 실수로부터 배우고 필요한 안전 조치를 취할 수 있을까? 그 답은 학습을 위한 특별한 메커니즘을 만드는 것이다. 안전 전문가들이 말하는 학습 시스템 정립이다. 학습 시스템은 조직이 성과를 모니터링함으로써 진료를 개선하고 안전 관련 문

제에도 빠르게 대응할 수 있게 해준다. 챕터 2에서 효과적인 학습 시스템을 구성하는 10가지 개별적인 요소를 나열했다(표 9-1). 이 목록은 여러 메커니즘들의 목록이기도 하다. 즉, 위해의 위험을 측정하고 모니터링하는 메커니즘, 시스템의 원인을 파악하는 메커니즘, 안전에 관해 검사하는 안전 평가 프로그램을 시행하는 메커니즘, 그리고 의료계 내외에서 배운 교훈을 공유하는 메커니즘이다.

의료계나 다른 업계의 고신뢰 조직들과 일한 경험에 따르면 이 목록의 10가지 요소를 모두 채택해야 제로 함을 달성할 수 있다. 그런데 문제는 10가지 요소를 접목한 조직들조차 실패하는 경우가 있다는 사실이다. 실패하는 이유는 2가지다.

첫째는 위해의 원인을 제대로 보고 해결하는 일에 관한 기본적 철학이 결여되어서 위해의 시스템적 문제, 그리고 원인들과 개인의 행동의 상호작용을 제대로 분석할 수 없기 때문이다.[1] 조직은 원인을 분석(개별적 위해나 상해 사고를 초래한 시스템적 원인, 각 원인을 해결할 수 있는 행동 및 그 행동을 이해할 계획을 찾아내는 조사 접근법)할 때 안전사고 때문에 사람들이 비난을 받아선 안 되고 시스템이 비난받아야 한다는 점을 직원들에게 잘 알려야 한다. 또한 조직들은 실재하는 시스템의 원인과 함께 상응하는 해결책을 찾는 데 집중해야 한다.

둘째는 대다수 조직들이 최적의 학습을 지원할 여건을 정립하지 못했기 때문이다. 안전과 신뢰와 프로세스를 개선하기 위한 노력은 부서 이기주의 때문에 서로 간에 장벽이 생겨 실현하기 어렵고, 진전이 나타나더라도 고루 이루어지지 못해 비효율을 초래하기 쉽다. 또한 조직은 안전 학습과 안전 개선을 전문가들에게 위임해놓고, 팀이 프로세스 내에서 일상적인 실수를 포착하도록 참여시키지는 못한다.

이 2가지 중요한 취약점 때문에 조직들은 결국 잠재적으로 큰 실수를 저지르고, 그 결과 다이앤의 병원처럼 같은 실수를 되풀이한다.

원인을 제대로 분석하기

앞에서 말한 두 취약점 중 첫 번째부터 살펴보자. 원인 분석에 관한 분명한 철학이 없는 조직들은 개별 의료종사자들이 실수를 범할 때 어떤 경험을 하는지 이해하는 중요한 단계를 놓치고, 사건의 모든 가능한 원인들을 검토하지도 못한 채 넘어가게 된다.[2] 반면, 고신뢰 조직들은 원인 분석을 수행할 때 5가지 기본 원칙을 채택한다.

- 조직은 개인이 위해 사건을 예방할 수 있는 유일한 방어막이라고 간주하면 안 된다. 누구든지 실수할 수 있고, 고도로 숙련된 전문직업인조차 실수할 수 있다.
- 위험한 진료 활동은 '예측 가능하고, 관리 가능하며 예방 가능'하다.
- 개인의 행동에 미치는 조직 문화의 영향력은 좋게든 나쁘게든 막중하다.
- 고위험 행동은 사람의 실수나 행위로 이어져서 사건이 발생한다. 반대로, 조직은 사람의 수행을 최적화할 수 있다. 챕터 5에서 제안한 대로 적절한 행동을 격려하고 교육하고 강화하면 된다.
- 조직은 사고가 일어날 뻔했던 상황을 이해함으로써, 그리고 과거의 큰 사건들의 원인을 분석하여 얻은 교훈을 적용함으로써 위해 사건을 예방할 수 있다.

고신뢰 조직은 원인 분석을 할 때 이른바 '기술 기반 근본 원인 분석'이란 특수한 방법론을 채택한다. 항공, 우주, 제조업, 원자력발전 등의 업계에서는 이 방법론을 사용하여 조사자들이 사전 정의된 원인 요소들의 체계를 검토하고, 안전사고를 야기할 수 있는 모든 원인을 고려한다. HPI도 이 접근법을 따르는데, 많은 의료조직이 이를 도입해서 잘 수행하면 고신뢰 조직이 될 수 있다. 위해 사건에 이르게 하는 사람의 실수를 찾기 위해서 우리가 사용한 방법론은, 20가지 가능한 '개인의 실패 메커니즘'(사람들이 실수를 하게 되는 방식들)에 비추어 위해 사건을 검토하는 것이다. 20가지 메커니즘은 5가지 범주로 구분된다(지식과 기술, 주의, 정보 처리, 인지 그리고 동기). 다음으로 사람의 실수를 유발하는 시스템의 실패들을 26가지 메커니즘으로 고려하고 5가지 범주로 조직화한다(구조, 문화, 프로세스, 규정과 절차, 기술과 환경). 어떤 사례의 사실 관계에 이 각각의 메커니즘들을 견주어 검증하면 무엇이 근본 원인으로 작용하는지 알 수 있다. 일반적으로 이 방법으로 확인되는 근본 원인은 2~3가지다.[3]

이 책의 앞부분에서도 말했지만, 120개 의료조직으로부터 얻은 4,868개의 안전 착오들을 정리한 데이터베이스를 분석한 결과, 조직들이 전반적인 환자 위해를 줄이기 위해 문화적 개입을 활용하면 이 중에서 73%를 예방할 수 있다고 드러났다.[4] 또 알아낸 사실은, 의료조직들이 기술 기반 근본 원인 분석을 운용하면 실수를 줄이고 질을 개선할 수 있다는 것이다. 120개 조직의 리더들은 우리에게 이 방법론은 다르게 '느껴진다'고 했다. 왜냐하면, 사람이 어떻게 위해 사건을 경험하는지를 훨씬 신중하고 존중하며 바라보게 해주기 때문이다. 근본 원인 분석에 대한 시스템적 접근은 인터뷰 전략을 접목하여 사람의 경험에 들어 있는 미묘하고 세밀하며 복잡한 부분을 파악하게 해준다. 이러한 뉘앙스를 이해하지 못하면 조직들은 실수를 낳을 수 있는 중요한 시스템적 문제를 놓칠 수 있다. 그러면 시스템적인 원인 분석이 되지 못하고, 시스템은 근본적으로 변하지 않은 채 의료종사자를 비난하는 경로를 따르게 된다.

다이앤의 조직이 했던 원인 분석이 방금 이야기한 내용의 좋은 사례다. 조사자들은 반복해서 발생하는 위해 사건의 궁극적인 원인을 의료종사자의 역량으로 간주해버림으로써, 관련 종사자를 징계하고 해결책으로 정책 개발과 교육에 중점을 두는 방식을 권장했다. 이때 조사자들이 하지 않은 것은 바로 일차적 당사자였던 간호사와 팀원들에게 그 위해 사건을 '그들 자신'이 어떻게 경험했는지 묻는 일이었다. 만일 조직이 앞에 언급한 5가지 철학을 정립하고 기술 기반 근본 원인 분석을 채택했다면, 조사 팀은 그들의 주관적 경험에 관해 들어봤을 것이고, 개인들의 행동에 영향을 미치는 원인으로 '문화'를 고려했을 것이다.[5]

간호사가 태아 모니터링 결과를 잘못 해석하고, 당직의사가 자기 대신 다른 의사가 콜을 받게 되었다는 사실을 병원에 알리지 않았다는 사실에 주목한 안전 팀은 그 간호사에게 숙련도와 역량에 관해, 그리고 절차를 제대로 밟았는지 여부에 관해서만 무뚝뚝하게 질문했다. 태아 모니터링에 관해 연수를 제대로 받았는가? 한 번도 유사한 상황에 놓인 적이 없었나? 응급 제왕절개술에 대한 규정을 알고 있었나? 이 같은 공격적인 질문 방식 때문에 간호사는 방어적으로 대응했을 것이고, 그렇게해서 팀은 시스템 문제 또는 그에 기여한 요인들은 파악했지만, 진정한 근본 원인은 파악할 수 없었다.

만일 팀이 5가지 원칙을 포용했다면, 신뢰와 이해의 공유를 전제로 해서 질문했을 것이다. 아마 이렇게 물었을 것이다. "이 환자를 진료하는 동안에 무슨 일을 경험했는지 얘기해주십시오." 간호사는 아마 자신의 실수에 영향을 미친 다양한 요소들에 관해 의논해보려고 했을 것이다. 내면 깊숙이 들어 있었던 생각이나 공포나 걱정 등도 다 얘기했을 것이다. 다이앤과 그녀의 팀은 이런 사실을 알았을 것이다. 아기의 심박이 조금 떨어졌을 때 당직의사에게 문제 제기를 하지 못한 이유는 겁먹었기 때문일 수 있다는 사실을. 그도 그럴 것이, 사람들은 안전에 관해 문제 제기를 하면 권력상 지위가 높은 상급자들이 경청을 거부하는 것을 여러 번 봐왔던 것이다.

최근 몇 달 동안, 이 간호사를 비롯한 사람들이 당직 프로세스와 안전 문제를 윗선에 알리는 규정에 대해 목소리를 냈다. 이들은 현재의 정책이 가족 분만실에서 문제를 제기하기에 충분히 구체적이지 않다는 사실을 밝혔고, 그 결과 앞으로 환자들이 심각한 위해를 겪을 수 있다고 예측했다. 또한 다른 여러 안전 문제도 제기했다. 첫째는 간호사와 의사의 배치가 진료와 품질에 관한 선도적 표준에 맞지 않는다는 사실, 둘째는 새로운 간호사들과 다른 사람들의 역량이 부족하다는 사실, 셋째는 중요한 장비가 여의치 않거나 기존 장비들이 의도대로 작동하지 않는다는 사실이다. 누구도 이러한 문제 제기를 귀담아 듣지 않았다. 문제에 대한 해결책을 마련하기는커녕, 간호부장도 듣지 않았고, 노동조합 지도자들도 듣지 않았고, 의료진들도 듣지 않았고, CEO도 듣지 않았고, 심지어 다이앤조차 듣지 않았다. 안전 팀이 '문화'를 근본 원인으로 고려하는 철학을 받아들였다면, 문화를 개선하는 권장 사항을 제안했을 것이고, 그 구체적인 방안으로 일선 직원들이 거리낌 없이 문제 제기를 할 수 있는 여건을 만들자고 했을 것이다(챕터 4와 챕터 7). 다이앤의 조직은 그렇게 하지 않았기 때문에 원인 분석으로부터 배울 기회를 놓쳐버렸다.

동부 해안 지역에 위치한 대규모 의료조직인 메드스타 헬스케어(Med-Star Healthcare)의 한 팀이 중대한 위해 사건에 어떻게 대응했는지 살펴보자. 당뇨 환자가 담당 간호사 애니에게 뭔가 기분이 좋지 않다고, 아마 혈당이 높아진 것 같다고 말했다. 그 환자는 "내 몸은 내가 잘 알아요"라고 말했다. 간호사 애니는 환자의 혈당을 측정하고 실제로 혈당측정기의 수치가 높아진 것을 확인했다. 혈당측정기의 화면에는 "기록 가능한 범위를 넘음: 수치가 이상함, 반복함, 600이 넘으면 병리검사 필요"라고 나와 있었다. 간호사 애니는 이 반복 메시지에 따라 고혈당에 대한 처치를 두 번 했다.[6]

수 분이 지났지만 환자는 반응이 없었고, 빠른 대응이 필요한 심각한 저혈당으로 중환자실로 옮겨졌다. 진료 팀은 혈당측정기가 같은 메시지를 반복하자 고혈당에 대한 치료를 했다. 초기 조사에서 간호부장은 어떻게 혈당측정기를 잘못 읽을 수 있느냐고 애니를 나무랐고, 그녀의 직무를 정지시키고 더 조사받게 해야 한다고 병원에 보고했다. 그러나 이 사건 직후 한 간호사가 돌보던 환자가 혈당측정기에 과도하게 '높은' 혈당이라고 나온 이후에 저혈당 상태에 빠졌다.

메드스타의 팀은 혈당측정기의 설계 문제 때문에 이런 사건이 두 번이나 발생했을 거라고 의심했다. 안전 전문가들은 다시 애니에게 사건 동안 경험한 일들을 상세히 이야기해달라고 요청했다. 그리고 실제로 혈당측정기를 검사했다. 전문가들은 그녀를 잠재적인 규정 위반자가 아니라 같은 동료로 존중했다. 전문가들의 결론에 따르면 그 사건들은 간호사가 무능해서 일어난 일이 아니었다. 문화적 문제가 사건들을 야기하는 데 중요하게 작용했다. 즉, 환자가 왜 예상대로 반응하지 않는지에 대해 많은 사람이 의문을 제기하지 않았다는 사실을 문제 삼은 것이다. 또한 형편없게 설계된 장비도 사건을 촉발한 것으로 드러났다. 혈당 측정기의 화면이 직원들을 혼란시켰다. 2가지 메시지가 한 번에 나타난 것이다. 가장 눈에 띄는 메시지인 "기록 가능한 범위를 넘음"은 고혈당이라는 뜻이다. 그런데 화면을 자세히 검사한 결과 두 번째 메시지가 떴는데, 그것은 심각하게 낮은 혈당이 실제 소견이라는 뜻이었다.

이런 사건이 다시 발생하지 않도록 하기 위해, 조사 팀은 같은 혈당측정기를 사용하는 임상 부서와 수정한 결론을 공유했다. 동시에 간호사 애니는 병원의 리더들로부터 사과를 받고 업무에 복귀했다. 이러한 해결책 덕분에 애니는 결백을 입증받았다고 인식했고, 전문직업인으로서 자신의 경력으로 확실히 돌아왔다고 느꼈다.[7]

다이앤의 조직과 애니의 조직에서는 환자 두 명이 짧은 시간 안에 위해를 입는 사건이 일어났다. 두 경우 모두 조사 초기에는 사건의 유력한 원인이 간호사의 능력에 있다고 여겨졌다. 그러나 다이앤의 조직과 달리 애니의 조직은 인과관계를 보고 해결하던 전통적인 방식에서 벗어나서, 신뢰도 높고 시스템 지향적인 접근으로 옮겨갔다.[8] 그 결과 애니의 조직은 쉽게 사람의 실수를 고치고 시스템의 실패를 파악할 수 있었다. 규정이나 직원의 무능력을 문제 삼는 대신 리더들은 챕터 5에 기술된 보편적 기술을 위한 단계를 밟았고, 그리하여 사람의 실수가 환자에게 영향을 미치지 않도록 막을 수 있었다.

두 번째 기술인 '공통 원인 분석' 역시 학습 시스템의 10가지 요소 중 하나다. 다이앤의 조직을 포함하여 많은 의료조직에서 실패가 여러 차례 발생한 상황을 이해하고자 할 때 유익하다. 조직들은 이 분석으로 환자 위해 또는 상해 사례들을 하나의 자료 세트에 취합하고 공통 원인들을 찾는다. 자료 세트가 크면 클수록 학습에 더 효과적이다. 다이앤의 조직이 이 전략을 사용했다면 신뢰 문화의 결여야말로 광범위한 하나의 체계적 원인이라는 것을 인식할 수 있었을 것이다. 체계적 원인이란 가족 분만실에 국한되지 않고 다양한 부서와 진료과에 영향을 미치는 원인이다. 분석을 마치면 시스템 전체에 걸쳐 위해가 발생하지 않도록 체계적 원인을 교정하는 조치를 취할 수 있다.

2014년 대규모 비영리 의료조직 프로비던스 헬스(Providence Health)가 고신뢰 조직으로 가기 위한 노력을 추진했다. 조직이 맨 처음 착수한 일은 공통 원인 분석을 포함한 조사였다. 이 분석으로 드러난 결과는 안전 문제 중 71%가 문화적 요인 때문에 일어났다는 사실이었다. 이에 대응하기 위해 리더들은 전 직원을 위해 고신뢰 조직에서 활용하는 보편적 기술을 만들었다. 리더들을 위해서는 별도의 보편적 기술 세트를 만들고 '신뢰하고 보살피는 행동과 도구, 분위기'라고 명명했다. 여기서 말하는 기술은 챕터 4·5·6에서 설명했다. 2018년 5월, 프로비던스 헬스는 조직에 속한 35개 병원 전체의 주요 안전사고 발생률을 48%나 감소시켰다. 최근 6만 5,028명이 응답한 안전문화 조사에 의하면 5%가 개선되었다. 직원들은 이것을 배우기 쉽다고 생각했는데 그 이유는 비난받을 걱정 없이 문제를 제기하고 실수로부터 배우라는 격려를 받기 때문이다. 이처럼 프로비던스 헬스는 공통 원인 분석으로 좋은 자료 세트를 만들고 이를 활용하여 위해를 감소시키는 효과적인 전략을 개발했다.[9]

학습을 강화하는 조직 변화

이 책에 소개한 10가지 학습 시스템을 시행하는 조직들은 위해의 체계적 원인을 찾아 해결하며 개선하는 것 외에도 고신뢰 조직의 구조를 실현해야 한다. 그래야 학습 시스템들이 잘 기능하기 때문이다. 우리는 의료와 제조, 원자력발전, 항공 등의 여러 분야의 조직들과 함께 일했는데, 3가지 전략을 조합해서 실행하면 효과적이었다.

첫째, 조직은 환자와 직원의 안전을 우선순위로 두고 안전 팀과 프로세스 개선 팀의 팀원들의 역할을 이에 맞게 배치함으로써 모두가 이 우선순위에 중점을 두도록 해야 한다. 학습 시스템 조성을 두고 분투한 많은 조직들을 보면, 두 팀 사이에 벽이 생기고 자원 경쟁이 초래되어 조직이 위해의 원인들을 밝혀내기가 어려웠다. 제네시스 헬스 시스템(Genesis Health System)의 회장이자 CEO 더그 크로퍼는 중대한 위해의 발생률을 40%나 감소시켰는데 이게 곧장 다시 치솟아서 고민이 깊었다.[10] 이 현상을 외부에 일임해서 평가한 결과, 안전 팀과 프로세스 팀이 자원을 가지고 경쟁하면서 각기 다른 목적에 집중하고 있었다는 사실이 드러났다. 제네시스 헬스 시스템은 더그의 리더십 아래에서 제로 함이라는 목적을 향해 두 팀을 함께 움직였다. 자랑스럽게도 이 조직은 2017년에 제로 함이라는 목적을 달성했다.[11]

둘째, 조직은 리더들에게 고신뢰 조직의 원칙, 안전과학, 프로세스 개선 방법론, 그리고 원인 분석을 둘러싼 광범위한 연수를 제공하는 투자를 아끼지 말아야 한다. 보통은 조직들이 리더들의 연수를 건너뛰고 안전 개선 문제를 전문가 팀에 위임하고 끝내는 경향이 있다. 이렇게 하면 조직 전체의 직원들이 사람의 실수를 일으키는 체계적 원인을 찾는 능력이 약해지고, 그에 따라 학습과 개선의 속도도 느려진다. 조직은 위해를 예방할 수 없는 변화에 많은 시간과 돈과 에너지를 소모하게 된다. 그러나 고신뢰 조직에서는 '모든' 리더가 제로 함에 관한 모든 요소에 숙달되도록 함으로써, 안전과 관련된 목표를 리더들 자신의 운영 책임의 일부로 여기고 조직을 이끌게 한다.

셋째, 리더들은 일선 직원들을 참여시키고 부서의 학습 시스템을 활용하여 문제 해결 기술과 생각의 기술을 가르쳐야 한다. 직원들이 프로세스를 개선하는 방법을 이해하면 결국 리더들이 조직 전체에서 발생하는 일상적인 문제와 실수를 더 잘 파악할 수 있고, 문제를 해결하는 방법도 더 잘 알 수 있다. 최근 어느 조직이 우리에게 이렇게 말했다. 전문가 팀이 여러 '프로젝트' 중 안전 문제를 최우선으로 정하기 전에는 환자의 낙상을 줄이기 위한 조치를 취할 수 없었다고 말이다. 이 조직도 리더와 일선 직원들이 함께 조직 운영을 더 안전하게 만들기 위해 노력을 계속 했다면 더 빨리 발전할 수 있었을 것이다.

제로 함을 향한 노력, 그리고 결과의 지속

프레스 개니에서 우리가 목격한 바에 따르면, 앞에서 설명한 3가지 면을 잘 조정한 조직들은 안전을 개선하고 있었다. 매사추세츠주 브록턴에 위치한 시그니처 헬스케어(Signature Healthcare)의 CEO이자 회장인 킴 홀론도 업무 프로세스를 개선하고 조직의 구조조정을 위해 꾸준히 노력했다고 말했다. 그러나 홀론은 조직 변화 전문가들이 안전문화야말로 '제로 함으로 가기 위해 반드시 필요한 전략'이라고 이야기하는 것을 한 번도 들어본 적이 없었다고 한다. 그래서 홀론과 그의 팀은 다른 수많은 의료조직 리더들처럼 고신뢰 조직의 원칙과 안전문화의 원칙을 활용하면 얻을 게 많다는 사실을 몰랐다. 그러던 어느 날, 고신뢰 조직에 관한 논문을 읽은 홀론은 이런 결론을 내렸다고 한다. "프로세스만으로는 제로 결함에 도달할 수가 없겠더군요. 그리고 어떤 프로세스도 모든 시간 동안 실수 없이 완벽하게 굴러간다는 보장도 없고요. 그때 깨달았습니다. 안전문화를 프로세스를 개선하는 작업의 추가 요소로 포함시키고, 안전문화에 관해 당장 뭔가를 시작해야 한다는 것을 말입니다."[12]

4년 동안 홀론과 그의 리더십 팀은 그동안 구조조정에 들인 열정을 가지고 고신뢰 안전문화를 채택했다. 안전과학과 고신뢰를 모든 리더와 직원의 필수 연수 과목으로 지정하여 운영했고, 리더들의 연수 과목으로 안전 개선과 프로세스 개선도 지정하여 운영했다. 시그니처 헬스케어는 또한 안전 팀과 프로세스 개선 팀, 그리고 홍보마케팅 팀까지 동시에 참여시키고, 이들의 통합을 지원하기 위해 재정도 충분히 할당했다. 그때부터 홀론과 그의 팀은 구조조정 관리 회의를 일상적으로 소집하는 대신 안전 관련 지표를 보고하는 것으로 모든 회의를 시작했다. 보고하는 안전관리 지표는 첫째, 마지막 환자 위해 사고 이후 경과한 일수, 둘째, 마지막 직원 상해 사고로부터 경과한 일수, 셋째, '제때 잘 포착해서 사고를 막은 일' 또는 사고가 일어날 뻔했던 실수의 건수 등이었다. 이런 틀을 갖춤으로써 모두에게 이제부터 안전이 조직의 우선순위라는 신호를 보냈다.

조직의 학습 능력을 한층 증진하기 위해 홀론과 그의 팀이 기울인 노력은 일선 직원들을 업무 환경의 일상적인 문제를 찾는 일에 참여시키는 것이었다. 처음에는 직원들이 주저하는 것 같았는데, 홀론은 이것을 이상하게 생각했다. 결국 홀론과 그의 팀은 관리자들이 일선 직원들에게 영향력을 미치며, 관리자들이 자기들의 문제를 제기하면서 직원들이 건의했다고 주장한다는 사실을 알아냈다. 이런 장벽을 극복하기 위해 홀론과 리더들은 직접 진료 팀에게 다가가서 무엇이 그들에게 동기를 부여하는지 물었다. 직원들은 분명하고도 달성 가능한 목표라고 답했다. 그래서 홀론은 위해와 인력, 참여, 환자 경험과 문화에 관한 지표를 포함한 핵심 성과 지표들을 채택했다.

팀이 아직 힘들어할 때 홀론과 리더들은 2가지 '대책'을 내놓았다. 그가 말했다. "우리는 안전과 품질 표준 2가지를 정하고 90일 동안 100%로 달성한다는 목표를 설정했습니다. 우리는 매니저들이 몇 가지를 배우기 원했습니다. 첫째는, 목적을 높이 설정하면 직원들의 참여가 계속해서 더 필요하고, 투명성과 집중도도 훨씬 더 필요하다는 것을 배우기를 원했어요. 둘째, 직원들의 승인을 얻으면, 직원들이 목적에 다가가면 갈수록 그들이 관찰하는 양과 문제 인지, 제안 사항이 많아지고, 과거로 돌아가기를 원치 않게 된다는 것을 배웠으면 했습니다." 홀론이 배운 것은, 마지막 실패로부터 경과한 일수를 측정하면 그 숫자가 늘어날수록 팀원들에게 성취감을 주기 때문에 도움이 된다는 사실이었다. 그리고 각 실패에 대해 '인지 시점'을 추가하여 유책성을 강화하고, 실패를 찾아 고친 팀을 조직에서 인정해줄 수도 있었다. 본질적으로 홀론과 리더들은 의미 있는 목적을 설정하는 방법을 팀에 가르칠 필요가 있었다. 그렇게 했기 때문에, 팀들은 이제 위해와 상해를 제로로 만들어나갈 수 있었다.

안전 학습이라는 목적에 맞게 조직을 잘 정렬하려고 노력한 시그니처 헬스케어는 지난 2년 동안 중대한 위해 사건을 88% 감소시켰다. 또한

365일 내내 제로 함을 유지할 수 있었다. 그 후 시그니처 헬스케어는 중대한 안전사고 발생률을 80% 감소시킨 성과를 유지했고, 직원들의 상해 사건도 75% 감소시켰다. 직원들의 상해 빈도는 보고 가능한 상해 빈도(RIFR, reportable injury frequency rate) 지표다. 병원고객평가조사(HCAHPS, Hospital Consumer Assessment of Healthcare Providers and Systems)가 제시한 이 조직의 간호 영역 의사소통 점수는 2013년에서 2018년 사이에 4% 높아졌다. 안전문화 평가 점수는 2013년에서 2017년 사이에 12가지 영역 중 7개 영역이 개선되었다. 비처벌적으로 실수에 대응하는 능력을 20% 개선해서 미국 전역에서 백분위가 85에 도달했다. 또한 시그니처 헬스케어는 의사소통의 개방성 측면에서 16%를 개선하여 백분위가 90에 도달했다. 또한 여기에 소개한 3가지 전략을 구동하여 고신뢰 조직 구조를 만들어 냄으로써 최강자로 변모했다.

시그니처 헬스케어와 다이앤이 속한 조직의 학습에 대한 접근을 비교하면 큰 차이가 있다. 다이앤의 조직은 '전문가' 팀에게 원인 분석을 하고 안전과학과 성과 개선 방법론의 저장소 역할을 하도록 맡겼다. 그 결과 사건 분석이나 개선, 학습 공유에 지연이 발생했다. 다이앤의 조직은 학습에 일선 팀을 동원하는 데도 실패했다. 그 결과 다이앤과 동료들은 운영을 개선하기 위해 직원들이 아이디어를 내놓는 프로세스를 갖추지 못했다. 반면, 시그니처 헬스케어는 부서 학습 시스템을 위한 장치를 만들었다. 또 챕터 5와 챕터 6에 제시한 보편적 기술을 사용하여 학습 능력을 고양했고, 이를 일선 팀이 안전 문제를 검토하고 해결하는 과정에 접목했다.

고신뢰 조직의 운영 구조를 정립하기 위한 세 전략을 소개했는데, 이것을 이용한 또 다른 조직이 유타주에 본부가 있는 인터마운틴 헬스케어(Intermountain Healthcare)다. 이 조직은 회장이자 CEO 마크 해리슨의 지도로 포괄적이고 통합된 부서 학습 회의 게시판을 채택했고, 직원들이 안전과 관련된 문제를 지휘 체계를 벗어나 제기할 수 있는 구조를 만들었다. 인터마운틴 헬스케어는 근무 교대 때마다 약 15분 동안 직원들을 참여시켜 안전과 품질, 효율과 환자 참여의 전반적인 환자 경험에 중점을 두도록 했다. 그 목적은 직원들이 운영에 더 민감해지고 상황이 발생할 때 잘 인지하도록 하기 위해서였다. 회의 게시판을 사용함으로써, 병동과 부서의 리더들과 팀은 지난 24시간 동안 발생한 안전 문제를 검토하고 그 문제를 줄이는 전략을 제시했다. 또한 앞으로 24시간 내에 생길 수 있는 문제도 예상했다. 더 많은 주의를 요하는 문제도 필요한 대로 문제 제기가 되었고, 지휘 체계를 따라 '단계별 회의'(회의 체계로서, 우선 일선 의료종사자들로부터 모은 정보를 취합해서 리더들의 회의에 상정하고, 또 이것을 집행부 회의에 올리는 방식이다)에 안건으로 상정되었다. 인터마운틴 헬스케어는 순차적으로 시간을 배정한 6단계의 회의를 유지하고 있는데, 매일 아침 10시 30분 이전에 각 회의가 열린다.

이런 회의 체계를 유지하는 가운데 인터마운틴 헬스케어의 리더들은 마지막으로 발생한 중대한 안전사고와 직원 상해 이후 경과한 일수를 검토하고, 팀에서 그 달에 중점적으로 배우는 보편적 기술에 관해 논의한다. 리더들은 직원들에게 보편적 기술 사용과 관련된 안전 사례를 공유하고 다른 사람들에게 비슷한 이야기를 들려줄 것을 요청한다. 팀은 그날 얼마나 많은 환자가 진료받을지 미리 살펴보면서, 환자들의 흐름이 안전에 미치는 영향을 검토한다. 그다음 품질 관련 지표를 검토하고, '아이디어 게시판'에 안전에 관한 아이디어를 기입한다. 그다음에는 팀이 현재 작업하고 있는 안전 관련 항목들을 검토한다. 예를 들면 환자 낙상 감소, 욕창 관리 성과 개선 같은 것이다. 마지막으로 리더는 팀에 감사를 표하고 성공을 축하하고 환자 참여 지표들도 검토하는데, 이 지표에는 직원의 반응성이나 간호사의 의사소통 측정치 등이 포함된다.

단계별 회의 프로세스를 활용한 결과, 인터마운틴 헬스케어는 CEO를 포함한 리더들이 조직에서 발생하는 모든 문제에 관한 데이터를 24시간 이내에 얻고 배울 수 있게 되었다. 모든 리더는 시간에 맞추어 문제를 해결하고 배운 교훈을 공유할 수 있다. 또한 부서 학습을 회의 구조에 통합시켰다. 이때 시각적인 학습 게시판을 사용하여 상황 인지를 위한 일상적 검토를 원활하게 했다. 게시판에는 학습 시스템의 10가지 요소에서 배운 점과 아이디어를 게시한다.

이 모든 노력으로 환자 안전과 병원 수용 능력 관리, 그리고 안전 경보 의사소통 등 모든 부문이 급속히 개선되었다. 1년 전과 비교했을 때, 직원이 제기한 안전 문제가 집행부까지 올라간 건수가 25% 감소했고, 조직의 임상 클리닉에 대한 환자 접근도가 극적으로 개선되었다(병원이 수용 가능한 내원 약속이 30%나 뛰었다). 또한 인터마운틴 헬스케어는 모범적인 실천 사례를 조직 전체에 확산하는 면에서도 훨씬 발전했다.[13]

시그니처 헬스케어와 인터마운틴 헬스케어, 메드스타, 프로비던스 세인트 조지프(Providence St. Joseph), 그리고 제네시스 헬스 시스템 등의 의료 조직들은 고신뢰 조직으로 가는 프로젝트에 헌신했고, 안전을 비롯한 전반적인 성과를 개선하려는 목적을 향해 움직였다. 이 조직들은 단지 학습 시스템에 10가지 요소를 추구하는 데 그치지 않고, 고신뢰 조직들의 도구와 실천을 조직 전체에 통합하여 학습 시스템을 뒷받침했다.

다른 조직들과 달리 이들은 안전 평가를 내외적으로 시행해서 자신들의 안전관리 체계를 평가했다. 평가 항목 중에는 학습 시스템의 효과에 대한 측정도 있었다. 이것들을 검토한 조직은 다른 고신뢰 조직과 비교해서 자기들이 어느 위치에 있는지 파악할 수 있고, 취약점을 확인하고 해결하기 위해 행동 계획을 수립할 수 있다. 모든 리더와 직원이 올바른 기술을 개발하고 있는가? 습관이 바뀌지 않고 있는 것은 아닌가? 공정 문화가 뿌리 내리고 있는가? 이사회와 집행부와 의료종사자 모두가 참여하고 있는가? 조직의 학습 시스템들은 충분한가? 이러한 문제에 관해 검토한다. 리더들이 직원과 관리자와 의료종사자 모두에게 묻고 실시하는 자체 평가를 자주 시행하여 조직에 실시간 피드백을 제공하면 이를 개선을 도모하는 데 활용할 수 있다. 외부 전문가들의 독자적 평가는 조직에 객관적인 관점을 추가해준다.

이번 챕터에서 소개한 고신뢰 조직들은 이러한 평가들을 학습 시스템 내에 채택했다. 그들은 고신뢰 조직 만들기를 또 다른 단기 사업으로 두지 않고 그것으로 '일하는 방식'을 만들었다. 그 결과 제로 함에 다가갔고 결국 목표를 달성했다. 우리는 다이앤의 조직과 같이 제로 함 프로젝트를 수행했는데도 목표 달성에는 실패한 조직들이 주목해주기를 희망한다. 이 조직들이 제대로 된 방법으로 학습 시스템을 실행했다면 개별적인 안전사고가 재발하는 비극을 막을 수 있었을 것이다.

✓ 학습 시스템은 안전관리 체계의 중요한 요소지만, 그것의 요소 10가지를 모두 채택한 조직도 제로 함을 달성하지 못할 수 있다.

✓ 사람의 실수에 관한 원인을 조사하는 조직들은 5가지 철학을 채택하고 기술 기반 원인 분석이라는 접근을 도입함으로써 모든 체계적 원인을 검토하고 진정한 근본 원인을 파악해야 한다.

✓ 조직들이 확실히 해야 할 점은, 학습을 지원하는 구조가 제대로 존재해야 한다는 사실이다. 특히 안전개선 팀과 프로세스 개선 팀을 정렬하여 리더들을 훈련시키고 부서 학습에도 일선 팀과 리더를 참여시켜야 한다.

✓ 제로 함 그리고 직원 상해 제로, 즉 환자 안전과 직원 안전에서 최고를 지향하는 몇몇 조직은 학습 시스템을 포함하여 안전관리 체계를 유지하고 강화하기 위해 노력한다.

Chapter 10

직원
안전

- 에밀리 할루, 조지프 카브랄

에밀리 할루는 HPI-프레스 개니의 컨설턴트로 일하고 있다. 급성 치료 의료/수술 간호 분야에서 근무한 경험이 있는 간호사다. 버지니아주 뉴포트 뉴스의 리버사이드 리저널 메디컬 센터(Riverside Regional Medical Center)에서 미국 외과의협회 국가 수술 품질 개선 프로그램(American College of Surgeon's National Surgical Quality Improvement Program)을 시작했다. 이후 리버사이드 리저널 메디컬 센터의 환자 안전 매니저가 되었다. HPI 컨설턴트로서 현재 고신뢰 조직의 원칙을 적용하여 미국 전역의 의료조직들을 안내하며 환자와 직원의 안전을 변혁하는 데 큰 역할을 하고 있다.

조지프 카브랄은 프레스 개니의 인사책임자로서 폭넓은 고객층을 지원하는 직원 솔루션 의장이다. 문화와 조직의 변화를 증강하는 전략을 개발하고 실행하는 분야에서 20년 이상 경험을 쌓았으며, 조직 목표를 달성하기 위한 인재 관리와 인적자원 관리의 모든 면에서 사업 목표와 비전, 가치를 진전시키는 데 10년 이상을 바쳤다. 클리블랜드 클리닉(Cleveland Clinic)과 노스웰 헬스(Northwell Health)에서 인사책임자로 일했고, 또한 뉴욕 프레스비테리언 병원(New York-Presbyterian Hospital)과 보스턴 아동병원(Boston Children's Hospital)에서 인재 관리 분야의 핵심적인 리더십 역할을 수행했다.

의료계는 다른 업계보다 직원의 상해 사고 발생률이 매우 높다.
제조, 건설, 철도운송, 원자력발전 등의 어느 업계보다도 높다.
이번 챕터에서는 어떻게 하면
직원 상해를 줄일 수 있는지를 사업적 관점에서 논증하고,
직원 안전을 개선하기 위한 안전관리 체계를 설명한다.

20년 경력의 간호사 게일 샌디지는 텍사스주 롱뷰시에 있는 굿 셰퍼드 앰뷸라토리 서지컬 센터(Good Shepherd Ambulatory Surgical Center)에서 교대근무를 막 시작하려던 중이었다. 수술 전 환자 간호 분야의 전문가인 그녀는 자기 일을 사랑했고 자신을 '천상 보호자'라고 여기고 있었다.[1] 그 교대가 인생의 마지막 교대근무가 되리라는 것을 그녀는 몰랐다. 한 환자 가족이 칼을 들고 수술센터로 난입했다. 그는 직원들에게 달려들며 보이는 대로 자상을 입혔다. 샌디지가 막아서서 동료와 환자들을 보호하려고 하자 그는 샌디지를 찔렀고, 그녀는 상해로 인해 사망했다.

그 일이 일어나기 3년 전에는 필라델피아 근교의 크로저-체스터 메디컬 센터(Crozer-Chester Medical Center)의 베테랑 간호사 토브 슈스터가 업무 중에 상해를 입었다. 밤 교대 중에 그녀는 동료가 도와달라고 외치는 소리를 들었다. 환자가 침대 밑으로 떨어진 것이다. 슈스터는 다른 동료들과 함께 체중이 300파운드(136킬로그램)인 환자를 바닥에서 침상으로 들어 올렸다. 슈스터가 환자의 다리 하나의 무게를 버텼다. 병원에 이런 환자들을 안전하게 들어 올리는 장비가 있었지만 슈스터의 팀은 그것을 사용하지 않았다. 무게를 버티는 동안 그녀는 자기 등에서 나는 '딱' 소리를 들었고, 직감적으로 안 좋은 일이 일어났음을 알았다. 이후 상해와 통증의 기나긴 이야기가 시작되었고, 결국 그녀는 간호사 경력에 종지부를 찍었다.[2]

샌디지와 슈스터 같은 간호사들의 이야기는 너무나도 흔하다. 의료조직들이 최근 직원 안전을 개선하고는 있지만,[3] 여전히 많은 직원이 상해를 입고 있다. 산업안전보건청(OSHA)에서 정의한 총사건발생률은 연간 100명의 풀타임 직원들에게 업무 중 발생한 상해와 질병의 건수다. 미국 병원의 TCIR은 2000년에 9.1이었다가 2016년에는 5.9로 낮아졌다. 그러나 여전히 원자력발전과 비교하면 높은 편이다. 원자력발전의 경우, 2016년 TCIR이 0.3에 불과했는데, 이는 미국 병원의 '20분의 1'에 해당하는 수치다. 건설업과 비교해도 의료계의 수치가 높다. 건설업의 경우는 의료계의 절반 정도인 3.2다. 제조업 분야는 3.6이다.[4] 핵심적인 산업안전보건청의 지표에서도 결과는 비슷하다. 예를 들어 휴직과 제한 및 이동 일수(DART, Days Away, Restricted or Transferred) 점수는 산업안전보건청의 정의에 의하면 100명의 풀타임 직원에게 발생한 질병과 상해때문에 손실된 근무 일수를 가리킨다. 전체적으로 2016년 병원급 의료기관에서 상해 사고를 당한 의료종사자는 22만 8,200명인데 그중 9만 1,100명이 DART에 해당했다.[5] 슬픈 진실은, 급성기 병원을 짓는 건설사 근로자보다 그 병원에서 환자 진료 업무를 하는 직원의 환경이 더 안전하지 못하다는 사실이다.

간혹 의료계의 리더들이 이런 문제를 제기하려고 노력하지만 그리 성공적이지 못했다. 이번 챕터에서는 우리가 다른 업계를 컨설팅하여 직원 상해 사건을 줄임으로써 재정적인 효과를 가져왔음을 입증해 보이면서 처음으로 사업적 관점에서 상해 사고를 줄여야 한다는 논증을 제시한다. 그다음에는 의료계에서 직원 안전을 개선하는 안전관리 체계를 소개할 것이다. 이는 의료계에서 일종의 청사진이 될 수 있다고 생각한다. 우리는 의료 현장을 지금보다 안전하게 만드는 방법을 알고 있다. 그렇게 하겠다는 의지만 다지면 된다. 그렇게 해보자, 우리 직원들을 위해, 그리고 조직의 성공을 위해.

직원 안전을 위한, 비즈니스 관점의 논증

공개된 자료를 살펴보면, 의료인들의 안전을 확보하는 일은 윤리적으로 옳을 뿐 아니라 경영 관점에서도 재정적으로도 이익이다. 직원 상해가 가져오는 재정적 비용은 직원 자신이나 조직의 입장에서 막대하다. 조직의 누적 비용을 산출하려면 구체적인 비용을 광범위하게 고려해야한다. 직원에게 보상하는 비용, 이직 비용, 상해를 입은 직원을 교체하는 데 드는 초과 근무 비용, 생산성 손실 등이다. 2011년부터 최근까지 누적된 자료에 따르면, 그동안 의료계에서 직원 상해로 소요된 비용은 131억 달러(약 15조 7,000억 원)에 달한다.[6]

역으로는 이렇게 생각해볼 수도 있다. 안전한 환경은 여러 지표에 두루 영향을 미쳐서 조직의 성과를 훨씬 높인다. 프레스 개니가 발표한 2016년 간호 특별 보고서(Nursing Special Report)에 따르면, 간호사의 안전은 "간호사와 환자, 환자 경험, 그리고 성과급 지불 제도의 결과에 이르는 모든 성과와 유의한 연관"이 있다.[7] 간호사에게 가장 안전한 조직(상위 25% 순위)들에는 간호사가 인식하는 진료 손실(즉, 필요한 환자 진료가 상당히 지연되거나 제대로 완수하지 못한 경우)이 약 절반 정도 발생했고, 직무 만족 면에서 27% 더 높은 점수를 받았으며, 진료의 질 측면에서 점수가 22% 높았고, 평균적인 추천 가능성도 3% 높았다.[8] 환경이 안전하면 간호사들이 일을 더 즐길 수 있기 때문에, 참여 수준도 더 높은 점수가 나온다. 이것 자체가 의료조직의 입장에서는 경제적인 당위다. 사실 참여율이 높은 직원들이 근무하는 조직들이 그렇지 못한 조직보다 생산성이 22% 높고 전체적으로 더 성공적이다.[9] 반면 안전하지 못한 업무 환경은 직원들의 신체적·정서적 스트레스를 유발하고 번아웃을 야기할 수 있으며, 그에 따른 비용이 발생한다. 이 스트레스 요인을 제거하면 의료종사자들의 번아웃을 극적으로 줄일 수 있다.[10]

놀라운 일이지만, 산업안전보건청이 만든 안전 지표로는 의료종사자들이 경험하는 정서적 위해를 모두 파악할 수 없다. 의료종사자들은 환자와 환자 가족, 그리고 동료들로부터 언어적 위협을 당한다. 의사의 치료 계획에 동의하지 않는 환자가 "여기서 나가기만 해봐. 가만두지 않을 테니, 조심해!"라고 외친다든지, 치매로 고생하는 90세 환자가 "내가 너를 한 방 먹일 거야"라고 고함칠 수도 있다. 그런 위협은 스트레스 수준을 높이고 업무 성과에도 지장을 초래하므로 생산성이 줄고 사기도 떨어지며 이직률은 높아진다.

위협을 실행하는 환자나 환자 가족도 있다. 미국 노동통계청의 자료에 따르면, 미국 의료종사자들은 다른 업계의 민간 기관에 종사하는 직원들보다 업무 중 위협이나 공격을 4배 이상 경험한다. 이 때문에 상해를 입어 일을 할 수 없는 지경에 이르는 경우도 많다.[11] 또한 환자 위해도 의료종사자들의 고통을 야기한다. 예방 가능한 안전사고로 의도치 않게 환자에게 위해를 입힌 의료종사자는 심한 죄책감과 슬픔을 경험한다. 이른바 '2차 피해 현상'이라고 할 수 있다.[12] 의료종사자들은 자신의 조직이 환자 위해에 제대로 대응하지 않는 경우에도 상처를 받는다. 의료조직이 공정하고 정의로운 문화를 채택하고 이를 증진하려 하지 않는 경우, 위해 사건 이후에 의료종사자를 불공정하게 대우할 가능성이 높다. 이 주제에 관해서는 챕터 7에서 기술했다.[13] 이때 의료종사자들은 조직으로부터 소외되고, 자신의 업무로부터도 분리되는 경험을 한다.

정서적 위해는 객관적으로는 드러나지 않지만 의료종사자와 조직 모두에게 상당한 의미가 있다. 캘리포니아주 남부에서 일하는 젊은 간호사 크리시 비는 매우 성실하고 에너지가 넘치며 사려 깊은 직원으로 알려져 있었다. 어느 날, 헤로인 중독자를 위한 메타돈 치료 프로그램 중 그녀는 사용한 주삿바늘로 자신을 찌르고 말았다. 이로 인해 그녀는 감염 위험에 빠졌다. 그뿐 아니라 당시 수유 중이었기 때문에 어린 아들에게도 문제가 생길 수 있었다. 그래서 예상보다 일찍 젖을 떼어 아기를 위험으로부터 보호했는데, 이 일은 큰 상처로 남는 결정이었다. 그 후 3년 동안 그녀는 정기적으로 검진을 받아야 했고, 더이상 검사받을 필요가 없어질 때까지 걱정을 해야 했다. 그녀의 말을 들어보면, 이 경험은 정서적으로나 심리적으로 엄청난 위해를 입혔고, 아들을 돌보는 능력에도 영향을 미쳤다. 또한 직업과 경력에 대해서도 더 이상 확신을 품지 못하게 되었다고 한다.[14]

의료계도 더 잘할 수 있다

크리시 비의 사례 같은 이야기를 들으면, 안전에 관한 회의주의자들은 쌍수를 들면서 "우리 조직들은 어차피 잘할 수 없어. 원래 병원이라는 곳은 직원 상해율이 상대적으로 높을 수밖에 없어"라고 결론 내릴 것이다. 환자를 진료하는 일이 그 자체로 아주 복잡할 뿐 아니라, 진료 환경도 '압박이 크기' 때문에 사고 가능성이 본래 높다는 것이다. 의료종사자들은 환자 진료 과정에서 수많은 위험 요인에 노출된다. 방사능, 공기 중의 세균, 오염된 주삿바늘은 그중 몇 가지 예시다. 한편 진료 환경에는 의료 제공자들에게 폭력을 일으키는 '완벽한 폭풍우' 같은 것이 숨어 있다. 에밀리 할루는 블로그에 올린 글에서 그 상황을 이렇게 요약했다. "의료종사자는 환자와 그 가족이 몹시 힘들어할 때 그들을 만난다. 어떤 환자는 신체 증상 때문에 갑작스럽게 움직이거나 공격적으로 행동하며, 또는 신체적 제한에 대한 인지의 결여 등이 수반될 수 있다. 거기에 더해서 의료 기관 방문이나 술식에 동반되는 통증, 공포 그리고 불확실성이 있고, 수많은 개인적·정서적 문제, 그리고 이동이나 재정에 관한 문제 등에 시달릴 수도 있다. 또 의료종사자가 근무하는 건물은 대중에게 그대로 열려 있어 안전을 보장할 수 없다. 의료 환경은 규정상 사람들이 자유롭게 드나들 수 있도록 문을 열어두어야 하기에, 이 모든 상황을 고려하면 정서가 갑자기 격앙될 가능성이 있다. 일상적인 상호작용이 때로는 위험한 대립으로 돌변할 수 있다는 사실은 놀라운 일이 아니다."[15]

이 모든 위험을 감안하면 의료종사자의 상해 발생률을 그저 받아들여야 할지도 모른다. 사실 상해를 일상적이고 불가피한 것으로, 즉 '업무의 일부'로 보는 의료종사자도 많다. 많은 간호사가 환자가 떨어지지 않게 '붙드느라' 상해를 입고, 많은 의료기사가 의료기관을 나가려고 하는 문제 환자를 뒤쫓다가 상해를 입는 것은 우연이 아니다. 많은 임상의사와 비임상직원이 기꺼이 위험을 감수하며 환자를 돕고, '해를 끼치지 마라'는 전문직업인의 의무를 이행하고 있다.

그런 헌신은 칭찬받을 만하지만, 의료계에서 일어나는 수많은 직원 상해는 불가피한 것도 아니고 수용 가능한 것도 아니다. 다른 업계도 똑같이 복잡하고 위험하지만 가까스로 노력해서 상당한 수준으로 직원 안전을 확보해왔다. 그림 10-1과 10-2를 보면, 건설과 제조업계의 경우 2000년에서 2016년 사이에 안전 문제가 급격히 감소한 것을 알 수 있다. 즉, 직원들의 입장에서 보면 의료계보다 안전해진 것이다. 건설과 제조업계에서 직원들이 직면한 위험은 높은 데서 추락할 가능성, 전기 충격을 입을 가능성, 중장비 또는 고속으로 작동하는 장비에 다쳐서 신체의 일부를 잃을 가능성 등으로 정도가 심각하고 빈도도 높다.

그렇다면 의료기관들은 왜 여태까지 안전을 인상적으로 개선하지 못했을까? 지금까지의 진전은 대개 환자를 다루는 부분에서 더 안전하게 일해야 한다는 사실이 반영된 결과다. 간호전문직의 기초를 이루는 인식 가운데 하나는 간호사는 환자를 물리적으로 움직이고 자세를 바꿔주고 이동시킬 수 있을 만큼 힘이 있어야 한다는 것이다(1906년 간행된 간호학 교과서를 보면 간호사에게 이렇게 충고하고 있다. "누군가가 당신의 힘을 필요로 한다는 사실을 힘이 알아준다면, 아주 좋은 일이다").[16] 그러나 실제 사례가 보여주듯이, 간호사가 환자를 물리적으로 움직이는 일은 안전하지 않다. 염좌와 좌상은 DART 건수의 주요 요인이고, 간호사들이 보상금을 청구하게 만드는 주요 요인이기도 하다.[17] 2018년을 기준으로, 11개 주에서 직원 안전과 관련된 법안을 통과시켰는데, 이 법이 규제하는 대상은 환자를 다루고 이동시키

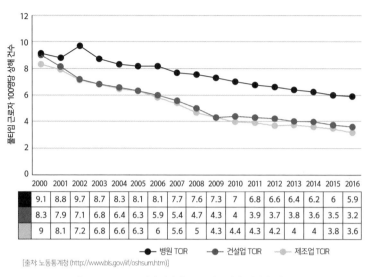

	2000	2001	2002	2003	2004	2005	2006	2007	2008	2009	2010	2011	2012	2013	2014	2015	2016
	9.1	8.8	9.7	8.7	8.3	8.1	8.1	7.7	7.6	7.3	7	6.8	6.6	6.4	6.2	6	5.9
	8.3	7.9	7.1	6.8	6.4	6.3	5.9	5.4	4.7	4.3	4	3.9	3.7	3.8	3.6	3.5	3.2
	9	8.1	7.2	6.8	6.6	6.3	6	5.6	5	4.3	4.4	4.3	4.2	4	4	3.8	3.6

●─ 병원 TCIR　　●─ 건설업 TCIR　　●─ 제조업 TCIR

[출처: 노동통계청 (http://www.bls.gov/iif/oshsum.htm)]

그림 10-1. 2000~2016년의 업계 간 TCIR 비교(병원, 건설업, 제조업)

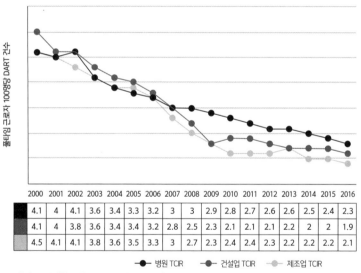

	2000	2001	2002	2003	2004	2005	2006	2007	2008	2009	2010	2011	2012	2013	2014	2015	2016
	4.1	4	4.1	3.6	3.4	3.3	3.2	3	3	2.9	2.8	2.7	2.6	2.6	2.5	2.4	2.3
	4.1	4	3.8	3.6	3.4	3.4	3.2	2.8	2.5	2.3	2.1	2.1	2.1	2.2	2	2	1.9
	4.5	4.1	4.1	3.8	3.6	3.5	3.3	3	2.7	2.3	2.4	2.4	2.3	2.2	2.2	2.2	2.1

●─ 병원 TCIR　　●─ 건설업 TCIR　　●─ 제조업 TCIR

[출처: 노동통계청 (http://www.bls.gov/iif/oshsum.htm)]

그림 10-2. 2000~2016년의 업계 간 DART 비교(병원, 건설업, 제조업)

는 직원의 안전이다.[18] 이 법안들은 환자를 다루거나 이동시키는 과정에서 나타나는 근골격계 상해에 대한 예방 계획을 고용주가 도입하도록 강제한다.

　대다수의 의료조직은 작업장 상해를 예방하기 위해 다양한 방법을 활용해왔다. 예를 들면 환자 이동장비 구입, 관련 기술 경연대회 개최, 안전장비 사용에 관한 세부 지침 등이다. 그러나 조직들은 의료 현장의 직원들에게 장비를 사용해야 한다는 사실을 강조하는 데는 실패했다. 또한 안전장비나 다른 수단으로 자신을 보호할 책무성을 정립하는 데도 실패했다. 우리가 보았듯이, 전반적으로 빛바랜 노력만 기울이고 방법 자체에만 신경 쓰느라 보다 광범위한 안전문화 또는 고신뢰 문화를 조성하려는 노력은 하지 못했다. 많은 조직이 직원 안전에 대한 추진력을 얻기 힘든 이유는, 안전에 대한 책임을 리더가 직접 책임지지 않고 산업 안전부서에 다 맡겨버렸기 때문이다. 인적 자원, 직원에 대한 보상, 보안 등을 담당하는 부서, 그리고 지역 경찰도 종종 직원 안전에 기여하지만, 이들이 함께 일사불란한 팀으로 움직여서 직원들이 직면한 문제를 해결하는 경우는 거의 없다.

　이와 대조적으로 건설이나 제조업, 원자력발전 같은 업계는 여러 부문을 폭넓게 개선했다. 즉, 안전을 증진하기 위해 구조적, 기술적, 환경적, 그리고 특히 중요한 문화적 개선을 했다. 원자력발전 산업을 예로 들면 조직들이 취한 조치는 다음과 같다.

- 상해 관련 자료를 투명하게 공유한다. 리더(특히 고위직 리더)뿐 아니라 일선 팀원들과 공유한다.
- 기대치를 분명하게 설정하고, 기업의 지침이나 규정, 안전 절차나 표

준 등을 설명하는 정책 문서를 만든다.

• 모든 직원에게 의미 있는 안전 연수를 제공한다. 핵심적인 연수는 역동적인 학습 활동과 시뮬레이션이다. 역동적인 학습 활동에는 환경을 둘러보거나 직접 관찰하면서 작업 환경에서 위험 요인을 찾아내는 활동 등이 있다. 시뮬레이션은 안전한 업무 습관을 확립하기 위한 것으로, 직원들에게 얼음판 위에서 걷는 방법을 연수시키는 낙상 시뮬레이터 훈련 등이 있다.

• 상해-보고 프로세스와 규정을 강화한다. 모든 상해를 필수적으로 보고하도록 의무화한다.

• 운영진들이 연수받게 하고 모든 직원 상해를 살피게 하며 이 과정에 직원들을 참여시킨다.

• 상해가 발생하면 운영진은 팀원들을 도와 상해가 일어나게 된 정황을 찾아보고, 상해 직원 때문에 업무에 제한이 발생한 상황에 대한 대책을 세운다.

• 안전에 대해 모든 직원이 책임지는 광범위한 문화적 변혁을 일으킨다. 원자력발전소에 들어가보라. 리더는 물론이고 모든 직원이 안전 안내서를 들고 다니며 구체적인 상황에 적용할 표준이나 이행 사항을 참고한다.

여러 조치들 중 가장 중대한 것은 문화적 변혁이다. 확실한 것은, 문화는 하루아침에 변하지 않는다는 사실이다. 안전을 가장 중요시하도록 사람들을 훈련시키고 그 상태를 유지하는 일은 크나큰 도전이다. 그러나 원자력발전소는 심각한 재정 압박에 직면하는 일이 있더라도 의사결정에서 안전이 그만큼 중요한 가치임을 이해했다. 인력으로 가능한 만큼 직원 안전을 확보하기 위해 단기적으로 막대한 재정 손실을 겪은 원자력발전소 이야기는 차고 넘친다.

미국의 한 원자력발전소에서 계약직 전기 기사들이 계획된 연료 재충전을 위한 정전 기간 동안 큰 펌프를 다시 건설했다. 이 정전 기간에는 원래 공장이 작동하지 않고 전기를 생산하지 않는다. 원자력발전소는 연료 재충전을 위한 정전을 매 18개월에서 24개월 간격으로 실시한다. 기간의 차이는 핵 반응기의 유형에 따라 다른데, 터빈 발전기, 펌프, 모터, 배관 등 중요한 장비에 대규모 작업을 수행한다. 이 일에는 어마어마한 노력이 들어간다. 일반적으로 약 1,000명의 계약직 보조 직원들이 일해야 할 정도다. 그래서 감독들은 최대한 일을 효율적으로 하고 반응기를 정비하고 전기를 생산하기 위해 할 수 있는 모든 노력을 한다. 정전 기간에는 하루 100만 달러(약 12억 원) 이상의 이윤 손실을 입는다.

이 원자력발전소에서 일어난 일이다. 직원들은 펌프에 관한 작업을 시작하기 전에 우선 전력을 끊었다. 그런데 중요한 산업안전보건청 안전 기준인 잠금/태그아웃(lockout/tagout)을 지키지 않았다. 잠금/태그아웃은 위험한 에너지를 통제하기 위한 표준이다. 작업자는 특정한 전력원을 끊고 물리적으로 잠근 다음 태그를 붙여야 한다. 태그가 제거되기 전까지는 다른 직원이 해당 전력원에 연결된 장비를 쓰지 못하게 하는 것이다. 그런데 이 사례에서 직원들은 잠금/태그아웃 절차를 할 필요가 없다고 믿었다. 왜냐하면 문제 전력원의 스위치가 꺼진 상태였고, 자기들이 근처에 있으니 직접 접근을 통제하면 된다고 생각했던 것이다. 그러나 바로 그 전력원에서 나오는 전기가 필요했던 현장의 직원들이 다시 전기를 연결시키는 바람에, 치명적일 수도 있는 안전사고가 발생했다.

다행히 작업이 금방 끝나고 안전하게 복구되어 아무도 상해를 입지 않았다. 그래도 수행평가위원회가 소집되었다. 이 수행평가위원회는 안전 불이행이 발생하면 반드시 열리게 되어 있다. 관련 당사자들을 개인적으로 문책하려고 위원회를 소집한 것은 아니었다. 그 사건에 관련이 있을 수 있는 체계적 원인과 함께 인적 실수를 파악하기 위함이었다. 이 사례에서 직원들을 면담한 위원회는 그들이 잠금/태그아웃 과정의 기본 사항을 완전히 숙지하지는 못했음을 파악했다. 이 프로그램을 책임진 리더들까지 면담한 위원회는 그들 역시 표준적 필수 요소를 충분히 이해하지 못하고 있다고 판단했다. 잠금/태그아웃 요건에 관해 연수받은 모든 직원을 공식적으로 면담할 때까지, 해당 시설은 잠금/태그아웃이 필요한 모든 작업을 일시 중단했다. 3일 후 직원들이 필요한 연수를 다 마치고 나서야 전력 생산이 재개되었다. 안전 관련 정전이 3일 추가됨으로써 발생한 이윤 손실은 300만 달러(약 36억 원)가 되었다. 발전소는 손실을 감수하면서도 안전에 가치를 두었다. 리더들이 알고 있듯이, 잠금/태그아웃이라는 표준을 꾸준히 지켜야 혹시 발생할 수 있는 직원 사망 사고를 예방하고 그들의 생명을 구할 수 있다.[19]

안타깝게도 의료조직은 직원 안전에 대해 이 정도의 소신을 실행한 적이 없다. 의료기관의 리더들은 이사회에서 자신들의 의사결정이 안전 관련 결과보다는 재정에 미칠 영향에 중점을 두고 논의하는 경향이 있다. 의료기관의 이사회도 분명히 긍정적인 영향을 미치고 싶어 하겠지만, 위원회는 관례적으로 안전 유지가 아니라 재정 유지 쪽을 감독해왔다.[20] 결과적으로 의료계의 리더들은 의사결정에서 안전을 최우선에 두지 않는데, 이것은 바뀌어야 한다. 의료조직이 환자와 직원의 안전을 최우선으로 하는 일에 어떤 가치가 있는지를 이해하면 궁극적으로 환자와 직원의 제로 함을 달성할 수 있다. 또한 의료조직의 리더들은 직원 안전

관리 체계(WSMS, workforce safety management system)를 포괄적으로 운용하여 작업장 상해를 줄이려고 노력해야 한다.

의료계의 직원 안전관리 체계 수립

조직의 직원 상해를 제로로 이끌기 위해서는 리더들이 적절히 조합한 전략들을 운용하고, 문화를 변화해야 한다. 코네티컷주 브리지포트에 있는 성 빈센트 메디컬센터(St. Vincent's Medical Center)는 전체 시스템을 아우르는 접근을 통해 직원 상해를 크게 줄였다. 문제를 해결한 부문은 '규정과 절차', '직원 배치, 장비, 자본 투자 등의 자원 분배', '위원회, 부서, 권위 체계(지휘 체계) 등의 조직 구조', '위해와 위험 평가', '이상사례 감시 체계 및 분석', '성과 지표 자료 수집과 분석 및 활용' 등이었다.[21] 직원 안전관리 체계(표 10-1)는 여러 요소의 적절한 조합을 파악할 수 있게 해주며, 어느 의료조직이든 사용할 수 있는 일종의 '레시피'를 제공한다.

직원 안전관리 체계의 요소들은 고신뢰 산업에서 배운 지식과 경험을 반영한 것이고, 강력한 안전 조직의 정립에 관해 받아들여지고 있는 생각들과도 상통한다.[22] 조직의 행동과 기대를 변화시키기 위해서는, 우선 그러한 소신에 맞게 조직의 소신과 규정을 바꿔야 한다. 그리고 직원과 리더들이 소신을 뒷받침하는 그 행동과 규정을 이해해야 한다. 가치와 믿음에 맞는 행동은 안전문화 창출로 이어지는데, 리더들은 지속적으로 안전 관련 메시지를 전달하고 부서 학습을 통해 안전을 개선해야 한다.

소신	문화	안전 증진	부서 학습
안전 사명문	신뢰 기술	위험에 특화된 예방	상해 측정 (산업안전보건청의 TCIR & DART)
제로 함의 목적	관계 기술(동료 관계)	시각 매체 (인공 홍보물: 포스터)	안전대응 팀들 1. 미끄러짐, 걸려 자빠지기, 낙상 2. 반복적 동작 3. 직원에 대한 폭력 4. 혈액/체액 노출(주삿바늘 포함) 5. 안전하게 환자 다루기
공정문화	고신뢰 조직 리더십 기술	안전 코치	원인 분석 (근본 원인 분석, 외부적 원인 분석)
			공통 원인 분석
			부서 학습 시스템

표 10-1. 직원 안전관리 체계

표 10-1을 보면 알 수 있듯이, 직원 안전관리 체계는 챕터 2에서 소개한 환자 안전관리와 유사하다. 이것은 우연이 아니다. 고신뢰 조직은 환자 안전에 관한 기초를 다짐으로써 다른 영역의 성과도 꾸준히 성취했다. 한 안전 전문가의 말처럼, 직원 안전과 건강의 위험을 줄이는 데 가장 성공적이었던 의료기관들은 모든 안전 문제[23]를 해결하기 위해 일차적으로 조직의 안전문화를 개발하고자 했고, 개개인의 지위나 역할과 상관없이 노력을 집중했다.

직원 안전관리 체계를 실행하려는 조직들은 우선 현재 상황을 광범위하게 분석해야 한다. 리더들은 4가지 범주인 소신, 문화, 안전 증진, 부서 학습 중에서 하나의 직원 안전관리 체계 요소를 선택하고 자문해야 한다. "우리가 이 영역에서 뭔가를 해야 한다면 무엇을 해야 할까?" 만일 조직의 어느 요소가 이미 견실하다면(예를 들어 이미 훌륭한 안전 선언문이 있거나 관계 기술을 정립하기 위한 프로그램을 잘 개발했다면), 그에 따라 직원 안전에 관한 전략적이고 전반적인 계획을 맞추면 된다. 만약 기존의 요소에서 아직 계획이 없거나, 있더라도 부분적으로만 운용하고 있다면 실행을 위한 전략과 전술을 계획해야 한다. 이제부터 직원 안전관리 체계의 핵심 요소들을 들여다보자.

안전 선언문과 상해 제로에 대한 목표

1987년 알루미늄 제조회사 알코아(Alcoa)의 CEO가 된 폴 오닐은 임직 첫날에 알코아 아메리카를 가장 안전한 회사로 만들겠다는 조직의 비전을 선포했다. 그는 조직의 성공은 직원과 직원 안전에 초점을 맞춤으로써만 가능하다고 선언했다. 이 가설은 적중했다. 시간이 지나면서 더 안전한 환경에서 일하게 된 직원들이 회사 일에 더 자발적으로 참여했고, 조직은 더 많은 이윤을 냈다. 오닐이 재직하는 13년간 알코아의 DART는 1.86에서 0.2로 떨어졌다(2012년에는 더 떨어져서 0.125가 되었다). 알코아는 오닐이 CEO를 맡은 지 1년 만에 이윤이 최고치로 뛰어올랐다.[24]

오닐은 의료계의 많은 리더들이 본받아야 하는 모범이다. 직원 안전관리 체계는 환자 안전관리 체계와 마찬가지로 조직뿐 아니라 고위 임원진의 소신으로부터 시작된다. 환자 안전에 관한 책임이 환자안전부서의 일만은 아니라는 인식이 의료조직에서 2000년대 초에 형성된 것처럼, 의료계는 이제야 직원 안전에 관한 책임이 산업보건 간호사에게만 있는 것이 아니라고 인식하게 되었다. 산업보건 간호사는 이 주제에 관한 전문가이니 중요한 역할을 하겠지만, 그 밖에 임원진과 직원 전체가 작업장 안전에 책임을 져야 한다. 고위 임원진과 운영 리더들은 직원의 제로 함을 소신으로 품어야 하고, 조직 전체를 대신해서 그것을 가시적인 안전 선언문으로 전파해야 한다. 또한 챕터 7에서 말했듯이 기술한 공정문화를 조성하고 유지함으로써 소신을 전파해야 한다. 직원 상해를 줄이고자 하는 임원진의 소신은 직원 안전에서 제로 함을 추구하는 여정의 근간이다.

리더들은 또한 일선 직원들에게도 그 소신을 전달해야 한다. 사무실 밖으로 나가서 부서를 직접 다녀보고, 위해 요소를 확인해서 안전을 도모하고, 환자와 팀원들에게 왜 제로 함이 중요한지 설명해야 한다. 리더는 복도를 돌아보다가, 옆에서 봐주는 사람도 없이 사다리에 올라간 엔지니어를 보면 가던 길을 멈춰야 한다. 엔지니어에게 사다리에서 내려오라고 요청하고, 안전하게 일하는 게 얼마나 중요한지 그리고 옆에서 봐주는 사람이 왜 필요한지 설명한다. 또 엔지니어에게 옆에서 봐주는 사람이 없이 사다리를 올라가선 안 된다는 점을 확인한다. 또한 리더는 병동을 돌아다니다가 환자를 안전하게 들어올리기 위해서 호이어 리프트(Hoyer lift)를 밀고 복도로 가는 간호조무사를 보면 미소를 보내고 엄지를 치켜세워주며 안전 행동을 강화해야 한다.

콜로라도주, 캔자스주 그리고 몬태나주에 소재한 10개 병원으로 구성된 의료조직 시스터즈 오브 채리티 오브 레번워스 헬스(Sisters of Charity of Leavenworth Health)는 조직 전체, 특히 고위 임원진이 환자와 팀원의 제로 함에 관한 소신을 현실화했다. 이 조직은 공개적으로 안전에 대한 소신을 표명했는데, 핵심 가치에 관한 문장이 이렇게 되어 있다. "안전-우리는 환자와 동료에게 위해한 모든 것을 제거하고자 노력한다."[25] 집행부는 소신을 믿기만 하는 게 아니라 그에 관해 꾸준히 의사소통한다. 시스터즈 오브 채리티 오브 레번워스 헬스에 가면 볼 수 있는 활동들이 있다. 우선 리더들이 안전회의를 매일 소집하고 직원 안전의 중요성을 논의한다. 그리고 집행부가 라운딩하면서 직원들이 안전하게 일하도록 한다. 또한 관리자와 집행부가 병원 부서들을 돌아다니면서 상해를 입은 직원들을 만나 상해가 어떻게, 왜 일어났는지를 묻는다. 지속적으로 노력한 이 조직은 2014년에서 2016년 사이에 환자 위해가 상당히 감소하고, 총사건발생률은 58% 감소하는 성과를 달성했다.

공정문화

챕터 7에서 공정문화의 개요를 설명했는데, 공정문화는 실수로부터 배울 필요와 징계 조치의 필요 사이에서 균형을 잡아준다.[26] 공정하고 정의로운 문화가 없으면, 직원들은 혹시 뒤탈을 겪을까 봐 두려워서 위해 요소와 상해를 보고하기 불편해한다. '그 직원이 더 잘 알고 있었더라면 그런 일이 없었다'라든가 '그 직원이 규정을 따르지 않아서 그런 문제가 생겼다'는 등의 인식 때문에 상해를 입은 직원을 해고하는 잘못된 방식으로 직원 상해를 처리하는 조직들이 있다. 그러나 시스템이 유발한 행동 때문에 직원을 처벌하면 공정문화 수립에 악영향을 끼치며 궁극적으로 안전하지 못한 업무 환경을 초래한다.

신뢰 기술, 관계 기술, 그리고 리더십 기술

문화는 직원 상해로 이어질 수 있는 행동에 전반적으로 영향을 미친다. 직원 안전을 뒷받침하는 안전문화는 환자 안전을 뒷받침하는 안전문화와 유사하다. 직원 안전문화와 환자 안전문화 둘 다 조직의 대표부터 모두의 책임이다. 의료계의 리더들이 공유하는 가치와 믿음은 언제나 직원 안전의 유지에 존재해왔다. 이제는 우리의 모든 '행동'을 거기에 확실하게 맞추어야 한다.

특히 리더들은 안전을 도모하는 구체적인 기술 또는 행동에 솔선수범

해야 한다. 챕터 5에서 본, 신뢰 기술을 포함한 보편적 기술이 바로 그것이다. 보편적 기술은 조직의 모든 구성원이 항상 적용할 수 있는 기술이다. 마찬가지로 챕터 6에 소개한 관계 기술을 항상 실천해서 고신뢰 조직을 유지해야 한다. 환자 진료에 적용한 보편적 기술과 팀 기반 기술을 직원 안전을 유지하는 데도 적용할 수 있다. 같은 기술을 적용하면—이를테면 STAR 기법이라든지 '확인과 검증'처럼 발음을 확인하거나 숫자를 확인하는 기술 등—당신이 전화교환원과 의사소통하거나, 생일파티용 컵케익을 가지러 갈 일을 기억하거나, 탑승할 비행기를 게이트에서 기다릴 때 삶을 늘 안전하게 영위할 수 있다.

챕터 4에 나와 있는 고신뢰 조직의 리더십 기술도 의료조직에 똑같이 적용된다. 리더들은 3가지 행동을 잘해야 한다. 첫째, 직원 안전사고를 제로로 만들겠다는 핵심 가치에 맞게 행동해야 한다. 직원에 대한 위해 요소나 상해에 관해 문제를 제기하고, 그것에 관해 이야기하고, 안전 프로토콜을 준수하는 직원들에게 감사를 표하고, 의사결정에서 직원 안전을 최우선으로 해야 한다. 둘째, 조직을 도와서 매일 안전회의를 소집하여 안전사고를 피할 수 있게 해야 한다. 마지막으로, 매일 라운딩을 함으로써 책무성을 정립하고, 안전 문제에 대해 직원들에게 5:1 피드백을 제공해야 한다. 라운딩하는 동안 리더들이 강조해야 하는 사항이 많은데, 그중에서도 리프팅 장비 및 개인 보호 장비를 안전하게 사용하고 관리할 것을 강조하고, 환자를 진료하는 도중에 위해 요소를 인식하는 방법이나 공격적인 환자를 침착하게 하는 방법도 강조해야 한다.

> **일일 안전회의에서 직원 안전에 관해 보고할 사항**
>
> - 최근의 직원 상해 이후 경과한 일수
> - 신입 직원 정착 지원 계획의 세부 사항
> - 행동 문제가 있다고 모두 인정하는 환자들
> - 과로한 임상직원이 있는 부서 또는 교대(연속해서 일하고 있는 직원)
> - 앞으로 24시간 이내에 일어날 수 있는, 익숙하지 않은 상황 또는 고도의 스트레스 상황
> - 직원 상해에 관한 최근의 추이
> - 필수 요구 사항 준수와 관련된 모든 예상 문제
> - 지역사회에 보고되어 직원들의 사전 주의가 필요한 감염성 질환의 최근 추이

위험 요소별 예방

조직이 직원 안전과 안전문화에 대한 소신을 확고히 했다면 더 전술적이라고 할 수 있는 요소에 주목해야 한다. 예를 들어 위험 요소별 예방을 위해서는 직원 상해에 기여하는 작업장의 위험 요소를 확인하고 평가하고 줄여야 한다. 몇몇 위험은 물리적이다. 예를 들면 미끄러짐, 발을 헛디딤, 낙상, 주삿바늘에 찔리는 것 등인데 이는 공학적 제어로 적절하게 완화할 수 있다. 산업안전보건청이 설명하는 공학적 제어는 업무 프로세스를 재설계하여 위험 요소를 제거하거나 최소한으로 줄이는 것이다. 이에 속하는 전략은 위해를 일으키는 프로세스 또는 프로세스 단계, 장비, 물질을 제거한 후 덜 해로운 프로세스, 장비, 물질로 교체하는 것이다. 또는 물리적 장벽(외피나 보호대)이나 환기를 통해 위험 요소에 대한 노출을 줄이는 것이다.[27] 리더들은 의료 환경 내의 물리적 위험 요소를 확인하기 위해 정기적으로 라운딩하고, 초점 집단을 통해 일선의 의견도 얻어야 한다.

물리적 위험 외에 자원 관련 문제나 업무 기능 문제가 나타날 수 있는데, 이를테면 긴급한 상황에 대응할 직원이 부족하거나 대응 구조 자체가 까다로운 것도 위험이 될 수 있다. 이런 위험을 줄이려면 조직들이 엄격한 행정 통제를 실행해야 한다. 산업안전보건청의 권고에 따르면, 공학적 제어가 여의치 않거나 그것으로 완벽하게 보호할 수 없을 때는 행정 통제나 업무 통제가 적절하다. 이러한 통제는 직원들이 업무와 과제를 수행하는 방식에 영향을 미친다.[28] 행정 통제의 예를 들면, 직원 배치 정책, 공격적이거나 폭력적인 환자 또는 내원객에 대한 코드 경보, 폭력 이력이 있는 환자에 대한 추적, 쉽게 접근 가능한 상해 보고 시스템 유지 등이 있다. 산업안전보건청의 2016년 지침에는 작업장 폭력을 예방하기 위한 구체적인 공학적 제어와 행정 통제에 관한 사항이 포함되어 있다.[29]

매사추세츠주 보스턴에 있는 베스 이스라엘 디코니스 메디컬 센터(Beth Israel Deaconess Medical Center)는 의료종사자에 대한 폭력을 줄이기 위한 행정 통제를 크게 발전시켰다. 이 병원은 직원들에게 경고하기 위해 이전에 폭력적으로 행동한 환자의 전자의무기록 경고 시스템을 만들었다. 또한 의료시설을 빠져나가려고 하는 환자에 대응하는 표준 프로토콜을 만들고 직원들이 안전하게 개입할 수 있는 시기에 관해 분명한 지침을 제공하고 있다. 누군가가 직원을 위협하면 평가 팀이 대응하며 직원에게 조직이 뒷받침하고 있음을 확인시켜줌으로써, 위협이 실제로 나타나지 않도록 막는다. 이런 방식의 행정 통제를 공학적 제어와 함께 활용하는 병원은 작업장 폭력을 제로로 줄일 수 있다.[30]

시각 매체와 안전 코치

의료종사자들이 직면하는 많은 위험 요소를 감안하면, 조직은 모든 위험 요소를 예방하는 핵심적인 내용에 대한 연수를 제공해야 한다. 연수에 포함될 내용은 정서적으로 민감한 상황에 대처하는 기술, 자기방어 방법, 환자를 안전하게 다루는 기술, 그리고 안전장비 사용에 대한 실습(주삿바늘 안전, 비상 단추 사용, 개인 보호 장비 사용 등)이다. 최대의 효과를 위해서는 시뮬레이션과 실제 체험을 연수 과정에 포함시켜야 한다. 뉴욕주에 23개 병원과 665개의 외래 진료 시설을 갖춘 노스웰 헬스(Northwell Health)는 '환자 안전하게 다루기 올림픽'을 개최한다.[31] 이 병원의 직원들은 이벤트가 열리는 동안 팀별로 리프트를 제대로 사용하고 이동해야 한다. 리더와 동료들이 채점하고 잘한 팀은 메달을 받는다.[32]

조직이 반드시 기억해야 할 점은, 의료종사자들에게 자주 상기시킴으로써 이전에 들은 메시지를 준수하게 해야 한다는 점이다. 우리가 살펴본 바에 따르면 직원 안전 메시지에 직원들이 집중하게 하는 효과적인 방법은 포스터나 화면보호기, 홍보 자료, 표지판 등을 활용하는 것이다. 직원 안전사고를 줄이는 데 중점을 두는 의료조직은 메시지를 분명하고 크게 시각화해서, 자신들의 안전이 얼마나 중요한지를 직원들이 매일 상기할 수 있게 해야 한다. 와이이스트 메디컬 코퍼레이션(Wy'East Medical Corporation)에서 활용하는 캠페인 중 하나는 특히 효과적이다. 간호 업무의 진짜 위험을 부각하기 위해 '위험한' 직업(건설가, 미식축구 선수, 소방대원)의 유니폼을 입은 간호사의 사진을 사용하는 방법이다. 한 포스터에는 젊은 여성 간호사의 어깨에 몸집이 큰 노인 환자가 매달려 있다. 사진에는 이런 글이 적혀 있다. "맞아요. 들어 올릴 수 있겠죠. 그런데 그래야 합니까?" 이 이미지는 잠시 웃게 만들면서 직접 환자를 들어 올리지 말라는 내용을 직원들에게 상기시켜주고, 안전하게 환자를 옮기는 장비를 사용하도록 경고한다.

또한 조직은 동료가 동료를 이끄는 방식으로 직원 안전에 관한 메시지를 강화할 수도 있다. 조직은 안전 코치를 임명해서 안전 문제에 관해 동료들과 매일 상호작용하게 한다. 이때 영향력 있고 존경받는 강력한 역할 모델을 선정해야 한다. 코치는 직원의 안전을 도모하는 행동이나 실천을 한 사람에게 긍정적인 피드백을 해야 한다. 위험하고 안전하지 못한 행동을 한 직원에게는 부정적이거나 교정하는 피드백을 해야 한다. 안전 코치 시스템을 만들기 위해 조직에서 할 일은, 안전하거나 안전하지 않은 상황을 분간하고 문제를 제기하는 방법과 제때 피드백을 제공하는 방법 등에 관해서 코치가 될 사람들을 훈련시키는 것이다. 안전 코치가 존재하는 것만으로도 직원 안전에 관한 조직의 소신을 직원들에게 가시화할 수 있다. 안전 코치는 직원과 환자의 안전을 위한 동료 책임 문제를 제시하고, 동료들이 환자와 직원의 안전에 관한 모든 행동과 조치뿐 아니라 보편적 기술을 연마하도록 도와준다.

상해 측정과 기타 부서 학습의 요소

서두에서 산업안전보건청이 지정한 직원 안전 지표 중 핵심적인 TCIR과 DART를 소개했다. TCIR은 총사건발생률이고, DART는 안전사고 때문에 근무를 쉬거나 근무에 제한을 받거나 이직하는 일의 발생률이다. 직원 상해를 줄이기 위해 조직이 해야 할 일은, 4분기에 한 번씩만이 아니라 꾸준히 이런 지표를 측정하고 자료를 수집하며 리더와 일선 직원들과 공유하는 것이다. 병원의 CEO는 직원들이 얼마나 위해를 겪는지를 항상 파악하고 있어야 한다. 상해 지표는 인지도를 높여주고, 조직이 직원 상해를 제로로 줄여나가는 발전 상황을 측정한다. 매일 안전회의에서 부서별, 병원별로 이 지표들을 공유하고, 게시판에 발표한다. 많은 조직들이 TCIR이나 DART 대신 '마지막 직원 상해로부터 경과한 일수'라는 지표를 일상적 지표로 사용하는 쪽이 도움이 된다고 한다. 그것도 좋다. 그렇지만 TCIR과 DART은 반드시 조직의 업무-성과표에 사용하는 것이 좋다.

상해 측정이 필수적이기는 하지만 이것으로는 운영을 개선할 구체적인 기회를 포착할 수 없다. 따라서 조직은 5가지 범주별로 안전대응 팀을 구성해서 구체적인 개선 기회를 파악해야 한다. 5가지 범주 중 첫째는 미끄러짐과 헛디딤, 낙상이다. 둘째는 반복적인 동작 때문에 생기는 상해고, 셋째는 직원에 대한 폭력이다. 넷째는 혈액이나 체액에 노출되는 것이고, 다섯째는 환자를 다루는 문제다. 각 팀의 구성원들은 이러한 구체적인 상해를 유발하는 규정이나 프로세스나 프로토콜 그리고 기술적 환경 등 각 방면의 문제를 찾아 해결해야 한다. 샌디에이고에 본사를 둔 샤프 헬스케어(Sharp HealthCare)는 2016년에 5가지 영역별로 대응 팀을 구성하고 이를 안전 개선을 위한 구조적 모형의 일부로 포함시켰다. 각 팀은 한 달에 한 번씩 회의를 열어 지금까지의 모든 규정을 검토하고, 상해를 예방할 수 있는 장비를 조사하고, 구체적인 상해 유형별로 홍보 자료를 만들었다. 샤프 헬스케어는 이 팀들을 구성한 것 외에도 두 명의 상해 예방 전문가를 고용하고 리더들에게 지침을 제공하여, 상해 사고가 발생할 때마다 리더들이 사건의 원인을 분석할 수 있도록 했다. 또한 상해 사고가 일어나면 전문가가 관련 직원을 면담하여 시나리오와 유발 요인들을 탐색했다. 이 전문가는 운영 관리자들과 함께, 사건을 유발한 요인들을 완화하는 대책을 개발한다. 대응 계획을 추진하는 책임은 운영진에게 있다. 샤프 헬스케어는 5가지 대응 팀과 상해 전문가들, 그리고 운영 책임자의 공동 대응을 통해 첫해에 직원 상해 사고를 16% 나 줄였다.[33]

환자 상해 사건이 일어난 후에 근본 원인 분석을 수행하는 시스템은 의료계도 만들고 있지만, 샤프 헬스케어처럼 직원 상해 분야에서 그런 시스템을 갖춘 경우는 드물다. 이상적으로는 상해의 원인을 분석하는 프로세스가 전체 직원 상해 및 질병 관리(WIM, workforce injury and illness management) 프로세스의 일부에 포함되어야 한다. 상해가 발생하면 운영 책임자가 보고를 받고 직원에게 가서 대응하는데, 직원은 필요한 경우 바로 의료적인 처치를 받아야 한다. 그러고서 사고를 공식적으로 보고해야 한다(보통 전자 보고). 그러면 운영진이 상해의 원인을 조사하고, 원인을 완화하는 대응책을 개발한다. 그다음 운영진은 상해를 입은 직원이 상해 부위를 잘 관리하고 다시 업무에 복귀할 계획을 세우도록 도와야 한다. 물론 그와 동시에 운영진은 고위 임원진에게 상해를 입은 직원의 상태와 대응책의 진척 상황을 업데이트하여 보고해야 하고, 안전사고의 결과에서 조직이 배운 교훈을 공유해야 한다. 샤프 헬스케어처럼 상해 전문가가 이 프로세스에 참여할 수도 있지만, 운영진이 진두지휘해서 직원을 면담하고 직원에 관한 돌봄과 조직의 대응을 관리해야 한다.

조직은 직원 상해 및 질병 관리 프로세스 도중에 확인한 개별적인 원인들을 분석하여 위해를 예방하는 방법을 배우고 개선할 수 있다. 그러나 또 다른 활동으로, 챕터 9에서 논의한 공통 원인 분석을 통해 직원이 상해를 입은 원인을 더 깊이 이해할 수 있다. 1년에 한두 번 모든 직원 상해 사고들을 유발한 공통적 요인들을 검토함으로써, 조직은 상해의 공통 원인을 이해하고 그 문제를 해결하는 데 자원을 투여할 수 있다. 조직은 표준적인 코딩 사전을 적용하여 각 사건을 '코딩', 즉 부호화하여 공통 원인 분석을 할 수 있으며, 주요 요소 중에서도 상해의 유형, 상해를 초래한 행동의 유형, 상해를 입은 직원의 직종, 그리고 상해 당시 개인의 활동 내지 프로세스 등에 관해 표준 코딩 사전을 적용할 수 있다. 이러한 코딩 방식은 직원 안전 개선과 관련하여 찾지 못했던 기회를 드러내는 데도 도움이 된다.

학습 기회들은 상해가 일어나기 '전에' 매일 그 모습을 드러낼 수도 있다. 문제를 전향적으로 확인한다는 것은, 부서 학습에 일선 직원을 참여시키는 것을 뜻한다. 그들에게 위험을 가져올 수 있는 문제를 확인해서 해결할 수 있게 하는 것이다. 조직은 챕터 9에 제시한 부서 학습의 개념과 원인 해결의 개념을 동원해서 직원 안전을 개선하기 위해 노력해야 한다. 학습 게시판을 특히 효과적으로 이용하여 직원 안전에 관한 문제를 시각적으로 제시할 수 있다. 팀원이 직원 안전에 관한 문제를 제기하면 감독자는 그것을 기타 환자 관련 이슈나 프로세스 관련 이슈 옆에 있는 학습 게시판에 직접 추가하자.

개선은 가능하다

의료조직의 직원들이 직면하는 상해와 질병은 놀라운 수준이다. 리더와 조직은 도덕적·경제적 이유 때문에라도 반드시 이 문제에 대응해야 한다. 칼에 찔리면서도 다른 사람을 구하기 위해 분투하다가 사망한 게일 샌디지 같은 간호사를 구해야 한다. 몸무게가 300파운드인 환자를 들어 올리다가 상해를 입고 실무 간호사로서의 경력을 그만둘 수밖에 없었던 토브 슈스터의 사례와 같은 일도 반드시 예방해야 한다. 이 문제에 대해 선도적인 조직들은 이미 그렇게 하고 있다. 5개 병원을 보유하고 있는 미국 남동부의 의료조직 웰스타(WellStar)는 83%라는 엄청난 직원 상해 감소율을 달성했고, 그 덕분에 직원들에 대한 보상 비용으로 들어가던 돈을 50%나 절감했다. 이는 환자와 직원의 안전을 위해 고신뢰 조직의 개념을 도입한 결과다. 웰스타가 더 안전한 환경을 만들자 직원들의 직무 만족도도 높아졌다.[34]

유타주 솔트레이크시티에 있는 프라이머리 아동병원(Primary Children's Hospital)은 인터마운틴 헬스케어(Intermountain Healthcare)에 소속된 독립 운영기관으로 2012년에 제로 함 프로젝트를 시작했다. 2015년에 고신뢰 조직과 안전문화를 정립한 병원의 집행부는 직원 안전에 중점을 둘 필요가 있음을 인식했다. 이후 병원 진료환경위원회는 직원 상해를 유형과 추세, 발생률과 빈도, 발생 장소에 따라 더 제대로 파악하기 위해 노력했다. 안전 코디네이터가 병원의 각 과에서 직무 위험 분석을 하고, 지난 3년간 직원 상해 발생률이 가장 높았던 3개 부서에 중점을 두었다. 팀은 각 부서의 지도부와 자료를 공유하고 책임자들이 직원들의 인식을 높이도록 격려했고, 제로 함을 위한 실수 예방 기술, 즉 보편적 기술을 사용하는 방법을 시범하고 회의 공지에 상해에 관한 상황을 알리도록 했다. 이런 노력에 힘입어서 이 병원은 직원들에게 매우 안전한 병원이 되었다. 2015년에서 2017년 사이에 DART에 이르게 한 상해가 39%나 줄었다.[35] 병원의 집행부는 아직도 안전에 관해 노력하고 있으며, 제로 함을 향한 노력은 계속될 것이다.

당신의 조직도 이런 프로젝트를 수행할 수 있다. 직원 안전을 조직에서 더 중요한 일로 만들자. 직원들이 아침에 출근할 때의 신체적 상태

그대로 교대 시간 후에 귀가할 수 있게 만들자. 직원의 안전을 향상하는 일은 뭔가 대단하고 설명할 수 없는 노력까지 필요하지는 않지만, 우선 직원의 안전에 초점을 맞출 필요는 있다. 구체적으로 말하면, 이 챕터에서 기술한 직원 관련 요소들에 더해서 안전관리 체계에 근본적인 고신뢰 조직의 원칙을 적용하면, 당신의 조직은 직원들을 보호할 수 있고, 당신의 병원들과 기타 진료시설들은 모두를 위한 치유와 보살핌의 장소가 될 수 있을 것이다.

✓ 최근에 직원의 안전을 개선한 의료조직들도 있지만, 아직도 너무나 많은 직원들이 상해를 입고 있다.

✓ 직원 상해가 발생하면 그 직원 본인과 조직에 어마어마한 재정적 비용이 소요된다.

✓ 의료계의 높은 직원 위해 발생률은 불가피한 일이 아니고, 수용 가능한 상황도 아니다. 의료계만큼 복잡하고 위험성이 높은 다른 업계들은 많은 노력을 통해 직원 위해를 상당히 줄이고 있다.

✓ 직원 상해를 제로로 만들려면 조직의 리더들이 직원 안전관리 체계의 일부로 적절하게 조합한 전술과 문화적 변화를 효과적으로 혼합해야 한다.

고신뢰 조직과 환자 경험

– 디어드리 밀로드, 스테이시 팰로타, 토머스 H. 리

디어드리 밀로드는 프레스 개니의 혁신연구소 상임이사를, 연구 및 분석 분야 수석부사장을 맡고 있다. 프레스 개니에서 핵심적인 리더십 역할을 수행했고, 이후 임프루브먼트 서비스(Improvement Services)의 부회장을 역임하며 진료에 대한 환자 평가 측면을 개선하는 클라이언트 개선 관리 팀들을 감독했다. 현재 프레스 개니와 국립품질포럼 사이의 관련 업무를 수행하며 여러 위원회에서 활동하고 있다. 노트르담대학교에서 심리학으로 석사 및 박사 학위를 받았다.

스테이시 팰로타는 프레스 개니의 자문 서비스와 전략 컨설팅의 파트너로 일하고 있다. 다양한 산업 분야의 조직들을 컨설팅하며 폭넓은 경험을 쌓았으며, 현재 환자 경험 개선 전략, 환자 중심성을 위한 조직의 문화적 정렬, 임시 실행 리더십(interim executive leadership)[최고경험관리자(CXO)] 등의 업무를 진행하고 있다. 클리블랜드 클리닉 환자경험 자문(Patient Experience Advisory) 그룹의 창립 멤버이고, 환자경험협회 이사회(Board for the Association for Patient Experience)의 멤버이기도 하다. 케이스웨스턴리저브대학교에서 공중보건학 석사 학위를 받았고, 오하이오주의 마리에타대학교에서 생물학과 심리학의 학사 학위를 받았다.

토머스 H. 리는 2013년에 프레스 개니의 의료부장으로 합류했다. 임상의사이자 의료제공자 조직의 리더로서, 그리고 연구자이자 의료 정책 전문가로서 의료의 성과 개선을 위한 경험을 30년 이상 쌓았다. 최고마케팅경영자(CMO)로서 미국의 의료제공자들에게 환자 경험을 측정하고 개선할 수 있도록 돕는 임상적 전략과 병원 운영 전략을 개발하는 책임을 지고 있고, 보스턴의 브리검 여성병원(Brigham and Women's Hospital)에서 내과 의사이자 심장내과 의사로 임상진료를 계속하고 있다.

의료조직이 고신뢰 조직으로 안전을 높일 수 있다면,
이를 활용하여 환자에 대한 서비스도 개선할 수 있다.
이 챕터에서는 초기에 신뢰 원칙을 진료 경험에 적용한 사례를 찾아본다.
그다음, 신뢰 원칙이 환자 경험을 개선하는 과정에서
조직에 어떤 도움을 줄 수 있는지 살펴본다.

고신뢰 조직은 환자에게 제공하는 경험도 개선할 수 있을까? 대답은 당연히 '그렇다'이다. 제로 함을 위해 애쓰는 우리의 기관 고객들은 적정 수준을 충족하지 못하는 환자 경험도 위해의 개념에 포함시킨 덕분에 다른 부분에서도 유의미한 성과를 얻었다. 이런 성과는 심대하므로, 모든 조직이 환자 경험을 개선하고자 하는 노력의 개념을 고신뢰 원칙을 실천하여 환자의 고통을 줄이려는 시도라고 규정해야 한다.

　　'고통'이라는 말을 보면 환자가 의료를 실제로 어떻게 경험하는지를 알 수 있다. 환자(patient)라는 말은 '고통스러워하는 사람' 또는 '나는 고통스럽다'라는 뜻의 라틴어 어근 'patior'에서 왔다.[1] 좋은 레스토랑에서 받은 서비스가 훌륭해서 유쾌한 기분이 되는 것과는 대조적으로 병원을 나설 때 자신이 받은 진료 때문에 기분이 유쾌해지는 환자는 거의 없다. 환자들은 그저 병원이 고통을 최소로 만들어주기만을 바란다. 자신의 의학적 상황을 전제로 했을 때 가능한 한 최선의 진료를 받고 있다는 것을 알고 마음이 평화로워지기를 원한다. 의료종사자가 자신의 임상적인 필요를 해결해줘서 건강이 회복되거나 건강의 쇠퇴가 늦추어지기를 바란다. 진료가 오히려 자신의 상태를 악화시킬 수 있는 어떤 위해를 일으키지 않고 안전하기를 기대한다. 마지막으로, 환자들은 자신의 치유를 지원하는 환경이 공감에 차 있기를 원하며, 진료 환경이 비효율적이고 조화롭지 않아서 고통이 악화되는 것은 원치 않는다.

환자 경험을 개선한다는 개념을 고통의 감소로 다시 정의하는 것이 중요한 다른 이유는, 환자들의 목적이 최우선임을 직원들의 마음에 심어주기 때문이다. 조직들은 그 목적에 관해 직원을 충분히 교육하지 않은 채 환자 경험을 개선하라고 요구하는 경우가 많다. 의료종사자들은 서비스에 관한 전략이 임상진료와 별 관계가 없다고 인식한다. 그저 어떤 숫자 하나를 높이기 위해서 하는 '여분의' 업무로 보는 것이다. 그러니 열정이 식는 것은 놀랍지 않은 일이다. 그러나 조직들이 환자의 고통 감소를 목적으로 정하면 직원들도 개선을 위한 전략이 안전하고 질이 높으며 공감에 찬 진료 제공과 밀접함을 인식한다. 환자 경험에 관한 개선은 마음을 고양하는 전략이 되고, 의료종사자들은 처음 의료전문직에 입문할 때 품었던 자신의 목적, 환자를 치유하는 일에 관해 다시 생각한다. 의료종사자들이 자신이 애써 이루려는 변화로 진료를 개선하고 환자의 고통을 줄일 수 있다고 생각한다면, 자신들 스스로 변화를 위해 더 노력할 것이다. 그러면 개선에 관한 노력은 더 성공적이고 더 지속적으로 변한다.

환자 경험 개념의 시작과 발전

고신뢰 원칙과 고통 감소의 연관성을 더 잘 이해하기 위해, 환자 경험이 의료계에서 하나의 개념으로서 거쳐온 역사를 검토해보자. 경험을 측정하려는 의료조직의 노력은, 환자의 불만 사항에 대한 이해와 범주화, 대응을 강조했던 1980년대의 환자 권리 옹호 작업의 일환으로 시작되었다. 의료계의 리더들은 진료의 질을 엄밀히 측정하기가 어렵다고 인식하면서도 조직이 양질의 진료를 하고 있다고 가정했다. 그렇게 '좋은' 진료를 하고 있으니 환자들의 불만을 이상하다고 해석했다. 그들은 이런 이상을 해결하기 위해 이른바 '서비스 회복 기법(service recovery techniques)'을 사용했는데, 이는 환자 불만에 대응하기 위해 직원들이 사용한 공식이다. 이를테면 기계적으로 사과하고, 관리자와 문제를 의논하고, 주차권이나 소소한 상품권 등을 주는 것이다.

의료산업은 노트르담대학교의 의료인류학자 어윈 프레스 덕분에 환자 경험을 더 깊이 이해하기 시작했다. 전근대적이고 샤머니즘적인 문화와 서양 의학의 상호작용을 연구하던 어윈 프레스는, 자신의 질병이 세균 때문이 아니라 모종의 영적 작용이나 저주 때문이라고 생각하는 사람들에게는 미국 의료가 낯설고 혼란스러울 것이라는 가설을 세웠다. 프레스의 연구에 따르면 결국 서구 의료는 전근대적 세계관의 소유자뿐 아니라 거의 '모든 사람들에게' 낯설고 혼란스럽게 느껴진다. 이 가설을 생각하면, 환자로서 의료조직에 가는 것은 마치 외국에 입국하는 듯한 기분이 드는 일이다. 환자들은 개인의 자율성, 권위, 정체성의 침식을 경험한다. 이들은 일련의 새로운 사회적 규범들을 항해하고 애를 먹어가면서 그 혼란스러운 의료 과정과 시술을 헤쳐나간다. 프레스는 품질 측정에 관한 다른 요소들이 관심을 얻고 있지만, 의료조직들은 환자의 어려움을 경청하고 공감하는 데 거의 실패했다고 주장했다.

이 연구를 기초로 어윈 프레스는 노트르담대학교의 사회학자이자 방법론 전문가인 로드니 개니와 함께, 진료에 대한 환자의 의견을 측정하는 검증된 도구를 처음으로 개발했다. 이 도구는 환자로 하여금 주치의와 직원들은 물론이고, 병원에서 거친 중요한 각 단계 또는 과정을 평가하도록 한다. 의료조직들은 이 도구로 자신들의 성과와 개선에 관한 노력을 측정하기 시작했고, 또한 환자의 관점을 소중히 여기는 다른 조직들과 비교하기 시작했다. 이 도구는 환자가 중요하게 생각하는 정보와 연민, 사생활, 선택, 그리고 진료 조정 같은 것들을 알려준다. 이 도구를 '만족'을 측정하는 도구로 인식한 조직들은 위험을 줄이기 위해 개선에 주력했다(초기 연구는 종합적인 환자 경험을 의료 과실의 위험 감소와 연관시켰다).[2] 이러한 접근은 서비스를 회복하여 불만을 해결하려던 기존 노력과 대체로 부합한다.

미국 전역에서 벤치마킹이 가능해짐에 따라 조직들끼리 경쟁이 치열해졌고, 이 때문에 전향적인 개선에 관한 시도가 촉발되었다. 당시까지도 리더들은 진료가 대체로 양질이라고 생각했고 이미 연민을 가지고 환자의 필요를 충족시키고 있다고 생각했다. 환자들이 진료 경험을 어떻게 인식하든 간에 의료에 접근할 수 있다는 것 자체로 환자는 '운이 좋은 것'이라고 생각했다. 그래도 리더들은 외부의 척도와 환자 만족을 비교하는 일로 인해 처음으로 환자를 소비자로 생각하게 되었다. 이제 환자들이 자기 조직을 특별하게 기억하기를 원하게 된 조직들은 환자들의 높아진 기대에 부응하기 위해 각종 편의를 제공했다. 예를 들면 룸서비스와 새롭게 개조한 분만실, 접객 서비스 등이다.

조직들은 그러한 개선 노력을 뭔가 '즐거운' 환자 경험을 제공하는 데 중점을 둔 '서비스 기획'으로 여기는 경향이 있었다. 그러나 조직들은 서비스를 혁신하는 과정에서 의료계와 프로세스의 심각한 결함은 쉽게 지나쳐버리기 일쑤였다. 조직들은 직원들에게 오래 기다리게 한 데 대해 사과하라고 지시했고, 불평하는 환자들에게는 상품권을 주라고 했다. 그러나 환자의 흐름이나 수용 규모 등 병원 조직의 기저에 있던 문제를 해결할 수는 없었다. 임상직원들은 서비스 자체를 개선하려는 노력에 반대하지는 않았지만, 자신들이 생각하는 의료의 질과는 무관하다고 생각했다. 그 결과, 환자 만족을 향상시키려는 노력을 충분히 하지 않았다.

그러다가 2000년에 미국의학연구소의 기념비적 보고서인 『사람은 누구나 잘못할 수 있다(To Err is Human)』[3]가 출판되고 이어서 후속 보고서인 『의료 질의 격차를 메꾸기(Crossing the Quality Chasm)』[4]가 출판됨에 따라 의료계도 이제 전체적인 진료의 질과 환자의 평가를 연관시키기 시작했다. 이 두 보고서는 미국의 의료조직들이 일관적으로 양질의 진료를 제공하지 못하고 있음을, 사실상 진료가 안전하지 못한 경우도 많고 환자의 필요에 제대로 대응하지도 못하고 있음을 분명히 밝혔다. 보고서의 권장 사항은 다음과 같았다. 첫째, 환자의 필요에 의료계가 더 잘 대응해야 한다. 둘째, 책임자들은 시스템을 설계할 때 모든 환자의 공통적인 필요를 충족하는 동시에 개개인의 선호를 수용하는 방향으로 해야 한다. 셋째, 환자의 자율성, 그리고 의료인과 환자 사이의 공유 의사결정(SDM, shared decision-making)을 더 제대로 지원해야 한다. 넷째, 임상의사들은 환자와 의사소통을 더 잘하는 법을 배워야 한다. 전체적으로 이 권장 사항은 '환자 경험'을 근본적인 개념으로 보며, 양질의 진료라는 개념을 확대하여 환자의 관점을 포함하고 있다.

이후 10년 동안 연방정부는 환자 경험이라는 개념을 더 분명히 발전시켰고, 환자 경험에 관한 측정을 의료의 질을 높이는 프로그램에 접목했다. 메디케어·메디케이드센터와 의료관리품질조사국 두 기관의 연구자들은 표준화한 공공 부문 도구를 개발하여, 환자가 생각하는 의료의 질을 측정할 수 있도록 했다. 그중 하나인 병원고객평가조사(HCAHPS)는 무작위로 선정한 퇴원 환자들을 조사하는 도구다. HCAHPS를 사용하는 조직들은 환자 경험 측정치를 공무상의 보고 및 지불 체계 관련 보고에 활용할 수 있게 되었다. 국립품질포럼에서는 2005년에 HCAHPS를 승인했고, 메디케어·메디케이드센터는 이것을 2006년에 채택했다. 2년 후에 HCAHPS 결과를 자발적으로 공개 보고하는 사업이 시작되었다. 연방정부의 지불 모형은 이 도구를 사용한 조직들에 인센티브를 주었다. 즉, 급성 지불 업데이트를 위한 병원 품질 데이터 보고(RHQDAPU, Reporting Hospital Quality Data for Acute Payment Update)라는 프로그램을 통해 공개적으로 보고하는 사업['페이 포 리포팅(pay for reporting)']에 참여하면, 병원의 연차 지불 업데이트와 연동해서 이 도구를 사용한 데 대해 인센티브를 주기 시작한 것이다.

2007년까지 미국 병원의 93%가 환자 경험 점수를 수집하고 보고했다.[5] 2010년 환자보호 및 부담적정보호법(Affordable Care Act, 오바마 케어) 법안은 메디케어 상환액의 일부를 병원의 성과 수준과 HCAHPS 측정치상의 개선 수준과 연관시킴으로써, 의료 모형을 '성과급제' 또는 가치기반 구매 쪽으로 효과적으로 전환하였다. 다른 의료기관들도 비슷한 양상을 보였다. 전문가들은 의료제공자 및 시스템에 대한 소비자 평가(CAHPS) 스타일의 조사를 작성하고 타당도를 검증함으로써 적용했고, 자발적으로 사용하게 했다. 그렇게 해서 지불 체계 역시, 이 점수를 보고하고 개선하는 노력에 대해 재정적인 인센티브를 지급하기 시작했다.

미국 정부가 이렇게 노력하기 이전(1980년대와 90년대)에 프레스 개니는 20개가 넘는 환자 집단을 대상으로 조사 도구를 개발하고 타당도를 검증했다. 환자 집단의 예를 들면 응급실 환자들, 의사의 진료를 받으러 온 사람들, 병리검사나 엑스레이 검사를 받은 사람들, 재택의료 방문을 받았던 사람들, 그리고 암 때문에 항암 치료나 방사선 치료를 받았던 사람들이다. 이후 프레스 개니는 각각의 도구에 환자와 의료종사자의 자료를 접목했다. 이때 진료 프로세스 및 환자와 의료종사자 사이의 상호작용의 성격을 감안했다. 마찬가지로 CAHPS 프로그램도 확대되어서, 재원 기간에 대한 HCAHPS 외에 재택의료를 측정하기 위한 도구(HH-CAHPS), 응급 진료(ED-CAHPS), 원내 혈액투석(ICH-CAHPS) 그리고 의료제공자의 진료실 내원(클리닉 & 그룹 CAHPS 또는 CG-CAHPS) 등의 도구를 포함시켰다.

미국의학연구소의 보고서가 진료는 이미 '충분히 괜찮다'는 생각을 없애는 데 도움이 되었다면, 가치 기반 구매나 공적 투명성은 의료산업이 그 격차를 메꿀 수 있도록 동기를 부여했다. 투명성의 경우는—개별 환자들의 경험을 측정해서 취합한 자료를 공개적으로 보고하게 한 일은—업무의 범위도 변화시켰다. 왜냐하면 조직들의 사고가 더 이상 환자들이 전체적으로 요약해서 보고한 인식(이용한 의료기관에 대한 전체적인 점수, 그 의료기관을 다른 이에게 추천할 의향 등)에 국한하지 않게 되었기 때문이다. 이제 공공의 구성원들이나, 경쟁하는 의료조직의 집행부, 병원 이사회의 구성원들 모두가 여러 구체적인 병원 자료에 접근할 수 있게 되었다. 병원 자료의 예를 들면, 의사들이 환자의 말을 얼마나 잘 경청하는지, 간호사들이 진료에 관해서 설명을 얼마나 잘하는지, 그리고 환자들이 느끼기에 퇴원 준비는 얼마나 적절한지 등의 자료를 누구나 볼 수 있기 때문에, 의료기관의 리더들은 이들 각 영역의 점수를 평균 이상으로 회복하려 할 수밖에 없게 되었다. 그리고 리더들이 점점 많이 이런 인식을 함에 따라 개선에 관한 노력도 병원의 '브랜드' 가치를 높이는 것에 그치지 않고 피드백이나 변화 관리와 지속성으로 뒷받침되는, 의식 있는 프로세스 재설계를 포함하기 시작했다.

2000년대 말에는 조직들이 '환자 만족(patient satisfaction)' 대신 '환자 경험(patient experience)'에 관해 이야기하기 시작했는데, 이는 미묘하지만 중요한 전환이었다. 새로운 언어가 시사하듯이, 의료조직들은 의료 소비자의 기대를 맞추는 것(다른 말로 하면 그들을 '만족시키는' 것) 이상을 해야 하게 되었다. 의료조직들은 이전과 달리 환자의 필요를 신뢰할 수 있고 효율적으로 그리고 안전하게 충족시켜야 한다. '환자 만족'이라는 개념이 환자들이 자신이 받은 진료에 대한 정서적 평가를 담고 있다면, '환자 경험'은 측정 도구의 목적을 의료 자체의 초기의 목적으로 되돌려놓았다. 그 초기의 목적이란, 고통과 신체적 불편과 불안의 완화를 포함하는 진료의 연속선상에서 환자에게 직간접적으로 영향을 미치는 '모든 것'을 해결하는 것이다. '환자 경험'을 측정하려면 경험적인 요소를 광범위하게 측정하는 도구가 필요하다. 경험적 요소의 예는 환자가 경험한 의사소통의 뉘앙스, 의료 과정과 이동의 편안함, 의료조직이 집에서 스스로 돌볼 수 있게 환자를 가르쳐준 정도, 그리고 임상 프로세스와 직원들이 환자에게 보여준 연민 등이다. 의료계는 이토록 복잡한 측정의 관점을 충분히 내면화하지 못했다. 오늘날의 규제 프로그램도 여전히 환자 경험을 진료에 대한 환자의 인식만 반영한 것으로 범주화하고 있다. 그러나 우리가 보았듯이, 이 점은 변해야 한다. 경험이라는 개념의 정의에는 안전과 질과 연민에 관한 모든 결과가 포함된다.

환자 고통의 원천

환자의 고통을 찾아서 줄이려고 하는 의료기관은 '그 고통의 일차적 원천은 무엇인가?' 하는 기본적인 질문에 직면한다.[6] 고통을 해결해온 의료전문직 종사자들은 질병(disease) 자체와 관련된 고유하거나 불가피한 고통을 강조하는 경향이 있다. 질환(illness)은 환자의 신체적·생리적 고통을 야기하는데, 고통의 형태는 증상, 기능 제한, 장애는 물론이고, 미래의 결과와 예후에 대한 공포로도 나타난다. 고유한 고통은 질환의 치료에 따라 나타날 수도 있다. '완벽한' 의료도 불편이나 부작용을 야기할 수 있고, 환자는 진료 프로세스에 대해 불확실함과 걱정을 느낄 수 있다. 고유한 고통 외에도, 환자는 의료조직과 의료인 개인들이 의료를 제공하는 방식의 역기능 때문에 고통받을 수 있다. 그러한 '피할 수 있는' 고통은, 환자가 필요 이상으로 오래 기다리거나, 신뢰를 저해할 만큼 서로 모순되는 정보를 얻거나, 무감동하고 연민이 없는 진료를 받거나, 아니면 극단적인 경우 위해를 경험할 때 발생한다.

환자 고통의 유형을 파악하고 분류함으로써 이를 해결하기 위해 다양하게 접근할 수 있다. 고유한 고통을 완화하고 감소시키려면 의료조직들이 환자에게 연민을 표하고 지지해주는 방식으로 양질의 진료를 제공하는 데 중점을 두어야 한다. 피할 수 있는 고통을 완화하고 감소시키려면 의료조직들이 '예방'에 초점을 맞춰야 한다. 이는 '우선 무엇보다도 환자에게 해를 끼치지 마라'라는 원칙이 낙상이나 감염의 예방 이상으로 훨씬 많은 것을 의미한다는 뜻이다. 즉, 모든 종류의 고통이 생기지 않도록 피하는 것을 의미한다.

이 이야기가 벅차게 들린다면 고신뢰 과학의 역사에서 희망의 이유를 찾을 수 있다. 의료뿐만 아니라 원자력발전이나 항공업 분야의 조직들도 위해 발생률을 극적으로 줄여왔다. 용기 있는 개인들이 자신이 속한 산업이 그럴 수 있다고 판단했기 때문이고, 사실상 위해를 처음에 규정할 때부터 '예방이 가능하다'고 봤기 때문이다. 한때 의료조직들은 병원 획득성 폐렴을 안타까운 일이지만 피할 수 없는 진료의 결과라고 인식했다. 전향적으로 사고하는 소수의 리더들이 공개적으로 입장을 표명하면서, 즉 병원 획득성 감염이 '예방 가능'하다고 틀을 바꾸고 나서야 프로토콜이 나오고 성공적으로 예방할 수 있었다. 오늘날에도 바로 그런 리더가 필요하다. 의료계 전체를 새로운 눈으로 바라봄으로써, 현재의 환자들이 견디고 있는 의료계의 기능장애를 유발하는 여러 요소를 끄집어내야 한다. 예를 들면 예약하기까지의 시간 지연, 응급실에서 입원실 병상을 얻기 위해 오래 대기해야 하는 것, 직원과의 부실한 의사소통, 그리고 프로세스의 비효율성과 단절 같은 것이다. 급진적이지만, 환자들의 고통을 더 이상 악화시킬 권리는 어느 개인과 조직에도 없다, 라는 주장이 필요하다.

근년에 와서 운영 프로세스, 임상 프로토콜, 안전한 임상진료, 연민이 담긴 의료 제공 등 우리가 고려하던 별개의 품질 개념들이 한데 수렴되기 시작했다. 예를 들면 조직들은 간호사의 매시간 라운딩을, 진료를 조직하고 제공하는 일을 개선하기 위한 하나의 프로세스로 인식해왔다. 최근에는 조직들이 직원들에게, 이 라운딩이 효율과 환자 안전 모두를 개선할 수 있다고 보도록 돕고 있다. 또한 예전에는 부서 간이나 기능간에 존재했던 인위적인 장벽을 제거하고 직원들(임상의와 비임상직원들 모두)을 참여시켜서 적절하고 신뢰성 있는 진료를 제공하는 데 중점을 두고 있다. 연구에 의하면 환자 경험은 실제로 전반적인 의료의 질 향상에 기여한다는 것이 입증되었다. 즉, 환자 경험이 좋을수록 환자의 결과도 좋아진다. 예를 들면 HCAHPS 별점이 위험조정사망률과 재입원률에 대해 역상관관계가 있었고,[7] HCAHPS 점수에서 성과가 좋은 병원들이 수술 사망률이 낮아지고 또한 구명 실패율과 합병증 발생률도 낮아졌다.[8]

몇몇 조직들은 아직도 환자 경험을 신뢰 프로세스에 접목하는 데 어려움을 겪고 있는데, 그 이유는 환자 경험이 좋다는 것을 친절의 문제로 잘못 인식하기 때문이다. 실제로는 진료를 경험하는 환자들은 단지 '친절'만이 아니라 다양한 프로세스들과 행동들의 결과를 경험한다. 조직들은 진료를 보다 신뢰성 있고 안전하게 제공하기 위해 프로세스와 행동들을 다시 짜고 다듬고 최적화할 수 있다. 제대로 된 과정을 거쳐야 환자 경험을 개선할 수 있다. 직원들이 완벽한 임상 프로토콜을 따르고 있는지 어떤지는 환자들이 모를 수 있다. 또한 직원들이 모든 필요한 안전 점검을 하고 있는지 어떤지도 모를 수 있다. 그렇지만 환자들은 이 의료조직에서 자신의 필요를 충족했는지는 알 수 있으며, 이는 그들만이 알 수 있다.

조직들은 위해를 예방하고 안전을 확보하기 위해 활용했던 동일한 원칙과 전략을 통해 환자 경험이 좋지 않은 근본 원인을 찾아 해결하고, 연민을 더 강화해서 환자의 필요를 충족할 수 있다. 예를 들면 챕터 9에서 언급한 공통 원인 분석을 안전을 개선하는 데 적용하고 있다면, 이를 서비스가 실패하는 공통 원인과 근본 원인을 분석하는 데도 활용할 수 있다. 서비스가 실패하는 원인을 확인할 기회를 제대로 잡아야만 조직은 문제가 일어난 후에야 해결에 급급하는 대신 예방을 위한 대책을 가동할 수 있다.

환자 경험에 대한 인식이라는 것이 '미끄러운 경사길'에 있기 때문에, 조직들은 환자 경험을 증진하기 위한 신뢰 프로세스를 사용하기를 주저하곤 한다. 환자는 진료를 자신의 주관적 관점을 통해서 경험하기 때문이다. 젊은 환자일수록 정보의 투명성이 더 높고 의료제공자들과의 의사소통도 더 빠르기를 기대한다. 반면 나이가 많고 병이 중한 환자들은 교육과 관련된 정보를 처리하는 데 더 많은 시간이 필요하다. 조직은 어떻게 표준화한 프로토콜을 사용해서 이처럼 서로 다른 필요를 해결할 수 있을까?

사실 환자들마다 기대와 편견과 선호가 다르지만, 간호사의 매시간 라운딩이나 병상에서의 교대 보고, 병실에서의 화이트보드 사용 등의 근거 기반 임상진료는 진료 품질을 전체적으로 개선한다. 조직들은 또한 환자 경험 자료를 필요한 사항이 비슷한 집단으로 나눈 다음, 각 집단별로 근본 원인을 해결하기 위해 신뢰성 과학의 기술을 적용할 수 있다. 조직들은 이러한 방식으로 진료 제공을 표준화하는 '동시에' 환자 개인에 맞추어줌으로써 최적의 결과를 달성할 수 있다.

근년에는 진료가 더 복잡해지고 있음에도 불구하고, 환자 경험과 관련된 결과 지표 면에서의 성과는 계속 높아지고 있기 때문에, 이 부문에도 경쟁적인 시장이 만들어지고 있다. 2013년에 백분위 50에 들어간 조직들의 성과 수준은 2017년에는 백분위 30에 그치고 있다.[9] 이런 맥락에서 조직들은 더 조정되고 전략적인 조치를 취해야 한다. 서로 분절된 별도의 프로그램들은 직원들의 부담만 가중시키고 성공은 저해한다. 고신뢰 원칙의 실천과 더불어 환자 경험에 대한 노력을 통합하는 조직들이 최선의 결과를 달성할 것이다.

•

환자 경험 측정

어떻게 하면 조직들이 환자의 고통을 없애며 그 과정을 제대로 추적할 수 있을까? 환자 경험의 측정 지표 자체는 환자들에게 직접적으로 고통을 보고하라고 요청하지 않는다. 더욱이 진료 프로세스 도중에 개인이나 조직이 환자의 고통을 줄이거나 늘린 정도를 제대로 포착하지도 못한다. 측정치가 나타내는 것은 진료를 통해 환자의 요구를 충족시킨 정도이고, 충족되지 않은 요구는 고통을 낳는다는 가정이 들어 있다.

프레스 개니는 환자 경험을 측정하는 타당한 도구들을 각기 디자인할 때 엄밀한 과정을 거쳤다. 초점 집단 환자들과의 면담, 품질 개선 분야 리더들과의 초점 집단 면담, 여러 버전의 조사 도구에 관한 수차례의 현장 검증, 그리고 공식적인 심리 계측 분석 등의 과정을 거쳤다.[10] 초점 그룹 인터뷰를 진행하는 동안 조정자는 환자들에게 진료 경험을 처음부터 끝까지 묘사해달라고 요청했고, 또 환자들이 마주했던 병원 직원들에 대해서도 이야기해보라고 요청했으며, 진료 과정을 좋게 해주었거나 그 반대의 경우가 되게 한 진료의 속성을 짚어달라고 요청했다. 그다음 심리 계측 분석으로 일련의 질문들을 다듬어 가장 중요한 핵심 측정 지표로 만들었고, 의료기관의 유형별로 환자 경험을 파악할 수 있게 했다. 각 환자군에 맞추어 다르게 디자인하긴 했지만, 도구들은 환자들이 일관적으로 생각하는 요구들을 담아냈다(그림 11-1).

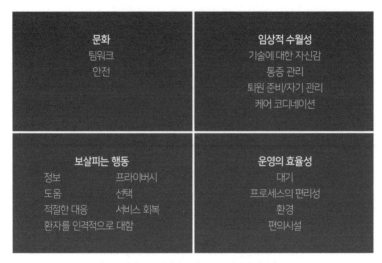

문화	임상적 수월성
팀워크 안전	기술에 대한 자신감 통증 관리 퇴원 준비/자기 관리 케어 코디네이션
보살피는 행동	운영의 효율성
정보　　　　프라이버시 도움　　　　선택 적절한 대응　　서비스 회복 환자를 인격적으로 대함	대기 프로세스의 편리성 환경 편의시설

그림 11-1. 환자 경험에 관한 조사 도구로 측정한 환자의 요구

　이러한 요구를 가장 잘 해결하기 위해 필요한 조치에 따라 그룹화하여 환자 요구에 대응하는 과제를 구성할 수 있다. 이를 위한 틀이 바로 '연민 어린 커넥티드 케어(Compassionate Connected Care™)'[11] 모형이다. 이 틀은 최적의 진료를 다음 4가지 핵심 요소로 규정했다. 임상적 수월성, 운영의 효율성, 보살피는 행동, 그리고 문화다. 만약 환자에 관한 조사에서 통증 관리 또는 환자 교육에 결함이 나타났다면 조직은 임상진료를 검토해야 한다. 또 만약 환자들이 대기 시간이나 물리적 환경이 적정 수준 이하라고 하면 조직은 관련 운영 프로세스의 문제를 해결해야 한다. 혹시 환자들이 진료에 공감이나 예의 또는 적절한 대응 같은 것이 없다고 하면 조직은 직원들이 환자와 상호작용하며 하는 보살피는 행동을 수정해야 한다. 그리고 만일 환자들이 팀워크가 결여되어 있다고 인식하거나 자신의 안전을 확신하지 못한다면 조직은 광범위한 문화 부문에

서 문제를 찾고 해결해야 한다.

환자 집단 전체에 걸쳐 요구하는 범주들은 일관적일 수 있지만 특정 조사에 관한 구체적인 질문은 진료의 맥락에 따라 달라질 수 있다. 입원 과 관련하여 정보의 필요성에 관해 측정할 때는 간호사나 의사가 환자 에게 정보를 잘 알렸는지, 환자가 알아듣게 정보를 제공했는지 여부 등 이 항목으로 들어갈 것이다. 응급실과 관련해서는 환자들이 진료에 대 해 그리고 다음 단계의 진료에 관해 정보를 얻고 있는지 물어봐야 한다. 진료실과 관련해서는 임상의사들이 환자의 현재 상태와 컨디션과 치료 의 필요성, 후속 조치 등에 관해 충분히 설명했는지 물어볼 수 있다. 이 렇게 차이를 두어 진료 상황에 맞추는 동시에 환자의 보편적인 필요도 해결해야 한다.

여기까지는 예비적인 이야기였고, 이제 의료계가 환자의 필요를 얼마 나 잘 충족시키고 있는지 살펴볼 차례다. 그림 11-2는 2018년 1월에 진료를 받은 20만 명이 넘는 환자들로부터 얻은 전국 자료를 기반으로 한 HCAHPS 지표에서 전체 의료계의 성과를 나타낸다. 간단하게 하려 고 우리는 입원 진료에 대한 HCAHPS만 사용했다. 프레스 개니의 도구 에서 나왔던 팀워크나 공유 의사결정, 사생활, 정서적 지지, 서비스 회 복과 같은 것도 환자 경험의 중요한 요소들이지만 여기서는 제외했음을 밝혀둔다. 조직들은 '톱 박스 점수(top-box score)'(즉, 측정치에 최선의 가능한 대답을 선택한 응답자의 비율)를 사용하여 HCAHPS 점수를 공개적으로 보고해야 한 다. 예를 들어 '그런 적이 전혀 없다'에서 '항상 그렇다'까지 있는 척도 에서 '항상 그렇다'는 답이 나온 항목, '절대 아니다'에서 '확실히 그렇 다'까지 있는 척도에서 '확실히 그렇다'는 답이 나온 항목, 또는 1점에 서 10점까지 있는 척도에서 9 또는 10점인 항목을 보고해야 하는 것이다. 조직들은 공개 보고나 가치 기반 구매와 같은 정책과 연동되어 있는 HCAHPS 지표들의 단순한 형태를 활용하여 진료의 전반적인 패턴이나 개선의 기회를 확인하기 시작했다.

연민이 있는 보살핌	환자 필요	HCAHPS 항목	0% 10% 20% 30% 40% 50% 60% 70% 80% 90% 100%
총평	추천할 의향	이 병원을 추천하겠는가	26%
	점수	0~10점으로 평가한다면	27%
임상적 수월성	통증	통증에 대해 직원이 얼마나 자주 이야기했는가	34%
		통증 치료에 대해 직원이 이야기했는가	37%
	퇴원 준비	퇴원할 때 받을 도움에 대해 직원이 이야기했는가	15%
		증상이나 문제가 있을 때 찾아볼 정보(원)이 있는가	10%
		투약의 목적에 대해 이해했는가	39%
		건강을 관리하는 데 대해 잘 이해했는가	47%
보살피는 행동	호의	통증에 대해 직원이 얼마나 자주 이야기했는가	13%
		통증 관리에 대해 직원이 이야기했는가	13%
	정보	이해하기 쉽게 간호사들이 설명해주는가	24%
		이해하기 쉽게 의사들이 설명해주는가	24%
		새 약을 무엇 때문에 쓰는지 설명해주었는가	23%
		약의 부작용에 대해서 설명해주었는가	52%
	인격적으로 대함	당신이 하는 말을 간호사들이 주의 깊게 들었는가	23%
		당신이 하는 말을 의사들이 주의 깊게 들었는가	21%
	적절한 대응	콜 버튼에 원하는 도움을 받았는가	38%
		변의와 요의가 있을 때 원하는 도움을 받았는가	33%
	선택	병원 직원이 당신의 선호 사항을 감안해주었는가	53%
운영의 효율성	환경	병원 환경이 청결했는가	29%
		병원 환경이 조용했는가	44%

그림 11-2. 2018년 1월 입원 환자 20만 8,826명을 대상으로 한 전국 조사 결과, HCAHPS 지표별 '최적 이하'라는 응답의 비율

이런 자료가 보여주듯이 최적의 진료, 즉 '톱 박스' 답이나 최선의 가능한 응답을 얻은 진료(바 차트에서 오른쪽에 있는 값)는 통상적일 수 있지만 보편적이지는 않다. 톱 박스 응답의 빈도는 요구의 측정이나 범주에 따라 다양하게 나타난다. 조금 덜 긍정적인 관점으로 똑같은 자료를 보면 '비(非)톱 박스(non-top box)' 응답(바 차트에서 왼쪽에 있는 값)이 보여주는 것은 모든 측정에서 최적 이하의 진료이고 응답의 10~53%를 차지한다. 분명한

것은 개선의 여지가 크다는 사실이다.

톱 박스 점수가 아닌 점수를 준 환자의 수가 최저인 항목은, 그 항목에 해당하는 환자 요구를 신뢰성 높게 충족하고 있다는 뜻이다. 그런 항목으로는, 의사와 간호사가 예의와 존중을 보여주는가(13%), 환자가 모니터링해야 하는 증상에 대해 직원들이 충분한 정보를 제공하는가(10%), 퇴원 후에 환자에게 필요한 도움이 무엇인지 직원들이 효과적으로 설명하는가(15%) 등이 있었다. 그런데 환자들이 의사와 간호사에 대해 덜 호의적인 점수를 준 항목들은, 듣고자 하는 의지(의사, 간호사 각각 21%, 23%)와 진료에 대해 환자들이 이해할 수 있게 설명하는 능력(24%)이었다. 다른 모든 측정은 적어도 25%가 톱 박스 값이 아닌 점수를 주었는데, 환자 4명 중 1명은 그 측정과 관련된 요소에서 최적 이하의 환자 경험을 보고했다는 뜻이다.

안전에서 가장 문제가 될 수 있는 것은 호출 버튼 도움(38%)이나 청결도(29%)에 관한 것이다. 특히, 호출 버튼에 관한 대응은 환자의 낙상 발생률과 상관성이 있고,[12] 청결도에 대한 환자 평가는 감염 발생률과 상관성이 있기 때문이다.[13] 이런 경험의 총합 점수는 정신이 번쩍 들게 할 정도인데, 전체 환자의 27%는 자신이 받은 진료에 전체적인 최고 점수인 9~10점을 주지 않으려 했고, 26%는 친구나 가족에게 자신이 진료받은 병원을 '반드시 추천하겠다'고 응답하지 않았다.

병원의 이사회나 집행부 수준에 환자 경험을 보고하는 조직들은 보통 전체적인 평가 점수—즉, 병원에 대한 0에서 10까지의 총평 점수나, 병원을 '추천할 의향'에 대한 환자의 보고—를 주요 성과 지표(KPI, key performance indicators)로 활용한다. 이 측정치들은 환자의 관점에서 내리는 총평 같은 것이다. 0에서 10까지의 병원에 대한 총평 점수는 정부의 가치 기반 구매 산정에 포함되어 있고, 이 프로세스를 통해 메디케어·메디케이드센터는 병원에 상환할 지불액을 산출한다. 이 점수가 입원 진료에 대한 환자의 총체적인 관점이라고 보기 때문이다. '추천할 의향'은 환자의 신뢰뿐 아니라 병원의 전반적인 브랜드 이미지를 반영한다. 환자들이 병원의 진료를 추천한다는 것은, 자신에 대한 진료뿐 아니라 친구나 가족에 대한 진료까지 믿을 수 있다는 뜻이다. 신뢰가 내포하는 의미는, 환자가 그 병원의 진료를 받고 최대한 건강해질 수 있다고 믿는 것이다.

조직들이 결과 지표로서의 신뢰를 추적하면, 환자 경험과 궁극적으로 환자 마음의 평화에 영향을 미치는 요소들의 순위를 매길 수 있다. 100만 명 이상의 환자를 통한 자료에 따르면, 팀워크에 대한 환자의 인식이 환자가 병원 진료를 온전히 믿을 수 있는지 여부를 결정한다고 한다. 구체적으로 말하면, 프레스 개니의 조사 항목 중에서 "귀하의 진료를 위해 직원들이 함께 일했습니까?"라는 질문에 대한 환자의 답변이, HCAHPS의 병원을 추천할 의향에서 최고 점수와 최저 점수를 가장 잘 구별해준다. 직원들이 함께 일하는 것에 대한 경험이 최적 또는 최고라고 답한 환자들의 88.9%는 그 병원을 '확실히 추천하겠다'고 답했다. 직원들의 팀워크가 최적 이하라고 답한 환자들 중에는 41.7%만이 병원을 추천하겠다고 답했다.[14] 안전과 고신뢰 조직이 팀워크에 달린 문제인 것처럼, 진료의 질에 대한 환자들의 신뢰 여부는 환자들이 경험하는 팀워크에 달려 있는 것이다.

프로세스의 신뢰도와 환자 경험

환자가 진료를 신뢰하는 정도에 핵심이 되는 문제를 잘 정리하고, 진료 수행이 어떤 부분에서 최적 이하가 되는지를 찾아내면 환자의 모든 요구를 잘 충족시킬 조치와 행동을 파악할 수 있다. 조직 전체의 행동을 변화시키려면 이 책의 다른 곳에서 언급한 고신뢰 조직과 안전과학의 기술을 적용하면 된다. 물론 환자 경험을 개선하는 노력이 이득이 되려면, 리더들이 근거 기반 업무 수행을 선정하고 잘 설계해서 진료의 다양한 요소로 그 이득이 흘러가도록 해야 한다. 조직에서 환자 경험의 각 영역—즉, 팀워크, 정보, 존중, 공감, 통증 조절, 호출 버튼에 대한 대응—을 최적화하기 위해 각기 다른 조치를 시행하는 것은 비효율적이다. 대신 '최적화한 진료'의 틀로 간호사의 매시간 라운딩과 같은 업무 수행을 통합해야 한다. 일단 그 구조가 자리 잡으면, 그 라운딩을 설계하고 그 안에서 진료의 다양한 측면을 뒷받침하게 만들 수 있다.

이제 시간당 라운딩이 환자 경험의 여러 요소에 얼마나 효과적인지 근거를 제공하고자 한다. 초기 연구에 따르면 간호사가 매시간 라운딩을 하는 진료는 호출 버튼 사용을 줄이고 낙상 발생률을 낮추었으며,[15] 진료에 대한 환자의 평가를 개선했다.[16] 2013년 혁신연구소(The Institute for Innovation) 연구자들이 제시한 결과에 의하면 라운딩이 HCAHPS의 모든 질문에 영향을 미쳤다. 그 연구는 108개 조직에서 자료를 수집했는데, 예를 들면 "직원이 귀하가 입원해 있는 동안 시간마다 한 번씩 방문했나요(예/아니요)?"라는 질문뿐 아니라 HCAHPS 질문에 대한 환자의 반응도 포함했다. 그림 11-3이 보여주는 것은, HCAHPS 측정에 '예'라고 대답한 환자들의 최고 점수와 '아니요'라고 대답한 환자들 사이에 나타난 차이다. 표를 보면, 라운딩을 했을 때 측정한 값에서 좋은 점수들이 더 높게 나왔고, 측정 항목에 따라서 최고 점수가 거의 10%에서 30% 가까이 개선되는 것을 볼 수 있다.

연민이 있는 보살핌	환자 필요	HCAHPS 항목	톱 빅스 응답률 차이
총평	추천할 의향	이 병원을 추천하겠는가	29.1%
	점수	0~10점으로 평가한다면	26.7%
임상적 수월성	통증	통증을 조절해주었는가	22.5%
	퇴원 준비	퇴원할 때 받을 도움에 대해 직원이 이야기했는가	10.4%
		증상이나 문제가 있을 때에 찾아볼 정보(원)이 있는가	16.1%
		투약의 목적에 대해 이해했는가	20.6%
		건강을 관리하는 데 대해 잘 이해했는가	23.8%
보살피는 행동	호의	통증에 대해 직원이 얼마나 자주 이야기했는가	21.0%
		통증 관리에 대해 직원이 이야기했는가	13.3%
	정보	당신이 이해할 수 있게 간호사들이 설명해주는가	24.5%
		당신이 이해할 수 있게 의사들이 설명해주는가	17.8%
		새 약을 무엇 때문에 쓰는지 당신에게 설명을 했는가	22.9%
		약의 부작용에 대해서 직원이 이야기했는가	29.2%
	인격적으로 대함	간호사들이 당신이 하는 말을 주의 깊게 들었나	27.0%
		의사들이 당신이 하는 말을 주의 깊게 들었나	17.5%
	적절한 대응	호출 버튼에 원하는 도움을 받았는가	27.5%
		변의와 요의가 있을 때 원하는 도움을 받았는가	25.5%
	공감	직원들이 고통을 없애기 위해 모든것을 했다	24.9%
	선택	병원 직원이 당신의 선호 사항을 감안해주었는가	24.1%

그림 11-3. 임상적 수월성과 돌봄 행동에 대한 매시간 라운딩의 효과
(108개 의료기관에서 입원 환자 12만 164명을 대상으로 한 조사 결과)

매시간 라운딩이 주는 이익을 감안하면 어느 병원에서나 이 업무를 수행할 듯하다. 그러나 같은 연구 자료를 보면, 매시간 라운딩을 하는 경우는 76% 정도의 환자들에게만 해당한다고 한다. 이것만 봐도 조직들이 개선할 여지가 아직도 많음을 알 수 있다. 고신뢰 조직의 원칙과 실천을 적용하면 간호사의 매시간 라운딩을 조직 전체에 적용할 수 있고 시간이 지나도 이러한 업무의 지속성을 유지할 수 있다.

그런 변화를 시도한 조직이 어드벤티스트 헬스 시스템(Adventist Health

System)이다. 이 조직은 간호사의 매시간 라운딩을 표준 업무로 통합시키는 다년간의 프로젝트를 시작했다.[17] 직원들에게 표준화된 연수를 제공하고 역할극도 시행했으며 시간당 라운딩을 목표로 설정했다. 지속적인 조사를 통해 어드벤티스트 헬스 시스템은 환자들에게 시간당 라운딩이 실제로 이행되었는지를 질문했다. 그리고 그 자료를 가지고 직원들에게 환자 경험 평가에 라운딩 프로세스가 미치는 영향에 대한 확신을 심어주었다. 조직의 목표는 90% 이상의 환자가 입원 진료를 받는 동안에 시간당 라운딩을 경험하는 것이었다. 어드벤티스트 헬스 시스템은 또한 간호부장과 집행부가 직원들에 대한 라운딩을 실행했고, 환자의 이야기를 자신들의 총회나 회의의 일부로 만들어서 환자 중심을 촉구했다. 이런 일들은 인상적인 결과를 가져왔다. 2009년에서 2016년 사이에 '병원에 대한 총평'에서 톱 박스 점수를 준 환자가 57%에서 80% 이상으로 높아졌다.

개념을 제대로 수립하고 실행하면, 간호사의 매시간 라운딩과 같은 표준화한 접근을 통해 단번에 진료 품질의 모든 측면을 개선할 수 있다. 뉴욕에 소재한 한 의료조직은 진행하고 있는 라운딩의 현황을 검토한 다음, 효율성과 환자 결과 2가지를 개선하기 위한 계획을 세웠다. 현황을 조사한 결과, 이 조직에는 각기 목적이 다른 회진 프로그램이 10개 이상 있었다. 조직은 이를 대신하기 위해 고신뢰 조직의 원칙에 기반하여 하나의 표준화된 라운딩 프로그램을 채택하고, 전체 직원에게 연수를 제공했다. 이 일은 꾸준히 지속되고 있는데, 이미 효율성과 환자 결과 모두가 상당히 개선되었다.

의료조직들은 안전에 문제가 있을 때처럼, 불만이나 걱정, 고충 등의 서비스 실패의 근본 원인도 찾을 수 있다. 또 이와 마찬가지로, 조직에서 일어나서는 안 될 안전 착오가 있듯이 환자들이 절대 경험해서는 안 되는 요소가 있다는 데 동의하고, '절대로 추천하지 않겠다'라는 환자 응답이 더 이상 나타나지 않게 하겠다고 결단할 수도 있다. 서비스 실패가 목숨을 위협하는 것은 아니지만, 그로 인해 진료에 대한 환자와 환자 가족의 신뢰는 떨어진다. 따라서 조직들은 이 부문들에 대해 강경한 노선을 취해야 한다. 다음과 같은 질문이 제기된다. 품질과 안전 외에 환자 경험을 개선하기 위해 조직이 실행할 수 있는 전략은 무엇인가?

표 11-1이 시사하는 바와 같이, 진료 환경에 따라 다르고 표준화한 근거 기반의 전략들이 있다. 임상진료에서는 환자들이 진단 내용과 자기 관리 지침을 이해할 수 있도록 의사소통하고 지침을 운용할 수 있고, 교대하는 사이에 환자가 자신이 받는 진료에 문제가 생길까 봐 걱정하지 않도록 팀 기술을 운용할 수 있다. 응급실에서는 대기실 라운딩이나 회의, 의사소통 도구를 활용하여, 환자가 자신이 어떤 진료를 받을지, 그다음 단계는 무엇인지 걱정하지 않도록 불확실성을 줄일 수 있다. 입원 진료와 관련해서는 매시간 라운딩이나 간호 관리자 라운딩, 화이트보드, 병상 교대보고 등을 활용하여 투약 지연이나 호출에 대한 간호사 대응 지연 등의 문제를 줄이고, 팀원과 환자의 의사소통을 분명히 할 수 있다. 이 모든 기술은 조직들이 제로 함에 근접하는 데 도움이 되며, 물론 환자 경험도 개선해준다.

입원 환자	응급의학과	임상진료
간호 매니저 라운딩	대기실 라운딩	커뮤니케이션 지침
간호 매니저 라운딩	우려와 긴급성을 보여주는 행동과 언어	테크놀로지 지침 (전자의무기록을 커뮤니케이션 도구로 활용-스크린에 띄워서 같이 봄)
화이트보드	회의	팀 프로모션-실제적인 프로세스와 말로 인정해주기
퇴원 후 전화	서비스 회복 프로그램	
노패스 존		
입원실 교대 보고		
환자와 가족 자문위원회		

표 11-1. 환자 경험을 개선하기 위한 구체적인 전략의 예

공동의 노력이 늘어날수록 고통은 감소한다

우리가 주장해왔듯이 의료계는 환자의 고통을 더 줄여야 한다. 환자 경험을 고신뢰라는 우산 아래에서 하나의 축으로 통합해야 한다는 말이다. 의료조직들이 고신뢰 원칙을 표준적 전략으로 택하고 구성원들에게 연수를 제공하면, 안전에서 성과를 올렸듯이 환자 경험을 극적으로 개선할 수 있다. 첫 단계로, 조직들은 이 영역 전체의 목적과 사업, 활동과 성과에 대해 더 투명해져야 한다. 그래야 리더들이 중복되는 영역과 정렬해야 하는 영역을 확인할 수 있다. 거기서부터 일련의 목적과 지표를 설정한다. 방법은 둘 중 하나다. 안전과 품질, 환자 경험과 직원 참여 같은 핵심 지표에 대한 업무-성과표를 만들거나, 다기능 팀만 달성할 수 있는 일련의 조직 목표를 설정하라. 그러한 지표들이 공동 노력의 성과

를 촉진하고, 공유하는 원칙을 강화해줄 것이다

펜실베이니아 병원(Pennsylvania Hospital) 같은 조직들은 환자 경험을 개선하기 위해 고신뢰 원칙을 적용한 효과를 입증했다.[18] 2012년, 환자 경험 점수가 무척 낮게 나온 병원의 간호 책임자들은 진료에 대한 환자의 평가가 왜 간호 업무에 대한 간호자 자신들의 인식과 일치하지 않는지 조사했다. 조직은 관계에 기반한 진료 모형을 채택하고, 참여 조사로 간호사들이 개인화한 맞춤형 진료와 포괄적 진료를 어떻게 인식하는지 조사했는데, 간호사와의 의사소통에 대한 환자들의 평가가 백분위 50 이하로 나타났다. 간호부장 메리 델 가이디스는 '단기적 해결책'을 찾지 않고, 간호사들에게 스스로 표준 업무를 재설계해서 관계에 기반한 진료 모형과 환자 경험, 그리고 '간호 민감성 지표(nursing sensitive metrics)'를 뒷받침하도록 했다(낙상, 욕창, 중심관에 의한 혈류 감염 등이 간호 민감성 지표에 속한다).

전체 간호사 모임에 참여한 간호사들은 'HEART(마음)'라는 약어로 간호 업무의 목표를 설정했다. H는 통합적인(Holistic), E는 근거 기반의 실천과 연구(Evidence-based practice and research), A는 권리 옹호(Advocates), R은 자원(Resourcefulness), 그리고 T는 팀워크(Teamwork)를 상징한다. HEART는 간호사들이 성과를 개선하려는 모든 노력을 간호라는 전문직의 목표와 바람직한 성과와 연결 짓도록 해주었다. 이들은 확립된 문헌을 기초로 하여 병상 교대 보고를 실천하기로 결정하고, 이 일을 안전, 간호사 간의 의사소통과 환자 목표 설정 문제를 해결하는 번들의 일부로 만들었다. 그들은 PDSA[계획(Plan)-실행(Do)-학습(Study)-행동(Act)] 모형을 사용하여 병동별로 번들을 운용하고, 소집단으로 번들에 관한 팀 연수를 실시했다.

특히 번들의 한 요소는 간호사들이 환자의 개인적 상황을 알 수 있게 했다. 교대 보고 프로토콜은, 간호사가 환자에게 당일 가장 걱정되는 것을 알려달라고 요청하고 이것을 환자 화이트보드에 기입하도록 했다. 이 일은 환자에게는 진료 팀이 자신을 개인적으로 진료하고 돌본다는 인식을 심어주었고, 간호사에게는 잠시 멈추고 환자의 필요를 인정해주는 시간을 갖도록 해주었다. 하루 종일 화이트보드에 적혀 있는 메모는 직원들이 환자의 걱정거리를 인식하고 해결하도록 이끌었다. 그런 문화를 정립하고 번들 프로세스를 운영한 결과, 간호사 의사소통 점수가 전국에서 백분위 80으로 뛰어올랐고, 간호사 참여도 함께 개선되었다.

너무도 많은 의료조직에서 부서 간 장벽이 환자 경험을 개선하려는 노력을 저해하고 있고, 성과를 지속적으로 유지하는 일에도 실패하고 있다. 리더들이 환자의 고통을 줄인다는 소명을 공유해도, 그들의 노력은 부서 간의 경쟁과 비효율 때문에 수렁에 빠지곤 한다. 조직 전체적으로 공통의 비전과 지표를 채택하면 펜실베이니아 병원의 예를 따라갈 수 있고, 안전과 고통 감소에 대한 책임의식을 공유할 수 있다. 환자 경험은 용기 있는 리더들끼리만 움직여서 추진하는 불분명한 사업이 되어서는 안 되며, 고유의 가치를 회복해야 한다. 환자 경험은, 조직 전체에 개선을 위한 활기를 불어넣는 전략적 최우선 순위가 되어야 한다.

Chapter 11 요약

✓ 조직은 환자 경험을 개선하려는 노력을, 환자의 고통을 줄이기 위한 모든 시도로 재정의해야 한다.

✓ 조직이 고신뢰 원칙을 표준적 전술과 행동 연수에 적용하면, 안전 분야에서 이룬 성과만큼 환자 경험을 극적으로 개선할 수 있다.

✓ 환자 경험을 개선하려는 의료조직들은 2가지 고통, 즉 질병 특유의 고통과 피할 수 있는 고통을 해결해야 한다. 질병 특유의 고통은 줄이고, 피할 수 있는 고통은 예방하기 위해 노력해야 한다.

✓ 근거에 기반한 다양한 전술은 조직들이 환자의 고통을 줄이는 데 도움이 된다. 진료 환경에 따라 전술이 달라질 수 있다.

고신뢰 조직의 완전한 약속

제임스 메를리노

이 책은 의료제공자들이 의도치 않게 일으킨 안전 문제에 관한 이야기를 많이 담고 있다. 이런 일화는 위해를 입은 환자에게 트라우마가 되는 것은 물론, 의료종사자에게도 잊지 못할, 경우에 따라서는 매일 따라다니는 괴로운 기억으로 남는다. 이 일화에 등장하는 의료종사자들의 심정이 어떤지는 나도 안다. 1997년 외과 인턴이었던 나는 심각한 섬망을 호소하는 환자를 봐달라는 연락을 받았다. 섬망은 외과의 노인 환자에게 자주 발생하는 일이다. 나는 강한 진정제를 처방했다. 벤조다이아제핀 계열의 약제인 아티반 10mg을 처방했다. 이 약은 환자의 섬망을 조절해주었다. 그런데 내가 처방한 용량이 통상적인 처방보다 과용량이어서 환자가 48시간 이상이나 무의식 상태에 빠지고 말았다. 당시에는 대다수 의사들이 자기가 한 의학적 치료의 세부 사항을 공개하지 않았다. 진료 팀은 환자의 가족에게, 투약된 약에 대한 환자의 '반응'이 좋지 않은데, 괜찮아질 거라고 말했다. 이 환자는 내내 진정 상태였고, 나는 환자가 죽고 말 것이라는(거의 죽을 뻔했다) 생각에 무서웠다. 그 일 이후 나는 내가 한 일 때문에 환자가 거의 죽을 뻔했다는 사실에 겁에 질렸다. 내가 용서를 구했더니, 교수는 "다시는 그러지 마"라는 말 외에 아무 말도 하지 않았다.

20년 정도 지나서야 그때 벌어진 일의 의미를 진정으로 파악하게 되었다. 그 일화는 사고가 일어날 뻔했던 일 정도가 아니었다. 그야말로 직격탄이었다. 심각한 안전사고였다. 문화적인 실패의 연속은 갓 인턴이 된 순진하고 경험 없는 내가 환자를 거의 죽일 뻔하게 만들었다. 확실한 사실은 내가 잘못했다는 것이다. 그러나 간호부서에서는 약 처방에 의문을 제기하지 않았고, 약제과도 순순히 약을 내주었다. 나를 담당한 교수는 그것을 나와 다른 사람들이 안전에 대해 배우는 기회로 만들지 않았다. 내가 속한 조직은 무슨 일이 발생했는지, 그런 일이 다시는 일어나지 않게 하려면 무엇을 어떻게 해야 하는지를 두고 근본 원인 분석을 하지 않았다. 아무도 죽지 않았기 때문에 아무 논의도 따르지 않았다. 그저 또 겉보기엔 '위해가 없는' 또 하나의 실수로 치부되었고 비밀에 묻혔다. 나의 조직은 내가 그 일로 입은 정서적 고통을 인정하지 않았다. 나는 그일 때문에 앞으로 내가 만날 환자에게 상해를 입힐까 봐 편집증에 시달렸고(좋은 면도 있는 일이다), 의사로서의 자신감도 크게 흔들렸다.

의료에 종사하는 우리는 고신뢰 조직의 원칙을 적용함으로써 안전을 개선하기 위한 노력을 강화해야 한다. 매일 환자와 직원들이 노출되고 있는 위험을 줄이는 유일한 방법이다. 이 책은 정합적이고 검증된 방법론을 담고 있다. 1,200개가 넘는 병원과 일한 경험에서 도출된 결과물이다. 안전은 우리의 제일의 목적이 되어야 한다. 그리고 챕터 11에서 봤듯이 고신뢰 과학과 안전과학은 우리가 또 하나의 목적을 성취하게 해줄 것이다. 바로 의료기관에서 환자가 겪는 경험을 극적으로 개선하는 것이다.

그렇다면 고신뢰 조직은 안전과 환자 경험의 개선에만 유효할까? 그게 전부일까? 사실은 그렇지 않다. 안전 개선에 적용한 고신뢰 원칙을 전반적인 조직 개혁에도 적용할 수 있다면? 제로 함을 향한 여정을 꾸준히 따라가면 안전과 환자 경험뿐 아니라 진료의 질도 개선할 수 있다면?

옥스퍼드 사전에서 'transformation'을 찾아보면 "형태와 성격과 외양의 현격한 변화"라고 정의하고 있다.[1] 의료계의 비즈니스 방식을 개혁하는 일은 쉬워 보이지만 절대 그렇지 않다. 의료조직들이 안고 있는 한 가지 어려움은 3가지 큰 축, 즉 안전과 진료의 질과 환자 경험 중에서 어느 하나만 중점적으로 추진하다가 시간이 지나면 다른 축으로 옮겨간다는 것이다. 예를 들어, 올해 어느 의료조직이 안전에 중점을 둔다. 그러다가 1, 2년 후에는 갑자기 진료의 질에 관한 엄청난 프로젝트를 기획한다. 그리고 또 1, 2년 후에는 조직의 모든 중심이 환자 경험으로 이동한다. 그러다 보면 예전에 중점을 둔 영역에서 이룬 성과는 소멸한다. 2017년에 뉴욕시의 마운트 사이나이 헬스 시스템(Mount Sinai Health System)은 한편으로는 안전과 질을 추구하고, 다른 한편으로는 전략적으로 완전히 다른 환자 경험을 추구했다. 그러자 안전은 진전을 이루었지만 환자 경험은 뒤처졌다. 의료조직들이 고신뢰 조직의 원칙에 입각해서 3가지 축을 하나의 공통된 전략으로 조합하면, 마운트 사이나이 헬스 시스템이 이후에 한 것처럼 질과 안전과 환자 경험을 단번에 개선할 수 있고, 직원 참여와 효율성에서도 좋은 결과를 만들 수 있다.

의료제공자들은 진료의 3가지 축을 직관적으로 이해하고 있다. 그러나 우리는 3가지 축 사이의 상호연관성을 인정한 후 그 인정한 내용을 총체적이고 개혁적인 변화 전략에 접목하는 데는 실패하는 경향이 있다. 왜 그런지 잠시 생각해보자. 안전과 진료의 질과 환자 경험이라는 서로 떨어진 점들을 연결하는 방법도 생각해보자. 이는 결국 조직을 어떻게 이끌고 조직 구조를 어떻게 만들지와 연관된 문제다. 이사회의 관리 책임이 개혁에 매우 중요하다. 포괄적인 전략을 추구하는 조직이라면, 이사회 임원들이 안전과 질 등 중요한 쟁점에 대한 정보를 잘 갖추고 있어야 한다. 의료조직은 집행부 이사진이 연수를 받게 하고, 의료의 안전과 질과 경험에 대한 기본적인 이해와 각 영역의 중요한 지표에 대한 이해를 갖추게 해야 한다(예를 들어 업무-성과표는 조직 개혁의 발전 과정을 시간 흐름에 따라 살펴볼 수 있게 해준다). 이사진에 대한 교육 개발이 잘되고, 이사진이 중요한 부분에 대한 이해를 갖추었다면 진료의 모든 측면을 단번에 개선하는 정합적인 전략을 채택하려 할 것이다. 업무와 직결된 책임자와 일선의 의료제공자는 이 전략을 우선시하고, 책임자가 달라지더라도 전략은 그대로 지속될 것이다.

조직에는 더 강력하고 목표에 집중하는 이사회 외에 집행에 관한 리더십이 필요한데, 그 역할은 진료의 총체적인 면을 촉진하는 것이다. 이 책의 여러 챕터에서 지은이들은 리더들의 중추적 역할을 이야기하는 과정에서, 어떻게 이들을 동원하여 고신뢰 조직을 정립할 수 있는지를 제시했다. 병원 전체를 다차원적으로 변혁하기 위해서는 동일한 리더십의 집중이 필요하다. 만약 집행부가 변혁에 대해 말하지 않거나, 자신들의 핵심 성과 지표(KPI)로서 변혁을 관리하지 않으면, 하급 직원들은 변혁이 조직의 진짜 우선순위라고 인식하지 못한다. 하트포드 헬스케어(Hartford Healthcare)의 CEO 게리 루파치노에 따르면 책임자들이 수동적인 참여에

서 적극적인 책무성 쪽으로 움직여야 조직 전체의 참여와 헌신을 증가시킬 수 있다.[2]

큰 조직에서는 집행 리더십이 특히 중요한데, 그 이유는 개별 비즈니스 단위들로 된 집행 리더십이 기관 차원의 목적에 맞추어서 자신들의 핵심 성과 지표를 정렬해야 하기 때문이다. 팀을 넘어서 기관 전체의 변혁에 동참하지 못하면 전체 시스템의 변화 능력을 저해한다. 샌프란시스코에 본사를 둔 디그니티 헬스(Dignity Health)는 환자 경험이라는 기관의 전략을 채택함으로써 이 문제를 해결했다. 기관의 모든 리더가 환자 경험을 개선하는 것이 중대한 문제라는 점을 이해하게 만든 것이다. 비즈니스 단위별로 핵심 성과 지표를 기관 전체의 변혁에 맞추어 정렬했고, 모두가 기관의 전략과 계획에 접근할 수 있었다.

여기서 더 나아가 이 책의 지은이들이 지적한 사항은, 의료조직들이 자칫하면 서로 단절되는 방식으로 업무를 수행하는 경향이 있다는 점이다. 예를 들면 안전, 의료의 질, 환자 경험, 임상진료 제공, 인적자원, 간호 등의 운영에서 각 '부서 간 장벽'이 생기는 것이다(그림 12-1). 이 장벽 때문에 제한된 자원에 관해 서로 경쟁하고, 부서별로 각기 안전과 질과 환자 경험을 관리하는 리더들을 둔다. 또한 의료의 질적 측면을 위해서 시스템 전체의 리더와 간호계의 리더, 의사들의 리더가 있을 수 있다. 각각의 리더는 자신이 속한 영역에서 질적인 목적을 추구하겠지만, 의료기관 전체의 전략에 자신들의 업무를 통합하는 데는 실패할 것이다. 리더들 각자가 또 다른 개인, 이를테면 진료부장에게 보고할 수도 있고 안 할 수도 있다. 이렇게 되면 업무 조정은 더욱 저해된다. 설령 보고를 위한 통일된 구조가 있더라도 전략과 전술들은 제대로 일치하지 못할 것이다.

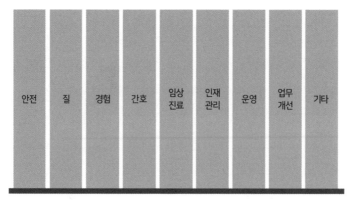

그림 12-1. 의료기관 내의 전형적인 부서 간 장벽

의료조직들은 사고하고 기능하는 방식을 가다듬을 필요가 있다. 진료를 전체적으로 개선하려면 병원 운영, 성과 개선, 의료진 관리, 인사관리 등의 중요한 운영 영역들을 촘촘하게 조정하고 통합해야 한다. 안전과 진료의 질과 환자 경험 이 세 축에서 더 나은 성과를 내고 정렬을 잘하려면 기관의 이러한 전략을 향하여 모든 리더가 움직이도록 공통의 목적을 활용해야 한다.

인터마운틴 헬스케어(Intermountain Healthcare)는 이런 부서 간 장벽을 극복하기 위해 한 사람의 리더인 섀넌 필립스를 환자 경험 책임자로 임명하고 안전과 진료의 질과 경험 세 축에 대한 운영을 맡겼다. 기관 전체의 단일한 전략이 다양한 업무를 추진하게 되었고, 섀넌이 인사관리 및 성과 개선 부서와 긴밀한 파트너십을 유지함으로써 성공에 필요한 자원들이 제대로 조정되었다. 안전과 질과 경험 분야에서 실무 기능을 맡은 리더들이 여전히 있었지만, 한 명의 전체 리더의 지휘에 따라 일하게 되었기 때문이다.

강력한 부서 간 장벽은 개별적 사업이나 전략에 존재하기도 한다. 많은 병원이 한 부서의 하나의 전략을 지원하는 한 해결책을 받아들이는 한편, 다른 부서의 다른 전술을 지원하는 다른 해결책도 그대로 둔다. 마찬가지로, 많은 조직이 안전문화와 직원 참여와 전국간호품질지표 데이터베이스(NDNQI, National Database of Nursing Quality Indicators) 자료를 위한 조사를 하면서도 부서마다 각기 다른 조사를 한다. 현재 프레스 개니는 하나의 통일된 조사로 3가지 영역 모두에 대한 자료를 취합한다. 이 조사는 성과에 대한 통합된 관점을 산출하고 업무의 중복이나 조사가 유발하는 피로를 줄여준다. 그림 12-2의 왼쪽은 비효율적인 조직의 사례를 추가적으로 보여주고 있다. 이런 의료조직은 최고의 가치를 끌어낼 수 있는데 그걸 막아버리는 형국을 자초하고 있다.

또한 어떤 조직은 조직 내부의 구조를 더 전략적으로 만들고(그림 12-2의 중간 부분), 다른 전략적인 부문들과의 파트너십을 위해 보충적인 해결책을 조정하고 그 결과에 따라 세 축의 위치를 설정한다. 뉴욕에 본사를 둔 노스웰 헬스 시스템(Northwell Health System)은 환자 경험과 직원 참여 두 축을 위해 조직 구조를 긴밀하게 만들었다. 환자 경험의 총책임자인 스벤 걸링거는 환자 경험의 모든 측면, 즉 측정부터 환자식(患者食)의 유형과 품질에 이르기까지 완전한 영향력을 행사하거나 운영 통제를 맡았다. 그리고 인사관리의 리더들과 긴밀하게 파트너십을 맺음으로써 조직 전체의 문화개발 전략들이 환자 경험 전략과 잘 조정되게 했다. 의료조직들은 바로 이런 전략 또는 기획에서 교훈을 얻어야 한다. 그리고 조금 더 나아가야 한다. 인터마운틴 헬스케어가 그 예다. 이곳은 그림 12-2의 맨 오른쪽과 같이 '기관 전체를 변혁하기 위한 접근'을 채택함으로써 중요한 부서를 모두 연결해서 조직 전체가 하나의 통일된 실체가 되어 효과적이고 효율적인 환자 진료를 추진한다.

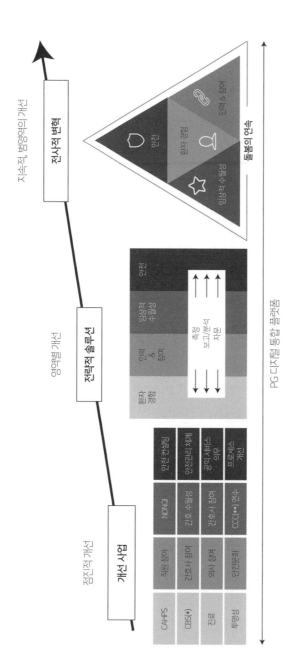

PG 디지털 통합 플랫폼

그림 12-2. 의료기관들의 변혁 해결책의 유형

* CBS: 균형-성과표(Corporate Balanced Scorecard)
** CCC: 임상치료 분류 시스템[Clinical Care Classification(System)]

많은 조직에는 서로 경쟁하거나 서로에게 지장을 초래하는 계획들이 있어서 궁극적으로는 기관 전체 차원의 변혁이 조정되지 못하도록 막고 있다. 개별적인 비즈니스 단위들이 문제를 직접 처리하는 대신 기관 차원의 접근은 무시하는데, 특히 큰 의료조직에서 업무 프로세스를 표준화하고 통합하려 할 때 이는 곤란한 문제로 작용한다. 이 경우에는 기관 리더십이 조직 전체에 리더십 라운딩을 최선의 업무로 지정해도, 부서별 리더들이 진정한 가치를 인식하지 못하고 부서 나름의 전략에만 신경을 쓴다. 결과는 자명하다. 시스템을 아우르는 조정이 불량해지고 자원 배분은 비효율적이 되며, 전략들과 그 효과도 불분명해진다.

테네시주 내시빌에 본사가 있는 HCA 헬스케어의 환자 경험 책임자인 간호사 린 케텔슨은 부서별로 계획이 서로 다른 문제를 극복하기 위해 최선의 진료 업무를 위한 전략 시리즈를 개발했다. 상위 집행부가 기관 전체의 필수 항목을 제시하고, 그녀는 비즈니스 단위별로 성공할 수 있도록 연수 자료와 지도를 제공했다. 부서의 리더들은 진료 제공을 개선하기 위해 추진하던 일을, 기관의 전략을 수행하는 범위 내에서 주어진 최선의 진료 전략을 가지고 보완했다. HCA가 수용한 구체적인 전략 중 하나는 다른 챕터에서 예시한 간호사의 매시간 라운딩이다. 이 주제에 관한 초기 논문에서 케텔슨은 이 라운딩이 환자 경험을 개선할 뿐 아니라 안전과 질과 간호 효율성도 개선했다고 했다.[3] HCA는 이러한 가치 높은 전술을 '타협 불가능한 기관 전략'으로 만들었다. 전체 진료에 미치는 영향이 그만큼 컸기 때문이다.

조직의 계획들 중에는 지장을 초래하게 되는 것들이 많다. 예를 들면 전자의무기록시스템 업그레이드, 흡수 또는 합병, 비용 절감 프로그램 시행, 리더십 재조직 추진 등이 그렇다. 조직이 이러한 기획들을 다 완수한 다음에 안전이나 환자 경험을 개선하는 계획을 추진해야 한다고 주장할 사람도 있을 것이다. 그러나 안전 관련 계획처럼 중요한 사안을 지연하는 것은 올바른 접근이 아니다. 전략들을 신중하게 통합하면, 지장을 초래하게 되는 변화를 오히려 숨겨진 기회로 삼아 진료 제공을 전반적으로 개선하는 노력을 강화 또는 가속화할 수 있다.

밴더빌트대학교의료원(Vanderbilt University Medical Center)의 환자 경험 책임자이자 의료진의 대표인 폴 스턴버그는 새로운 전자의무기록시스템을 도입하다가 조직에 불안정을 야기하면 그동안 의료원이 환자 경험에 이룬 발전까지 퇴보시킬 가능성이 있다고 판단했다. 스턴버그는 말했다. "우리는 시야를 넓혀서 리더들과 조직을 준비시켰습니다."[4] 이 조직은 다른 조직들에서 나온 자료를 미리 연구하고, 잠재적인 영향에 대한 이해를 높이고, 일어날 수 있는 일이 무엇이고, 그것에 어떻게 대응해야 하는지 사람들을 교육하는 데 그 정보를 활용했다. 이 조직은 전자의무기록시스템을 구현하는 동안 환자 경험 지표의 하락을 겪기는 했지만, 사전준비 덕분에 신속하게 회복했다. 그리고 환자 경험 전략을 빠르게 추진했다.

프레스 개니는 리더들이 안전, 질, 환자 경험, 직원의 참여와 효율성을 위한 일을 통합하고 가속하는 일을 돕기 위해 의료조직 전체에 유효한 운영 원칙과 전략적 원칙을 찾아냈다. 우리가 많은 조직과 함께 일한 경험과, 안전 개선에 관해 이 책에서 제시한 많은 아이디어를 요약해서 제시하는 다음의 6가지 핵심 조직 원칙을—3가지의 전략적 원칙과 3가지의 운영 원칙을—적용하면 조직의 변혁에 도움이 될 것으로 믿는다(그림 12-3). 이제 각각에 대해 살펴보자.

전략	운영
제로 함이란 목적에 헌신한다.	자료와 투명성을 가지고 변화를 추진한다.
진료의 기획과 전달과 평가에서 환자를 중심에 둔다.	문화와 리더십을 변혁한다.
안전과 품질과 환자 중심성 간의 중요한 상관성을 인정하고 규정하고 이해한다.	책무성과 실행에 초점을 둔다.

그림 12-3. 의료기관의 변혁을 위한 6가지 핵심적 조직 원칙

원칙 1: 제로 함이라는 목적에 대한 소신

지금까지 보았듯이, 안전과 제로 함에 관한 소신은 조직의 최우선 목적이 되어야 한다. 이 책에서 아무것도 얻지 못하더라도, 미국 의료계가 지난 20년 동안 이룬 성과에도 불구하고 안전 문제는 여전하다는 것을 알아두기 바란다. 이 책에서 제시한 통계와 사례 연구를 보면 의심의 여지가 거의 없다. 의료가 환자들에게 위해를 끼치고 있고, 이것을 끝내려면 우리는 뭔가를 해야 한다. 그리고 지금보다 더 '할 수 있다'. 미국의 모든 의료조직이 제로 함을 신성한 핵심 가치로 여긴다면, 중대한 안전 사고를 줄이고 조직의 전반적인 성과를 개선할 수 있다.

원칙 2: 환자 중심이 되어라

제로 함을 조직의 전략적 최우선 순위로 설정하고 환자 안전을 핵심 가치로 채택한다면, 나침반이 되어주는 것은 바로 환자 중심성이다. 챕터 11에서 보았듯이, 대다수 환자는 자기에게 무엇이 필요한지 분명하게 말로 하지 않고, 본인이 가지고 있을 어떤 질병을 의료종사자들이 해결해주기를 바랄 뿐이다. 환자들은 우리에게 "이 시술을 받기 위해 2주 이상 기다리는 것은 원치 않습니다"라든가, "주치의가 15분 정도의 시간을 써서 내 상태와 치료에 대해 설명해주었으면 합니다"라는 이야기를

하지 않는다. 의료계에 있는 우리는 환자에게 어떤 일이 일어날지 알고 있다고 가정하는데, 가끔은 그 가정이 부정확하다는 사실이 밝혀진다.

환자 중심성을 정의하는 첫 단계는, 모든 환자의 말을 듣고 그들에게 무엇이 중요한지 파악하는 일이다. 많은 리더들은 환자를 행복하게 하거나 만족시키려고 환자 중심성이 제기되었다고 믿는다. 챕터 11에서도 말했지만 환자와 환자 가족의 요구는 그 이상으로 매우 복잡다단하다. 예를 들어, 우리가 응급실에 관한 환자들의 바람을 어떻게 인식하고 있는지 생각해보자. 의료계 리더들의 전형적인 믿음은, 응급실에서는 오랜 대기 시간이 환자 경험에 가장 큰 영향을 미친다는 것이다. 그러나 실제로는 다른 요인들이―공감을 표현하고 환자들에게 계속 정보를 제공하는 것이―더 중요하다. 120만 건의 응급실 내원을 연구한 첫 기준치 조사의 경우 응급실 이용 고객 평가조사(ED CAHPS, Emergency Department Consumer Assessment of Healthcare Providers and Systems)에서 해당 병원 응급실을 추천하겠다고 답한 환자의 비율이 65%에 그쳤다.[5] 이후 응급실 직원들이 환자의 걱정에 대한 관심을 개선하자(공감을 표현함으로써) 추천하겠다는 비율이 91.4%로 늘어났다. 직원들이 환자에게 그때그때 정보를 주었더니 그 비율이 97%로 더 개선되었다. 대기 시간이 8시간까지 되는 경우가 있어도, 환자들에게 공감을 표현하고 정보를 계속 알려주었더니 그 응급실을 추천하겠다는 환자가 98%에 이르렀다.

환자의 필요를 이해하는 것 외에 환자 중심 전략을 구현하려면 안전과 질을 포함해서, 우리가 중요하다고 알고 있는데 환자들은 모를 수도 있는 요소들의 우선순위를 정해야 한다. 한 조사에서는 2,884명의 환자에게 안전하다는 느낌을 받느냐고 질문했다. 그중 5.2%만이 병원이 안전하지 않다고 느낀다고 답했고, 74.9%의 환자는 꽤 안전하다 또는 아주 안전하다고 느낀다고, 왜 그런지 근거도 없이 답했다.[6] 환자들은 안전한 양질의 진료를 구체적으로 요구하지는 않는다. 다만 그런 진료를 받으리라고 가정하는 것이다. 리더로서 우리는 그런 진료를 제공해야 한다.

환자 중심성을 현실에서 운용하려면, 리더들은 꾸준히 계획과 진료 제공에서 환자를 중심에 두는 방식으로 처신해야 한다. 업무 운영이 환자 중심성에 어떤 영향을 미치는지를 언제나 염두에 두어야 한다. 새로운 계획이나 프로젝트에 대해서도 "이것이 환자들에게 어떤 영향을 미칠까?"라는 질문을 먼저 해야 한다. 환자 중심성은 모든 리더가 '의식구조'로 채택하고 확산하고 실천하는 가치가 되어야 한다. 그렇게 하면 환자들과 조직 모두에 이롭다는 사실은 따로 말할 것도 없다.

환자를 '북극성'으로 삼는 것은 옳은 일이다. 그것은 중요한 사업적 의사결정이기도 하다. 모든 사업은 고객을 중심에 두어야 살아남을 수 있다. 의료계에서는 환자를 고객으로 여기지 않는 경우가 보통인데, 고객으로 생각해야 한다. 인터넷이나 소셜미디어들은 환자들에게 힘을 실어주며 전례 없이 많은 자료를 제공하고 있다. 이런 자료들로 무장한 환자들은 자신의 권력과 힘을 보여주며, 의료조직 중에서도 더 잘 대우해주고 더 잘 치료해준다고 약속하는 조직을 택하고 있다. 최근 자료에 따르면 환자의 90%가 온라인에서 의료제공자를 찾아보고 있고, 심지어 1차 의료의 주치의나 전문의로부터 의뢰를 받은 다음에도 찾아본다고 한다.[7]

몇몇 리더들이 조직이 환자 중심성을 우선시해야 한다고 믿는 이유는, 환자를 중심으로 방향을 잡는 것이야말로 안전한 진료, 제로 함에 대한 소신을 함축하기 때문이다. 환자 중심성이라는 가치가 우리에게 요구하는 것은, 안전한 진료를 포함해서 환자에게 올바르게 행동하겠다는 소신이다. 하지만 의료에 위해 요인이 막대하게 많다는 사실을 생각하면, 위해 예방을 조직이 개입해야 하는 최우선 목적으로 봐야 한다. 우선 위해를 해결하고, 그다음에 환자 경험을 개선하라.

원칙 3: 안전과 질, 그리고 환자 중심성의 상호 의존성을 인정하라

4,100여 개의 병원이 메디케어·메디케이드센터에 안전과 질과 환자 경험에 관하여 보고한 모든 공개 자료를 분석한 연구 결과, 최상위권의 HCAHPS 성과를 내는 조직들이 병원 획득성 감염률, 재입원률 감소, 재원 일수 감소를 포함하여 안전과 질에서 큰 성과를 올렸다. 프레스 개니의 직원 참여 데이터베이스는 현재 의료계에서 규모가 가장 크며, 160만 명의 의료종사자와 8만 명의 의사들에 관한 자료를 담고 있다. 우리는 이 자료를 통해, 그와 같은 성과 개선이 직원 참여와 연관된다는 것을 밝혔다. 직원 참여 분야에서 최상위권을 유지하는 조직들은 3가지 지표, 즉 보고서에 공개하는 안전과 질과 환자 경험 지표 모두에서 유의미한 개선을 달성했다. 환자 경험이 환자의 행복이나 만족에 그치는 것이 아니라 안전과 질과 관련 있음은 분명하다. 따라서 안전과 질과 환자 경험 각각을 개선하려는 전략과 전술은 3가지 모두를 개선할 가능성이 있다. 그러므로 우리는 환자 경험에 대한 개념을 확대해서 안전과 질을 포함시켜야 한다.

조직 변혁을 위한 우리의 틀에 있는 이 3가지 원칙은 전략과 관련 있다. 조직은 운영과 관련된 다음 3가지 원칙을 통해 안전과 질과 환자 경험을 동시에 강화할 수 있다.

원칙 4: 좋은 자료와 분석가를 도입하라

챕터 8에서 이미 보았지만, 안전을 위한 효과적인 전략을 세우려면 '적절한' 지표를 측정하고 모니터링해야 한다. 막대한 분량의 무의미한 자료에 파묻혀 있어서는 안 된다. 같은 요지가 조직 전체의 변혁에도 유효하다. 성과를 모니터링하지 않고서는 개선할 수가 없다. 우리에게 주어진 도전은 바로 업무를 뒷받침해줄 효과적인 자료 전략을 개발하고, 자료 수집 자체는 전략이 아니라는 사실을 인정하는 것이다. 변혁을 위한 계획을 수립할 때는 핵심 운영 부문에서 소수의 지표를 선정한 다음 업무-성과표를 만들어야 한다. 집행부부터 일선 관리자들까지 모두가 이 업무-성과표를 꾸준히 적용할 수 있게 해야 한다. 업무-성과표에는 집행부와 고위직 리더십이 조직을 잘 이끌기 위해 중요하다고 판단해서 결정한 핵심 지표들이 들어간다. 모든 리더가 자료에 접근할 수 있어야 하고, 자신이 속한 부문에서 성과를 모니터링할 책임을 져야 한다.

부서들을 아우르는 분석 결과치는, 안전과 질과 환자 경험과 직원 참여를 연결하는 강력한 자료 중심의 기초가 된다. 이 중요한 지표들끼리 어떤 연관성이 있는지를 추적하면 조직의 성과를 전반적으로 끌어올릴 수 있다. 예를 들어, 특정 부서의 직원 참여 지표를 안전이나 경험과 관련된 다른 운영 지표와 겹쳐서 살펴봄으로써 해당 부서의 성과를 좀 더 전체적으로 파악할 수 있고, 그렇게 해서 개선에 관한 노력과 자원에 더 제대로 집중할 수 있다.

원칙 5: 문화와 리더십을 변혁하라

이 책에서 두루 보았듯이, 제로 함으로 가는 길은 문화와 리더십에 달려 있다. 이는 의료의 질과 환자 경험이라는 축에도 적용되는 통찰이다.

문화를 조성한다는 것은 까다롭고 어려운 일 같지만, 꼭 그러란 법도 없다. 앞서 여러 챕터에서 제시한 도구와 기술을 사용하면 보다 강한 안전문화를 정립할 수 있다. 리더들은 그 도구와 기술을 운용해서 질과 환자 경험에도 영향을 미칠 수 있다. 더 넓게 보면, 조직은 인적자원 관리에서도 보다 전략적인 자세를 취해야 한다. 인적자원 관리 분야는 고용, 임금 지급, 승진 같은 기본 업무를 오랫동안 수행해왔다. 전략적인 인재 관리는 직원들이 조직문화와 전략에 관한 의제에 미칠 영향까지 고려하면서 이런 기능을 수행하는 것이다. 인재 관리가 전략적이 될수록 문화가 최우선순위가 된다. 인재 관리는 제대로 된 사람을 고용하는 데 힘쓸 뿐만 아니라, 임무와 가치와 비전에 관련된 포괄적인 관점과, 안전 및 질과 경험에 대한 책임처럼 중요한 역량들을 제공하는 데도 힘쓰는 것이다. 또한 전략적 인재 관리는 직원에 대한 연수와 개발에 많은 자원을 투자함으로써, 조직이 직원들의 행동과 임무, 비전, 가치를 연관시킬 수 있게 해준다.

전략적 인재 관리의 수준이 더 높아지면 리더와 관리자들에게 개인적인 개발과 전문적인 개발의 기회를 제공하고, 안전과 환자 경험을 위한 업무 실행 방법과 직원들의 업무 성과를 잘 관리하는 방법, 정서지능과 의사소통 기술을 사용하여 직원들의 역량을 증진하는 방법 등에 대한 연수를 제공한다. 의료조직은 직원 참여 조사를 통해 조직문화의 건강도를 측정해야 한다. 이것은 직원들의 인식을 들여다보는 창문이 되어줄 것이다. 리더십 단위별로 직원 참여 자료를 나누어 살펴보면, 관리자와 리더들에게 더 잘 보상하고 더 잘 개발하는 전략의 향방을 잡을 수 있다.

문화와 리더십에 중점을 두면 직원들을 잘 돌볼 수 있고, 따돌림이나 번아웃 같은 암적인 문제에도 맞설 수 있다. 직장 내의 이런 문제는 직원들뿐 아니라 환자들도 위험하게 만든다. 지금 미국에서는 따돌림이나 번아웃이 전례 없는 속도로 증가하고 있는데, 이것이 확산되는 곳은 어디든지 조직문화가 퇴보한다. 번아웃을 측정해서 이것을 야기하는 요인들을 해결하고 직원들의 회복탄력성을 위한 프로그램에도 투자해야 한다. 더 많은 조직이 직원 복지 프로그램에 투자하고 있고, 직원들의 업무 경험을 책임지는 직원 복지 운영 책임자도 고용하고 있다. 따돌림이나 무례한 행동은 측정이 거의 불가능하고 해결도 몹시 어렵다. 은밀하게 발생하는 경향이 있기 때문이다. 모든 수준의 리더들이 이 문제를 이해해야 하고, 이것에 관해 이야기해야 하고, 보고된 모든 사건에 후속조치를 취해야 한다. 문화에 대한 전략적 접근도 직원 안전을 개선할 수 있는데, 이것은 챕터 10에 기술한 개념들이 실제에서 층층이 작동하기 때문이다.

전략적인 인재 관리는 조직의 계승에 대한 전략을 포함해야 한다. 만일 새로 임용된 품질관리 책임자가 안전과 질과 경험에 관한 전반적 책임을 맡으며 새로운 아이디어와 관점을 도입하면 기존의 프로그램들은 추진력이 떨어질 수 있다. 조직 내의 모든 수준의 변화와 부서 이직은 직원의 번아웃과 불확실성을 가져오고, 생산성의 감소가 뒤따르게 된다. 부서의 고위직 리더들이 새로운 전략의 방향을 이해하느라 고심하게 되고, 앞으로 자신들의 고용 상태에 대해서도 걱정하게 되기 때문이다. 계승 관련 전략에 이사회가 참여하는 것이 이 부분에서 도움이 될 수 있다. 중대한 리더십 이동이 있는 동안에는 조직이 안전과 질과 경험의 세 요소는 물론이고 문화와 재능에 대한 조직의 투자와 같은 소신을 유지한다는 사실을 분명히 해야 한다. 이 전략적인 지향점에서 어떠한 중대한 이탈도 일어나서는 안 된다.

문화 개발과 아울러 성과 개선에 관한 역량을 탄탄하고 포괄적으로 정립해두면 통합 전략을 추진하는 리더들이 성공을 위해 필요한 도구와 개선 체계를 확보해둘 수 있다. 많은 의료 체계가 린(Lean)이나 식스시그마(Six Sigma) 같은 경영 개선 전략을 도입했다. 다른 조직들은 의료에 기여하는 3가지 영역의 전문가들로 팀을 구성함으로써 그러한 역량을 강화했다. 이 팀들은 재입원율 감소, 낙상 감소, 투약 실수 감소 등 의료조직이 직면한 전술적인 문제 등의 중요한 사업을 수행한다.

성과 개선에 관한 역량이 개인에 근거하여 많은 계획에 영향을 미칠 수 있지만, 진정한 변혁은 일선 직원과 관리자와 리더를 대상으로 진료의 연속선상에서 일어나는 모든 문제를 해결하는 데 필요한 기본적인 개선 기술을 가르칠 때 일어난다. 우리의 자문 파트너이자 린(Lean) 프로세스 개선 체계의 전문가인 찰스 해굿 박사는 이를 '문제 해결 부대 결성'이라고 부른다. 그는 이런 말을 했다. "조직이 내부 자문과 코칭 경험을 갖는 게 필수적이긴 하지만, 린이나 식스시그마 또는 다른 프로세스 개선에 관해서 모두가 전문가일 필요는 없습니다. 정말 우리가 원하는 것은 모든 직원이 방법론을 이해하고, 일련의 문제 해결 능력을 갖추는 것이거든요. 그러면 직원들이 문제를 파악하고 근본 원인을 찾고 새롭고 나은 미래를 구현하고, 기본적인 과학적 원칙으로 개선을 검증하게 될 테니까요."[8] 해굿 박사는 이런 조언도 했다. '문제 해결 부대'를 지원하기 위해서는 조직이 일일 관리 체계를 도입해야 한다는 것이다. 이것이 없으면 부대의 개선 활동이 지속은 가능해도 활동 자체가 어려워지기 때문이다.

수많은 조직이 문제 해결 부대를 훈련하고 이끌고 개발해서 탁월한

장기적 결과를 달성했다. 샤프 헬스케어(Sharp Healthcare)는 직원과 자원
자 99%를 대상으로 개선 기술을 훈련시켰다. 이 노력을 통하여 중대한
안전사고를 48%나 줄였고, 직원 상해 사고 사이의 기간을 92%나 개선
했다.[9] 뱁티스트 메모리얼 헬스 시스템(Baptist Memorial Health System)은 안
전사고를 90% 이상 개선했고, 환자 만족도는 50% 이상, 추천 거부 답
변에서는 40% 이상의 개선을 가져왔다. 이 모든 것이 문제 해결 능력을
갖춘 직원들을 양성했기 때문에 일어난 일이다.[10]

원칙 6: 책무성과 실행에 집중하기

조직을 다양한 차원에서 전체적으로 변혁하려면, 사람들에게 책임을
맡기는 일을 더 잘해야 한다. 즉, 효과적 관리 기술과 리더십 기술을 앞
에서 언급한 인재 관리 전략의 일부로 가르치는 것을 뜻한다. 또한 리더
와 관리자들에게 정보를 제공하는 강력한 운영 모델들을 실행해야 한다.
리더와 관리자들에게 제공해야 할 정보는 기관 전략을 뒷받침하는 목적
을 수립하는 방법, 성과를 모니터링하는 지표를 활용하는 방법, 성공적
인 실행을 위해 사람과 필요할 때 프로세스에 개입하는 방법 등이다.

시작하기

다음에 언급한 틀이 안전과학, 고신뢰, 그리고 제로 함이라는 완전한
약속을 실현하기 시작하는 데 도움이 되기를 바란다. 우리의 접근은 안
전 개선에 국한되지 않는다. 환자와 의료종사자와 조직을 위해서, 그리
고 조직 자체를 위해 조직 전체를 변혁시키는 일에 관한 것이다. 이번

챕터에서 제시한 원칙들이 추상적이고 실행하기 어렵게 들릴지도 모른다. 그렇다면 안심하라. 그렇지 않다. 시작을 위해 간단한 4단계를 밟으면 된다.

1. 제로 함과 변혁에 관한 사고방식을 채택하라

당신이 만일 부서의 고위직 리더라면, 그 업무를 위한 조직의 목표를 세우는 것부터 시작하라. 중간관리자라면 동료들과 함께 안전과 품질과 환자 경험 사이의 상관성에 관한 토론으로 출발하라. 통합된 전략이 왜 말이 안 되는지를 이야기하라고 동료들에게 도전장을 내밀어보라. 알겠지만 동료들은 그 질문에 답을 할 수 없다. 오래지 않아 동료들은 3가지를 어떻게 연결할지 직관적으로 '알아차리게' 된다.

2. 리더십을 모아라

만일 당신이 고위직 리더라면 변혁에 관한 노력의 뒤에 있는 사람들의 명단을 만들어라. 간호와 의료진, 인사관리 부서의 리더들뿐 아니라, 질과 안전과 환자 경험의 리더들을 포함한다. 조직의 목표가 있으면, 모두에게 이 노력들을 통합하는 방안을 공동으로 만들자고 해라. 만일 당신이 조직에서 중간에서 일하는 사람이라면, 동료들을 모아 당신의 노력과 그들의 개선 노력을 통합하자고 해라. 늘 취약한 모습으로 선의를 보여주라. 그러려면 더 나은 통합을 위해 당신이 가진 중요한 것을 포기하겠다고 제안할 수도 있어야 한다.

3. 기존의 노력을 평가하라

당신의 조직과 당신의 팀에서 안전, 질, 환자 경험, 직원 참여와 관련된 모든 프로젝트의 목록을 만들어보라. 겹치거나 서로 보완하는 것들을 표시해가면서 각각의 전술을 변경하여 조직 전체가 추구하는 안전과 질과 경험과 참여라는 축에 적용할 수 있는 방법을 모색하라. 예를 들어 당신의 조직이나 팀에서 정기적으로 안전 관련 회의를 소집하고 있다면, 거기에 2가지, 즉 환자 경험이나 직원 참여를 중점 사항으로 추가할 수 있지 않을까?

4. 고신뢰 원칙을 적용하라

이 책에서 기술한 고신뢰 원칙의 개념을 안전과 질과 경험에 적용하는 방법을 생각하라. 보편적 기술과 학습 시스템은 의료 운영의 3가지 영역 모두에 적용할 수 있다.

안전문제를 직접 경험한 의료종사자로서, 그리고 우리의 조직들이 환자가 필요로 하고 원하며 받을 자격이 있는 것들을 더 많이 제공하는 모습을 보기를 열망해온 사람으로서, 나는 당신에게 이렇게 촉구한다. 대담하고 넓게 생각하라. 현재 상태에 문제를 제기하라. 늘 들려오는 이런 말—"우리가 늘 하는 방식이에요", "그건 여기서 안 먹힐 겁니다", "이미 하고 있는 거잖아요"—에 반발하라. 당신 자신과 동료들에게 도전하여 일상 업무에 새로운 관점으로 접근하게 하고, 전향적으로 문제를 확인하고 고치게 하라.

이 책의 모든 지은이들은 변혁의 어려움과 복잡성을 이해하고 있다. 개선이 계획대로 깔끔하게 전개되지 않는다는 것, 아무리 계획을 잘 짜도 그대로 되지는 않는다는 것도 뼈저리게 알고 있다. 지은이들은 의료의 여러 분야에서 살아가는 사람들이다. 우리는 의료 소비자이고, 환자

이며, 환자들의 가족이다. 우리의 경험은 우리가 더 열심히 추진하고 존중할 줄 아는 청지기로서 조직에서 행동하도록 용기를 주었다. 우리 모두가 통감하는 책임은, 안전하고 질 높은 환자 중심의 진료라는 총체적인 약속을 이행하는 것이다. 그리고 우리 모두는 여러분 모두가 이 약속을 현실로 만드는 일에 동참하기를 희망한다.

제임스 메를리노는 2015년에 프레스 개니의 전략 컨설팅 부서의 회장이자 의료부장이 되었고, 2018년에 최고혁신책임자(CTO)가 되었다. 프레스 개니의 솔루션이 현재와 미래 산업계의 필요와 보조를 맞추도록 지휘하며, 이를 통해 기관 고객들이 변혁과 지속 가능한 개선을 하도록 돕고 있다. 그의 리더십 덕분에 프레스 개니의 전략 컨설팅 부서는 2017년에 『컨설팅(Consulting)』지가 선정한, 미국에서 가장 빠르게 발전하는 컨설팅 그룹 중 하나로 이름을 올렸고, 『포브스(Forbes)』지가 선정한 미국의 '베스트 경영 컨설팅 회사' 중 하나가 되었다. 프레스 개니에 합류하기 전에는 클리블랜드 클리닉 헬스 시스템에서 환자 경험 책임자이자 부원장으로 활약했다. 클리블랜드 클리닉에서는 주로 조직 전체의 환자 경험을 개선하기 위한 전략적 프로그램을 책임졌다. 2015년 이후 2018년까지 베커스 헬스케어(Becker's Healthcare)가 선정한 환자 안전 분야를 주도하는 50명의 전문가 중 한 사람으로 인정받았다. 학술저널에도 폭넓게 투고했으며, 저서로 『환자의 경험이 혁신이다: 클리블랜드 클리닉의 환자 경험 개선 프로젝트』(청년의사)가 있다. 볼드윈-월러스대학교에서 경영학 학사 학위를, 케이스 웨스턴 리저브대학교 의과대학에서 의학사 학위를 받았다. 클리블랜드대학교 대학병원에서 일반외과 수련을 받았고, 클리블랜드 클리닉에서 대장항문외과 펠로우십을 마쳤다.

—
감사의 말

이 책은 환자와 의료종사자 모두가 위해를 덜 입는 데 효과적인 접근을 소개하고 있다. 여기서 소개하는 접근 방식은 지난 15년간 예비 조사와 검증을 거치면서 정교하게 다듬어지고 오늘날의 성공에 이르렀다. 이 도구로 안전을 개선한 1,200곳의 기관 고객과 수천 명의 의료 종사자 덕분에 가능한 일이었다. 이들이 제로 함을 추구함으로써 환자들과 환자 가족들, 그리고 의료종사자들에게 더 좋은 서비스를 제공하려는 여정에 함께하는 특권을 준 것에 감사하다.

훌륭한 회사가 되려면 훌륭한 비전과 리더십이 있어야 한다. 프레스개니의 대표이사인 팻 라이언, 회장이자 최고운영책임자인 조 그레스코비악은 혁신과 성공으로 이끄는 비전과 리더십을 전파하고 있다. 두 사람은 경험 많은 의료계의 지도자로서 의료 개선에 깊은 열정을 지녔을 뿐 아니라, 다른 사람들이 의료 개혁을 도모하는 일에서 대담해질 수 있도록 용기와 결단을 제공했다. 우리의 그간의 연구와 이 책은 두 사람의 격려와 멘토링, 지원 덕분에 가능했다.

또한 프레스 개니의 상임부회장인 그레그 디피에트로의 도움이 없었다면 이 일은 불가능했을 것이다. 그는 원고를 완성하기 위해서라면 산이라도 들어 옮길 기세였다. 의료계에 대한 그의 놀라운 통찰과 이해에 힘입어서 책의 내용이 더 정연하고 나아졌다. 편집자 세스 슐먼은 원고에 명료함과 일관성을 더해주었다. 세스는 이 프로젝트와 씨름하는 모든 과정에서 일을 너무도 잘해주어 안전 전문가로 여겨질 정도였다. 그가 의료 안전에 관한 경험이 전무하다는 사실이 그저 놀라울 따름이다. 맥그로힐 출판사의 편집자 캐시 에브로는 의료계의 안전을 다루는 책에 관한 아이디어를 제시했을 때 이 사안의 중요성과 잠재적 영향력을 바로 알아봐주었다. 우리를 믿고 처음부터 끝까지 격려해주고 또한 매일매일 지원을 아끼지 않은 데 감사하다.

우리는 특히 케리 존슨과 개리 예이츠에게 감사를 표하고 싶다. HPI를 창립한 네 명 가운데 두 사람인 이들은 올해 은퇴를 앞두고 있다. 우리는 오늘날에도 확고한 제로 함에 관한 사명의 여정을 2002년에 시작했다. 이 책은 의료계에서 신뢰성을 실현해가는 부단한 여정에서 만나는 하나의 중간 표지판인 셈이다. 케리와 개리 두 분은 의료계에 큰 족적을 남긴 사람들로 오래 기억될 것이다.

챕터별 집필을 맡아준 많은 재능 있는 사람들과 함께하는 작업은 만만찮은 일이었다. 제임스 메를리노와 캐럴 스톡마이어는 공동편집자인 크레이그 클래퍼에게 특별히 감사를 표한다. 처음 이 프로젝트를 시작할 때 크레이그는 두 팔을 걷어붙이고 뛰어들었고, 집중해서 모든 원고를 결합하여 하나의 원고로 만드는 일을 해주었다. 그는 함께 일하는 모

338

든 이들을 이끌고 가이드했으며, 가끔은 위로가 되는 확신도 심어주었다. 크레이그의 리더십이 없었으면 이 책이 나올 수 없었다. 또한 우리는 다음에 소개하는 분들에게도 감사드린다.

챕터 1: 현대의 안전 기획을 시작한 수많은 사상적 지도자들과 환자에 대한 옹호자들에게 감사하다. 그중에서도 루시언 리프와 돈 버윅, 마크 채신 그리고 재러드 러브에게 특별히 감사하다. 앞서간 이들이 있었기에 우리의 일이 그나마 더 수월해졌다.

챕터 2: 리 색스, 리시 시카, 그리고 애드버킷 헬스케어의 케이트 코비치에게 감사하다. 자신들의 이야기와 통찰을 공유해주었다. 우리는 또 『항공 안전관리 시스템 구현(Implementing Safety Management Systems in Aviation)』을 쓴 앨런 스톨저에게 감사하다. 그의 책은 의료의 안전 문제에 유용한 안내자가 되어주었다. 홀리 리디머 건강 시스템의 마이클 레인에게도 감사하다. 역시 자신의 이야기와 통찰을 공유해주었다. 마찬가지로 미국암치료센터의 스콧 존스에게도 감사하다. 두 사람에게 감사의 말을 전한다.

챕터 3: 비영리 의료기관 센타라에 근무했던 진 버크에게 감사하다. 어드벤티스트 헬스 시스템에 근무했던 크리스틴 새머에게도 감사하다. 고맙게도 시간과 경험과 생각을 많이 나누어주었다.

챕터 4: 코네티컷병원협회(CHA, Connecticut Hospital Association)의 '임상적 수월성과 케어 리디자인(clinical excellence and care redesign)'을 맡은 디렉터 엘런 크로에게 감사하다. 코네티컷병원협회의 매리 쿠퍼에게도 감사하다. 이 두 사람이 들려준 이야기 덕분에 더 값진 책이 되었다. 커뮤니티 헬스 네트워크(Community Health Network)에 근무한 경험이 있는 빌 콜리와 버지니아 코먼웰스 유니버시티 메디컬 센터에서 근무한 경험이 있는 존

듀발, 그리고 인스피라 헬스 네트워크의 스티브 린도 이야기와 경험을 공유해주었다. 빌, 존, 그리고 스티브에게 감사를 전한다.

챕터 5: 제임스 리즌의 일생에 걸친 작업에 감사하고 싶다. 그것이 없었으면 안전과학이라는 분야가 없었을 것이다. HPI에 감사하다. HPI 컴페어(Compare)로부터 안전사고에 관한 어마어마한 자료 세트를 받을 수 있었다. 비영리 의료기관 비단트의 '서비스 품질과 환자 안전' 부문 상임 디렉터인 조앤 윈에게 특별히 감사하다. 조앤과 그녀의 팀은 오랫동안 제로 함에 헌신하며 경험을 나누는 일에 힘써왔다.

챕터 6: 아카데미 오브 커뮤니케이션 인 헬스케어(Academy of Communication in Healthcare)의 교육과 봉사 부문의 상임 디렉터 로라 쿨리에게 감사하다. 애드버킷의 케이트 코비치에게도 감사하다. 자료를 공유해주고 통찰을 제공해주었다.

챕터 7: 버지니아 코먼웰스 유니버시티 메디컬 센터의 데일 하비에게 감사를 전하고 싶다. 친절하게도 공정문화에 관한 상세한 사례 연구를 제공해주었다. 공정문화의 선구자 제임스 리즌에게도 감사하다.

챕터 8: 이 챕터의 필진은 네이션와이드 아동병원과 센타라 헬스케어에 감사하다. 자료와 통찰을 제공해주었다. 캐럴 스톡마이어와 프레스 개니-HPI 파트너와 체리 스룹, 프레스 개니-HPI의 고위 매니저, 또 우리의 예전 파트너인 캐시 코베트, 그리고 총 치우, 크레이그 클래퍼, 케리 존슨에게 감사하다. 그들 연구의 출판물이 아주 유용했다. 감사할 분들이 더 있는데, 프레스 개니 컨설팅의 매니저인 섀넌 빈센트에게 감사하다. 그녀는 참여 전략(engagement strategy)에 관한 자신의 성과물을 나눠주었다.

챕터 9: 글렌다 배터리는 프로비던스 헬스 앤드 서비스(Providence Health

& Services)에 있는데 여러 자료와 통찰을 공유해주었다. 그리고 다이앤이 소속된 조직에서 일하는 사람들에게도 감사를 표한다. 실패한 경험과 그 경험을 만회한 경험을 용기 있게 들려주었다. 우리는 이것을 익명화하여 사례 분석에 활용했다.

챕터 10: 돈 고블과 롭 더글러스에게 감사하다. 프레스 개니-HPI에 있는 이들은 소속 업계의 겪은 일과 직원 안전에 관한 전문 지식을 공유해주었다. 인터마운틴 헬스의 주디 가이거, 그리고 시스터즈 오브 채리티 오브 레번워스 헬스의 켄 스미스, 또 리버사이드 헬스 시스템의 앨런 베넷, 샤프 헬스케어의 앤 데이비스에게 감사하다. 의료 개선에 관해 이들이 들려준 이야기를 들으면 다른 사람들도 배우고 개선할 수 있을 것이다. 마지막으로 크리시 비에게 감사하다. 아주 개인적인 이야기를 들려주어서 익명화한 사례 분석에 활용할 수 있었다.

챕터 11: 어윈 프레스와 로드니 개니, 그리고 프레스 개니의 창립자들에게 감사하다. 이들은 의료의 질 측정에 관한 선구적인 업적을 남겼다. 어윈과 로드니가 없었다면 모든 일이 불가능했을 것이다. 또한 프레스 개니의 혁신연구소에 감사하다. 엄청나게 많은 자료 세트와 분석 자료를 공유해주었다.

이 밖에 우리 가족과 친구들에게 가장 큰 감사를 전하고 싶다. 환자 안전과 의료종사자 안전을 개선하는 우리의 노력을 여러 해 동안 지지해주었고, 집필에 전념한 수개월 동안 기다려주었으며, 편집하는 과정에서 지은이들을 위로해주었다. 모두에게 감사하다.

주(註)

프롤로그

1)   Christina Dempsey, *The Antidote to Suffering: How Compassionate Connected Care Can Improve Safety, Quality, and Experience* (New York: McGraw Hill Education, 2018).

서론

1)   Linda T. Kohn, Janet Corrigan, and Molla S. Donaldson, *To Err Is Human: Building a Safer Health System* (Washington, DC: National Academy Press, 2000), 31.

2)   Martin A. Makary and Michael Daniel, "Medical Error—the Third Leading Cause of Death in the US," *British Medical Journal* (2016): 5.

3)   John T. James, "A New, Evidence-Based Estimate of Patient Harms Associated with Hospital Care," *Journal of Patient Safety* 9, no. 3 (2013): 122.

4)   의료계 내부에서는 행정인력이나 임상의사들 모두 harm과 injury라는 말을 구별해서, harm은 환자 안전에 관해 말할 때 쓰고, injury는 직원 안전사고에 대해 말할 때 쓰는 경향이 있다. 그렇지만 동의어로 사용하는 것이 통상적이기 때문에, 나를 포함해서 이 책의 저자들은 두 가지를 서로 바꿔 쓸 수 있는 용어로 취급한다.

5)   "Injuries, Illnesses, and Fatalities," *Bureau of Labor Statistics*, "Table 1-Incidence rates-detailed industry level-2016 (XLSX)," accessed July 17, 2019, https://www.bls.gov/iif/oshsum.htm.

6)   Sang D. Choi and Kathryn Brings, "Work-Related Musculoskeletal Risks Associated with Nurses and Nursing Assistants Handling Overweight and Obese Patients: A Literature Review," *Work* 53, no. 2 (2016): 439-440.

7)   Christina Dempsey, *The Antidote to Suffering* (New York: McGraw Hill Education, 2018).

8)   Donald Kennerly et al., "Journey to No Preventable Risk: The Baylor Health Care System Patient Safety Experience," *American Journal of Medical Quality* 26, no. 1 (2011): 44.

9)   Diana Mahoney, "Leading to Zero: Advocate Health Care's Plan to Eliminate Harm Starts at the Top,: *Industry Edge* (2016): 1-3.

10) Douglass P. Cropper et al., "Implementation of a Patient Safety Program at a Tertiary Health System: A Longitudinal Analysis of Interventions and Serious Safety Events," *Journal of Healthcare Risk Management* 37, no. 4 (2018): 6.

11) 개별 의료기관 수준에서 절감액이 어느 정도 되는지에 대해서는 연구가 더 필요하다.

12) Thomas H. Lee, *An Epidemic of Empathy in Healthcare* (New York: McGraw Hill Education, 2016); James Merlino, *Service Fanatics* (New York: McGraw Hill Education, 2015).

13) 73%는 HPI*Compare*의 최근 자료를 기초로 한 수치다. HPI 기관 고객 커뮤니티에서 2014년부터 2016년까지의 해악 사건 자료를 취합한 데이터세트에 의하면, 예방 가능한 심각한 해악에 이르는 행위가 4,868건으로 집계되었다.

Chapter 1. 현대적인 안전운동의 역사

1) NORC at the University of Chicago and IHI/NPSF Lucian Leape Institute, *Americans' Experience with Medical Errors and Views on Patient Safety* (Cambridge, MA: Institute for Healthcare Improvement and NORC at the University of Chicago, 2017), iv, 9 et passim.

2) NORC and IHI/NPSF, *Americans' Experiences*, 2.

3) Michelle A. Dressner, "Hospital Workers: an Assessment of Occupational Injuries and Illnesses," *Bureau of Labor Statistics*, June 2017: 6.

4) Martin L. Gross, "Dirt, Infection, Error and Negligence: The Hidden Death Threats in Our Hospitals," *Look*, March 22, 1966: 27-30.

5) Lucian L. Leape, "Error in Medicine," *Journal of the American Medical Association* (JAMA) 272, no. 23 (1994): 1851.

6) Lucian L. Leape et al., "The Nature of Adverse Events in Hospitalized Patients: Results of the Harvard Medical Practice Study II," *New England Journal of Medicine* 324, no. 6 (1991): 377-834, doi: 10.1056/NEJM199102073240605.

7) Leape, "Error in Medicine," 1857.

8) 이 이야기의 배경에 대해서 도움을 받은 글은 이것이다. Lawrence K. Altman, "Big Doses of Chemotherapy Drug Killed Patient, Hurt 2d," *New York Times*, March 24, 1995, https://www.nytimes.com/1995/03/24/us/big-doses-of-chemotherapy-drug-killed-patient-hurt-2d.html; and Charles Kenney, *The Best Practice: How the New Quality Movement Is Transforming Medicine* (New York: Public Affairs, 2008).

9) Christine Gorman, "The Disturbing Case of the Cure That Killed the Patient," *Time*, April 3, 1995.

10) Kenney, *The Best Practice*, 68.

11)   Quoted in Kenney, *The Best Practice*, 81, 83.

12)   이 주제에 대해 더 살펴볼 만한 자료는 이것이다. "Crossing the Quality Chasm: The IOM Health Care Quality Initiative," *National Academies of Sciences, Engineering, and Medicine*, accessed July 9, 2018, http://www.nationalacademies.org/hmd/Global/News%20Announcements/Crossing-the-Quality-Chasm-The-IOM-Health-Care-Quality-Initiative.aspx.

13)   Kenney, *The Best Practice*, 85.

14)   Institute of Medicine's Committee on Quality of Health Care in America, *Crossing the Quality Chasm: A New Health System for the 21st Century* (Washington, DC: National Academy Press, 2001).

15)   Erika Niedowski, "How Medical Errors Took A Little Girl's Life," *Baltimore Sun*, December 14, 2003, http://www.baltimoresun.com/bal-te.sorrel14dec14-story.html#.

16)   Karen Nitkin and Lisa Broadhead, "No Room for Error," *Johns Hopkins Medicine*, January/February 2016, http://www.hopkinsmedicine.org/news/articles/no-room-for-error.

17)   C. Joseph McCannon et al., "Saving 100 000 Lives in US Hospitals," *British Medical Journal* 332, no. 3 (2006), http://doi.org/10.1136/bmj.332.7553.1328.

18)   Andrew Clarkwest et al., "Project Evaluation Activity in Support of Partnership for Patients: Task 2 Evaluation Progress Report," *Center for Medicare and Medicaid Innovation*, 2014: 1.

19)   Clarkwest et al., "Project Evaluation Activity," 1.

20)   Mark R. Chassin and Jerod M. Loeb, "High-Reliability Health Care: Getting There from Here," *Milbank Quarterly*, 91, no. 3 (2013): 459-490.

21)   Chassin and Loeb, "High-Reliability Health Care," 485.

22)   Please see the Children's Hospitals' Solutions for Patient Safety Network (SPS Network), *Agency for Healthcare Research and Quality*, accessed July 11, 2018, https://www.ahrq.gov/workingforquality/priorities-in-action/sps-network.html#note10; Children's Hospitals' Solutions for Patient Safety, *SPS Network: 2017 Year in Review*, http://www.solutionsforpatientsafety.org/wp-content/uploads/2017-Year-in-Review.pdf.

23)   John T. James, "A New, Evidence-Based Estimate of Patient Harms Associated with Hospital Care," *Journal of Patient Safety 9*, no. 3 (2013): 122.

24)   Martin A. Makary and Michael Daniel, "Medical Error-the Third Leading Cause of Death in the US," *British Medical Journal*, May 3, 2016, doi: 10.1136/bmj.i2139.

25) "Saving Lives and Saving Money: Hospital-Acquired Conditions Update: Final Data from National Efforts to Make Care Safer, 2010-2014," *Agency for Healthcare Research Quality*, December 2016, last reviewed January 2018, https://www.ahrq.gov/professionals/quality-patient-safety/pfp/2014-final.html; see also the updated report: "AHRQ National Scorecard on Hospital-Acquired Conditions Updates Baseline Rates and Preliminary Results 2014-2016," *Agency for Healthcare Research Quality*, June 2018, https://www.ahrq.gov/sites/default/files/wysiwyg/professionals/quality-patient-safety/pfp/natlhacratereport-rebaselining2014-2016_0.pdf.

26) Kerry Johnson and Craig Clapper, "Hospital Impact: 8 Cultural Barriers That Impede Efforts to Reduce Medical Errors," *Fierce Healthcare*, February 8, 2017, https://www.fiercehealthcare.com/hospitals/hospital-impact-8-cultural-barriers-to-achieving-high-reliability-healthcare.

27) "Free from Harm: Accelerating Patient Safety Improvement Fifteen Years After *To Err Is Human*" *National Patient Safety Foundation*, 2015, accessed July 11, 2018, http://www.ihi.org/resrouces/Pages/Publications/Free-from-Harm-Accelerating-Patient-Safety-Improvement.aspx. See also, "National Center for Health Statistics," *Centers for Disease Control and Prevention*, accessed July 11, 2018, https://www.cdc.gov/nchs/fastats/.

28) *A Strategic Blueprint for Transformational Change*, Press Ganey, 2018: 2 *et passim*, available at http://healthcare.pressganey.com/2018-Strategic-Insights?s=White_Paper-BI.

29) "Free from Harm: Accelerating Patient Safety."

Chapter 2. 안전관리 체계에 대한 소개

1) Matthew Weinstock, "Can Your Nurses Stop a Surgeon?" *Patient Safety*, September 2007.

2) 리시 시카(Rishi Sikka, 애드버킷 헬스케어의 임상진료 부문 개혁 담당 부회장), 저자와의 인터뷰, July 9, 2018.

3) 리 색스(Lee Sacks, 애드버킷 헬스케어의 진료부장), 저자와의 인터뷰, July 9, 2018.

4) 케이트 코비치(Kate Kovich, 애드버킷 헬스케어의 고신뢰 조직 혁신 담당 부회장), 저자와의 인터뷰, July 9, 2018.

5) Alan J. Stolzer, Carl D. Halford, John H. Goglia, eds. *Implementing Safety Management Systems in Aviation* (Burlington, VT: Ashgate Publishing Company, 2011).

6) "To Care, Comfort, and Heal...Without Harm: Creating and Living a Culture of Safety at Holy Redeemer Health System," Holy Redeemer Purpose Paper, revised October 20, 2010.

7) 73%는 HPICompare의 최근 자료를 기초로 한 수치다. HPI 기관 고객 커뮤니티에서 2014년부터 2016년까지의 해악 사건 자료를 취합한 데이터세트에 의하면, 예방 가능한 심각한 해악에 이르는 행위가 4,868건으로 집계되었다.

8) 마시 밴더보시(Marci Vanderbosch)[스포캔의 세이크리드 하트 메디컬 센터(Sacred Heart Medical Center), 세이크리드 아동병원(Sacred Children's Hospital), 프로비던스 홀리 패밀리 병원(Providence Holy Family Hospital)에서 고신뢰 조직 개혁을 주도함], 저자와의 인터뷰, July 9, 2018.

9) 시카고 소재 암 전문 병원 미국암치료센터(CTCA, Cancer Treatment Centers of America)의 최고운영책임자인 스콧 존스로부터 2018년 7월 9일 이 자료를 받았다. 비단트(Vidant)의 안전 사고 감소에 대한 참고 자료: Beth Anne Aktins, "Vidant Health Receives National Award for Quality and Patient Safety Initiatives,: *Vidant Health*, January 24, https://www.vidanthealth.com/latest-news/vidant-health-receives-national-award-for-quality#.

10) Mary Ann Hilliard et al., "Our Journey to Zero: Reducing Serious Safety Events by over 70% Through High-Reliability Techniques and Workforce Engagement," *Journal of Healthcare Risk Management* 22, no. 2 (September 20, 2012):4, doi: 10.1002/jhrm.21090.

11) Hilliard, "Our Journey to Zero," 14.

Chapter 3. 안전과학과 고신뢰 조직

1) Terje Aven, "What Is Safety Science?," *Safety Science 67* (2013): 15.

2) James T. Reason, *Managing the Risks of Organizational Accidents* (Brookfield, VT: Ashgate Publishing Company, 1997).

3) Richard I. Cook and David D. Woods, "Operating at the Sharp End: The Complexity of Human Error," in M. S. Bogner, ed., *Human Error in Medicine* (Hillsdale, NJ: Lawrence Erlbaum Associates, Inc.), 258-259.

4) Jens Rasmussen's "Risk Management in a Dynamic Society: A Modeling Problem," *Safety Science* 27, no. 2/3 (1997): 190, 이 글에서 역동적인 안전 모델에 대한 설명을 볼 수 있다. 라스무센의 모델은 내원 환자 수의 갑작스러운 증가와 같은 힘이 안전 문제를 줄이기 위한 시스템에 작용하는 바람에 시간 압박 및 인력 문제가 발생하고 그로 인해서 자원의 과대 사용을 초래한다는 사실을 인정한다. 그런데 이 모델의 목적은 안전 문제 전문가들로 하여금 시스템 해결책에 주목하게 하는 것이다. 시스템 해결책은 해악에 이르는 여건에 대해 조기 경보를 가능하게 함으로써 실제 해악을 예방하기 위한 사전 조정을 할 수 있게 한다. 그렇지만 역동적인 안전 모델이 해악

을 유발하는 여건 자체를 어떻게 예방할지에 대해선 할 말이 별로 없다. 보니니의 역설(Bonini's paradox)이란 바로 그런 것이다. 어떤 모델이 시스템 행동을 예측할 정도로 정확해지면, 사용자가 이해하기에 너무 복잡한 모델이 되고 만다. 다른 개념으로 보타이 모델이 있는데, 이것은 스위스 치즈 모델과 역동적인 안전 모델을 서로 이어주는 역할을 한다. 사건의 시스템 원인을 인정함과 동시에 제때 개입하면 만일의 경우에 생길 수 있는 결과의 심각성을 줄일 수 있다는 점을 인정하는 모델이기 때문이다.

5) Christine Sammer et al., "What Is Patient Safety Culture? A Review of the Literature," *Journal of Nursing Scholarship* 42, no. 2 (2010): 157.

6) Press Ganey-Healthcare Performance Improvement (HPI) compiled this list over the decade spanning 1992-2002.

7) Institute of Nuclear Power Operations (INPO), *Traits of a Healthy Nuclear Safety Culture*, Addendum II, April 2013: A-II-4.

8) 크리스티나 뎀프시가 자신의 책에서 말한 대로이다. *The Antidote to Suffering: How Compassionate Connected Care Can Improve Safety, Quality and Experience* (New York: McGraw Hill, 2018) (200). 1989년에는 반응기 1개소당 중대 사건의 발생 건수가 0.90건이었는데—100개소당 1건이 발생했는데—2014년에는 0.01건으로 감소했다. 25년 사이에 98.9% 감소한 것이다. 그리고 더욱 다행인 것은, 0.01건이라는 것도 실제 사건의 전 단계에 해당하는 사건이었고, 실제로는 그 기간에 단 한 건의 중대한 손상 사건도 발생하지 않았다는 사실이다.

9) James Reason, "Human Error: Models and Management," *British Medical Journal* 320 (2000): 768-770.

10) 다른 선구자들도 있다. 의사이자 항공 전문가인 르네 아말버티(Rene Amalberti), 항공안전 전문가인 시드니 데커(Sidney Dekker), 사회학자 로널드 웨스트럼(Ronald Westrum), 심리학자인 패트릭 허드슨(Patrick Hudson), 듀퐁사의 생산관리자인 버넌 브래들리(Vernon Bradley), MIT 엔지니어이자 원자력 안전 및 신뢰 조직 분야의 혁신가인 총 치우(Chong Chiu), 그리고 사회학자이자 정상사고 이론(Normal Accident Theory, NAT)의 창시자인 찰스 페로(Charles Perrow) 등이다.

11) Karl E. Weick and Kathleen M. Sutcliffe, *Managing the Unexpected: Assuring High Performance in an Age of Complexity* (Jossey-Bass, 2001), 10.

12) Rene Amalberti and Paul Barach, "Five System Barriers to Achieving Ultrasafe Healthcare," *Annals of Internal Medicine* 142, no. 9 (2005): 756-764.

13) Carole Stockmeier and Craig Clapper, "Daily Check-in for Safety: From Best Practice to Common Practice," *Patient Safety & Quality Healthcare* (September/October 2011): 30-36.

Chapter 4. 리더십 기술에 대한 개론

1) Scott Snair, *West Point Leadership Lesson: Duty, Honor, and Other Management Principles* (Naperville: Sourcebooks, 2004), 269.

2) 캐럴 스톡마이어(Carole Stockmeier), 저자와의 대화, 2007.

3) 이 수치들은 모두 근사치로, 회사의 웹사이트에서 참조했다. Norfolk Southern, "Corporate Profile," accessed July 16, 2018, http://www.nscorp.com/content/nscorp/en/about-ns/corporate-proile.html.

4) Norfolk Southern, "Vision & Values," accessed July 16, 2018, http://www.nscorp.com/content/nscorp/en/the-norfolk-southern-story/vision-and-values.html.

5) Edgar H. Schein, *Organizational Culture and Leadership* (San Francisco: Jossey-Bass, 1985).

6) 엘런 크로(Ellen Crowe, 임상적 수월성과 진료 재설계 부문의 책임자), 저자와의 대화, May 30, 2018.

7) J.M. Gottman and R.W. Levenson, "Marital Processes Predictive of Later Dissolution: Behavior, Physiology, and Health," *Journal of Personality and Social Psychology* 63(2) (1992): 221-233.

8) 스티븐 린[Steven Linn, 인스피라 메디컬 센터(Inspira Medical Center)의 진료부장], 저자와의 인터뷰, July 16, 2018.

9) Mary Walton, *The Deming Management Method* (London: Penguin, 1986), 138-139.

10) Ronald A. Heifetz, *Leadership Without Easy Answers* (Cambridge, MA: Harvard University Press, 2009), 113.

11) 이 표에서 첫 5가지 요소는 이 글에서 허가를 받아 사용했다. "Leadership Method Module,": *Healthcare Performance Improvement*, April 2011 (revision 2).

12) "30 of Muhammad Ali's Best Quotes," *USA Today*, June 3, 2016, https://www.usatoday.com/story/sports/boxing/2016/06/03/muhammad-ali-best-quotes-boxing/85370850/.

Chapter 5. 안전사고를 예방하는 보편적 기술

1) 73%는 HPICompare의 최근 자료를 기초로 한 수치다. HPI 기관 고객 커뮤니티에서 2014년부터 2016년까지의 해악 사건 자료를 취합한 데이터세트에 의하면, 예방 가능한 심각한 해악에 이르는 행위가 4,868건으로 집계되었다.

2)   James Reason, J., "Beyond the Organisational Accident: The Need for 'Error Wisdom' on the Frontline," *Quality & Safety in Health Care* 13 (2004): ii28-ii33.

3)   James Reason, *Managing the Risks of Organizational Accidents* (Vermont: Ashgate, 1997), 68-70. 기술/규칙/지식(SRK, skill/rule/knowledge) 분류는 덴마크의 인지시스템 엔지니어인 옌스 라스무센이 개발한 것이다. 이를 더 심화 개발한 것이 제임스 리즌의 일반 에러 모델링 시스템(GEMS, Generic Error Modeling system)이다.

4)   Sylvain Charron and Etienne Koechlin, "Divided Representation of Concurrent Goals in the Human Frontal Lobes," *Science* 328 (April 2010): 360-363.

5)   "Making a Difference: One Organization's Approach: Educate to Build Character," *Los Angeles Times*, March 14, 1994, http://articles.latimes.com/1994-03-14/local/me-33766_1_character-education.

6)   Michael Leonard, Suzanne Graham, Doug Bonacum, "The Human Factor: The Critical Importance of Effective Teamwork and Communication in Providing SAFE care," *Quality and Safety in Health Care* 13, Suppl. 1 (2004): 85.

7)   Walter J. Boyne, "The Checklist," *Air Force Magazine*, August 2013: 52-56.

8)   "Procedure Use & Adherence," *Institute of Nuclear Power Operations*, 2009: 9 et passim, www.smartprocedures,com/pdfs/inpo-09-004-use-and-adherence-guidelines.pdf.

9)   Marianna Pogosyan, "Geert Hofstede: A Conversation About Culture," *Psychology Today*, February 21, 2017, https://www.psychologytoday.com/us/blog/between-cultures/201702/geert-hofstede-conversation-about-cultrue.

10) Dr. Glenn Bingle (chief medical officer of the Community Health Network), interview with author, November 8, 2007.

11) Janet Jacobsen, "Community Health Network Reduces Deadly Infections Through Culture of Reliability," *American Society for Quality*, June 2008.

12) Joan Wynn (chief quality and patient safety officer of Vidant Health), interview with author, July 11, 2018.

13) "Culture Shift Sets the Bar Sky-High for Patient Safety," Virginia Commonwealth University, 2013 Annual Report, 2013, https://annualreports.vcu.edu/archive/medical/2013/stories/safety-first.html.

Chapter 6. 의사소통, 동료 관계, 팀워크

1) 이 이야기는 이 자료에서 인용했다. Diane Suchetka, "Burn victim Hopes Her Story Calls Attentions to Dangers of Surgical Fires," *Plain Dealer*, May 23, 2010, http://blog.cleveland.com/metro/2010/05/burn_victim_hopes_her_story_wi.html.

2) Myles Edwin Lee, *Near Misses in Cardiac Surgery* (Boston: Butterworth-Heinemann, 1992), xix-xx.

3) Rhona H. Flin, Paul O'Connor, and Margaret Crichton, *Safety at the Sharp End: a Guide to Non-Technical Skills* (Franham: Ashgate, 2013), 177.

4) "Safer Air Travel Through Crew Resource Management," *American Psychological Association*, February 2014, http://www.apa.org/action/resources/research-in-action/crew.aspx.

5) CRM에 대한 자료는 다음을 참고했다. Jan U. Hagen, *Confronting Mistakes: Lessons from the Aviation Industry when Dealing with Error* (Basingstoke: Palgrave Macmillan, 2013).

6) Jeff Archie et al., "Leadership and Team Effectiveness Attributes," *Institute of Nuclear Power Operations*, May 2015: 2.

7) Amy C. Edmondson, *Teaming: How Organizations Learn, Innovate, and Compete in the Knowledge Economy* (San Francisco: Jossey Bass, 2012), 59.

8) Edmondson, *Teaming*, 60.

9) "Behaviors That Undermine a Culture of Safety," *Joint Commission* 40 (July 9, 2008), https://www.jointcommission.org/assets/1/18/SEA_40.PDF.

10) "Intimidation: Practitioners Speak up About This Unresolved Problem (Part I)," *Institute for Safe Medication Practices*, March 11, 2004, https://www.ismp.org/resources/intimidation-practitioners-speak-about-unresolved-porblem-part-i.

11) "Intimidation: Practitioners Speak Up."

12) 항공산업에서 의사결정 권력 또는 명령 체계의 경직성 같은 개념은 권위 차이(authority gradient)라고 언급하고 있다.

13) Gert Hofstede, "Power Distance in 10 minutes," PowerPoint Presentation, August 2014.

14) Calvin L. Chou, Laura Cooley, *Communication Rx: Transforming Healthcare Through Relationship-Centered Communication* (New York, NY: McGraw Hill, 2017). 1장 "Building the Case for Communication and Relationships"은 다음 사이트에서 접근 가능하다. www.CommunicationRx.org

15) 관계 중심 의사소통이라는 개념은 관계 중심 의료에 대한 학문적 연구에서 나온 것이다. 이 부분은 이 자료를 참고하면 된다. Carol Tresolini and the Pew-Fetzer Task Force, *Health Professions Education and Relationship-Centered Care*, Pew Health Profession Commission, 1994.

16) Calvin Chou, "Time to Start Using Evidence-Based Approaches to Patient Engagement," *New England Journal of Medicine Catalyst*, March 28, 2018, https://catalysts.nejm.org/evidence-based-patient-provider-communication/.

17) Edmondson, *Teaming*, 52.

18) Edmondson, *Teaming*, 75.

19) Marvin S. Cohen et al., "Critical Thinking Skills in Tactical Decision Making: A Model and a Training Strategy," in *Making Decision Under Stress: Implications for Individual and Team Training*, ed., Janis A. Cannon-Bowers and Eduardo Salas (Washington, DC: American Psychological Association, 2006), 166.

20) David R. Urbach et al., "Introduction of Surgical Safety Checklists in Ontario, Canada," *New England Journal of Medicine* 370, no. 11 (2014): 1029-1038.

21) Lucian L. Leape, "The Checklist Conundrum," *New England Journal of Medicine* 370, no. 11 (2014): 1063-1064.

22) "Loss of Thrust in Both Engines After Encountering a Flock of Birds and Subsequent Ditching on the Hudson River, US Airways Flight 1549, Airbus A320-214, N106US, Weehawken, New Jersey, January 15, 2009," National Transportation Safety Board Accident Report, Adopted May 4, 2010, 168.

23) "Loss of Thrust in Both Engines," 179.

Chapter 7. 공정문화

1) Barbara A. Brunt, "Developing a Just Culture," *Health Leaders*, May 18, 2010, https://www.healthleadersmedia.com/nursing/developing-just-culture.

2) Philip G. Boysen, "Just Culture: A Foundation for Balanced Accountability and Patient Safety," *The Ochsner Journal* 13, no 3: 400-406, https://www.ncbi.nlm.nih.gov/pmc/articles/PMC3776518/.

3) Kerm Henriksen et al. (eds.), *Advances in Patient Safety: From Research to Implementation,*

Vol. 4: Programs, Tools, and Products (Rockville: Agency for Healthcare Research and Quality, 2005), 389.

4)   Henriksen, *Advances in Patient Safety*, 389.

5)   "Hospital Survey on Patient Safety Culture: 2016 User Comparative Database Report," Agency for Healthcare Research and Quality, March 2016: 25.

6)   "Hospital Survey on Patient Safety Culture."

7)   Robert Pear, "Report Finds Most Errors at Hospitals Go Unreported," *New York Times*, January 6, 2012, https://www.nytimes.com/2012/01/06/health/study-of-medicare-patients-finds-most-hospital-errors-unreported.html.

8)   James Reason, *Managing the Risks of Organizational Accidents* (Vermont: Ashgate, 1997).

9)   "A Roadmap to a Just Culture: Enhancing the Safety Environment," Gain Working Group E, September 2004: vi.

10)   이 글을 참고하면 된다. Reasons, *Managing the Risks*, 209. 7

11)   James Stewart, *Blind Eye: The Terrifying Story of a Doctor Who Got Away with Murder* (New York: Simon & Schuster, 1999).

12)   L. D. Harvey and S. A. van Riet, *Fair Response to Mistakes*, National Association for Healthcare Quality presentation, 2010.

13)   W. D. Reynard, *The Development of the NASA Aviation Safety Reporting System* (National Aeronautics and Space Administration, 1986).

14)   "Fair and Just Culture," *CS Energy*, August 2010.

15)   David Marx, "Patient Safety and the 'Just Culture': A Primer for Health Care Executives," Agency for Healthcare Research and Quality, April 2001: 4, https://nursing2015.files.wordpress.com/2010/02/mers.pdf.

16)   Erika Anderson, "21 Quotes from Henry Ford on Business, Leadership, and Life," *Forbes*, May 31 2013, https://www.forbes.com/sites/erikaandersen/2013/05/31/21-quotes-from-henry-ford-on-business-leadership-and-life/#4863d1f8293c.

Chapter 8. 측정과 통제 루프

1) Robert S. Kaplan and David P. Norton, "Using the Balanced Scorecard as a Strategic Management System," *Harvard Business Review*, January-February 1996.

2) Robert S. Kaplan and David P. Norton, "Putting the Balanced Scorecard to Work," *Harvard Business Review*, September-October 1993.

3) Catherine Corbett et al., *Maximize Patient Safety with Advanced Rot Cause Analysis* Marblehaed: HCPro, Inc, 2004), 7-9.

4) David M. DeJoy et al.,"Creating Safer Workplaces: Assessing the Determinants and Role of Safety Climate," *Journal of Safety Research* 35 (2004): 81-90, http://citeseerx.ist.psu.edu/viewdoc/download?doi=10.1.1.476.1620&rep=rep1&type=pdf.

5) "Building a high-Performing Workforce," *Press Ganey* (white paper), January 2016, http://www.pressganey.com/resources/white-papers/building-a-high-performing-workforce.

6) "Pediatric Early Warning (PEW) Score System," Agency for Healthcare.gov/qualitytools/pediatric-early-warning-pew-score-system.

7) "Modified Early Warning System (MEWS), Agency for Healthcare Research and Quality, updated March 12, 2014, https://innovations/ahrq.gov/qualitytools/modified-early-warning-system-mews.

8) J. Garner-Thorpe et al., "The Value of Modified Early Warning Score (MEWS) in Surgical In-Patients: A Prospective Observational Study," *Annals of The Royal College of Surgeons of England* 88, no. 6 (October 2006): 571-575, doi: 10.1308/003588406X130615.

9) Cheri Throop and Carole Stockmeier, "SEC & SSER Patient Safety Measurement System for Healthcare," *Healthcare Performance Improvement* (HPI White Paper series), updated May 2011, http://www.pressganey.com/docs/default-source/default-document-library/hpi-white-paper---sec-amp-sser-measurement-system-rev-2-may=2011.pdf?sfvrsn=0.

10) For and overview of the US government's "Adjusted Patient Days Calculation," please see http://www.hud.gov/sites/documents/46151X1HSGH.PDF.

11) "Serious Safety Event Rate (SSER)," Nationwide Children's Hospital, accessed July 12, 2018, https://www.nationwidechildrens.org/impact-qulaity/patient-safety/serious-safety-event-rate-sser.

12) Richard J. Brilli, "A Comprehensive Patient Safety Program Can Significantly Reduce Preventable Harm, Associated Costs, and Hospital Mortality," *Journal of Pediatrics* 163, no. 6

(2013):1638-45, doi: 10.1016/j.jpeds.2013.06.031; "Serious Safety Event Rate," nationwide Children's, accessed July 13, 2018, http://www.nationwdiechildrens.org/impact-quality/patient-safety/serious-safety-event-rate-sser.

13) Deirdre E. Mylod, "One Way to Prevent Clinician Burnout," *Harvard Business Review*, October 12, 2017, https://hbr.org/2017/10/one-way-to-prevent-clinician-burnout.

14) "Safety Culture Indicators: Performance Monitoring & Trending for Safety Culture in Healthcare," *Healthcare Performance Improvement*, revised August 2009: 3.

15) "Rules of Engagement: Assessing and Addressing Employee Engagement and Readiness for Change," Press Ganey, November 2016.

16) "Building a High-Performing Workforce," Press Ganey white paper, 2016.

17) Paul F. Wilson, Gaylord F. Anderson, and Larry D. Dell, *Root Cause Analysis: A Tool for Total Quality Management* (Wisconsin: ASQC Quality Press, 1993), 19-34.

18) Jim Merlino and Gary Yates, "Reducing Serious Safety Events: A Critical Dimension of the Patient Experience," Press Ganey white paper, 2015: 3.

19) Wilson, Anderson, and Dell, *root cause Analysis*, 78-80.

20) Corbett et al., *Maximize Patient Safety with Advanced Root Cause Analysis*, 108.

Chapter 9. 학습 시스템

1) Catherine Corbett et al., *Maximize Patient Safety with Advanced Root Cause Analysis* (Marblehead: HCPro, Inc, 2004).

2) Catherine Corbett et al., *Maximize Patient Safety*, 5-6.

3) For the information in this paragraph, I rely on Catherine Corbett et al., *Maximize Patient Safety*, xi; "SEC & SSER Patient Safety Measurement System for Healthcare," *Healthcare Performance Improvement* (white paper), updated May 2011; Craig Clapper, personal correspondence, July 10, 2018.

4) Data taken from "Common Cause Analysis Data: 2014-2016," *Healthcare Performance Improvement*, 2017.

5) Taken from Appendix C-1 and C-2 of "SEC & SSER Patient Safety Measurement System for

Healthcare," *Healthcare Performance Improvement* (white paper), updated May 2011.

6) Material from this paragraph taken from "How a Systems Approach Can Change Safety Culture," MedStar Health video, 5.34, published March 19, 2014, https://www.youtube.com/watch?v=zeldVu-3DpM.

7) "How a Systems Approach Can Change Safety Culture," *MedStar Health* video, 5.34, published March 19, 2014, https://www.youtube.com/watch?v=zeldVu-3DpM.

8) Ibid.

9) 저자가 받은 모든 자료는 글렌다 바테이[Glenda Battey, 프로비던스 세인트 조지프(Providence St. Joseph Health)의 고신뢰 조직 프로그램 책임자]로부터 2018년 7월 7일에 이메일로 받았다.

10) 2015년 컨설팅 팀이 수행한 평가에서 나온 것이다.

11) Douglas Cropper et al., "Implementation of a Patient Safety Program at a Tertiary Health System: a Longitudinal Analysis of Interventions and Serious Safety Events," *Journal of Healthcare Risk Management* 37, no 4 (2018): 4, doi: 10.1002/jhrm.21319.

12) 시그니처 헬스케어(Signature Healthcare)의 대표인 킴 홀론에게 개인적으로 연락해서 알게 되었다.(May 6. 2018)

13) Marc Harrison, "Tiered Escalation Huddles Yield Rapid Results," *NEJM Catalyst*, March 7, 2018, https://catalyst.nejm.org/tiered-escalation-huddles-yield-rapid-results/. 이 논의는 인터마운틴(Intermountain)의 사내 안전 컨설턴트들로부터 추가 자료와 안내를 받은 결과 이루어졌다.

Chapter 10. 직원 안전

1) Catherine E. Shoichet, "Nurse Dies Protecting Patients in Texas Surgical Center Stabbing," CNN, November 26, 2013, https://www.cnn.com/2013/11/26/world/texas-surgical-center-stabbing/index/html.

2) Daniel Zwerdling, "Hospitals Fail to Protect Nursing Staff from Becoming Patients," National Public Radio (*All Things Considered*), February 4, 2014, https://www.npr.org/2015/02/04/382639199/hospitals-fail-to-protect-nursing-staff-from-becoming-patients.

3) 미국 병원급에서 TCIR은 풀타임 직원 100명당 2000년에는 9.1이었다가 2016년에는 5.9로 떨어졌다.

4) 참고 자료: "Injuries, Illnesses, and Fatalities," Bureau of Labor Statistics ("Table 1-Incidence

rates-detailed industry level-2016 (XLSX)" accessed July 17, 2019, https://www.bls.gov/iif/osh-sum.htm.

5)   4)와 동일함. "Injuries, Illnesses, and Fatalities,"

6)   Scott Harris "Safety Culture in Healthcare: The $13 Billion Case," *Professional Safety*, October 2013: 49.

7)   "The Role of workplace Safety and Surveillance Capacity in Driving Nurse and Patient Outcomes," Press Ganey nursing special report, 2016: 1.

8)   Ibid.

9)   John Baldoni "Employee Engagement Does More than Boost Productivity," *Harvard Business Review*, July 3, 2013, https://hbr.org/2013/07/employee-engagement-does-more.

10)   "Burnout and Resilience: A Framework for Data Analysis and a Positive Path Forward," Press Ganey white paper, 2018.

11)   "Guidelines for Preventing Workplace Violence for Healthcare and Social Service Workers," Occupational Safety and Health Administration (OSHA), http://www.osha.gov/Puiblications/sha3148.pdf.

12)   Susan D. Scott, "The Second Victim Phenomenon: A Harsh Reality of Health Care Professions," Agency for Healthcare Research and Quality, Perspectives on Safety, May 2011, https://psnet.ahrq.gov/perspectives/perspective/102/the-secone-victim-phenomenon-a-harsh-reality-of-health-care-professions.

13)   "Burnout and Resilience: A Framework for Data Analysis and a Positive Path Forward," Press Ganey white paper, 2018.

14)   샌디에이고 소재 병원의 간호부장과의 대화. May 7, 2018.

15)   Emily Halu, "Preventing Workplace Violence in Healthcare: A Nurse's Perspective," Press Ganey blog, May 22, 2018, http://www.pressganey.com/resources/blog/preventing-workplace-violence-in-health-care-a-nurse-s-perspective.

16)   인용 출처: Audrey L. Nelson, *Safe Patient Handling and Movement: A Practical Guide for Health Care Professional* (New York: Springer Publishing, 2006), 4.

17)   "Facts About Hospital Worker Safety," Occupational Safety and Health Administration, 2013, 5, https://www.osha.gov/dsg/hostpitals/documents/1.2_Factbook_508.pdf.

18)   "Safe Patient Handling and Mobility," Centers for Disease Control and Prevention, updated April

6, 2018, https;//www.cdc.gov/niosh/topics/safepatient/default.html.

19) 프레스 개니의 컨설턴트인 돈 고블(Don Goble)과의 대화. May 2018.

20) Tejal K. Gandhi and Gary R. Yates, "Boards Can Be Safety Champions," *Trustee*, May 8, 2017, https://www.trusteemag.com/articles/1244-hospital-boards-can-be-safety-champions.

21) "Improving Patient and Worker Safety: Opportunities for Synergy, Collaboration and Innovation," the Join Commission, 2012: 16.

22) 비슷한 생각을 한 예를 스콧 해리스에게서 찾아볼 수 있다. 그가 안전문화를 조성하기 위한 요건으로 꼽은 요소들은 "조직 전체의 안전에 대한 소신, 가시성과 투명성, 핵심 예방 도구로서의 학습, 안전과 건강 위험에 대한 리딩 지표(leading indicators)와 조기 보고에 대한 역점, 지속적인 커뮤니케이션, 보고에 대한 보복의 두려움 제거, 지속적 개선에 대한 소신"이다. (Scott Harris "Safety culture in Healthcare: The $13 Billion Case," *Professional Safety*, October 2013: 54).

23) Harris, "Safety Culture in Healthcare," 53.

24) Drake Baer, "How Changing One Habit Helped Quintuple Alcoa's Income," *Business Insider*, April 9, 2014, http://www.businessinsider.com/how-changing-one-habit-quintupled-alcoas-income-2014-4.

25) "Mission, Vision and Values," Sisters of Charity of Leavenworth Health System, accessed July 14, 2018, https://www.sclheatlh.org/about/mission/.

26) David Marx, "Patient Safety and the 'Just Culture': A Primer for Health Care Executives," Trustees of Columbia University, 2001: 22.

27) "Safety and Health Management Systems: A Road Map for Hospitals," Occupational Health and Safety Administration (OSHA), 2013: 31, https://www.ors.od.nih.gov/sr/dohs/Documents/DLib_2.4_SHMS_roadmap_508.pdf.

28) "Guidelines for Preventing Workplace Violence for Healthcare and Social Service Workers," Occupational Health and Safety Administration (OSHA), 2015: 17.

29) Ibid., 13-23.

30) Paige Minemyer, "Beth Israel Deaconess Medical Center Battles Workplace Violence," *Fierce Healthcar*e, August 11, 2017, https://www.fiercehealthcare.com/healthcare/beth-israel-deaconess-takes-aim-at-workplace-violence.

31) "We Are Northwell Health," Northwell, accessed July 14, 2018, https://www.northwell.edu.sites/northwell/files/Fact-Sheet-June-2018.pdf.

주(註)   357

32) Diane O'Donnell, "Northwell Staffers Compete in Safe Patient Handling Olympics," Northwell Health, December 11, 2017, https://www.northwell-edu/about/news/press-releases/northwell-staffers-compete-safe-patient-handling-olympics.

33) Audrey Doyle, "Focused Efforts Advance Workforce Safety at Sharp HealthCare," Press Ganey, April 2018, http://www.pressganey.com/docs/default-source/default-document-library-focused-efforts-advance-workforce-safety-at-sharp-healthcarebb5fd35d82706b31bd87f-f0000a8abfc.pdf?sfvrsn=0.

34) "HPI Press Ganey Case Studies: Safety and Reliability Consulting," Press Ganey, 2017: 3.

35) 인터마운틴 헬스(Intermountain Health)의 상임이사인 주디 가이거(Judy Geiger)와 개인적으로 연락했다. May 2018.

Chapter 11. 고신뢰 조직과 환자 경험

1) Christy Dempsey and Deirdre Mylod, "Addressing Patient and Caregiver Suffering," *American Nurse Today*, November 2016: 17, https://www.americannursetoday.com/wp-content/uploads/2016/11/ant11-CE-Suffering-1020-copy.pdf.

2) David Ross Garr and Frank J. Marsh, "Medical Malpractice and the Primary Care Physician: Lowering the Risks," *Southern Medical Journal* 79, no. 10 (1986): 1280-284, doi:10.1097/00007611-198610000-00020.

3) Linda T. Kohn, Janet Corrigan, and Molla S. Donaldson, *To Err is Human: Building a Safer Health System* (Washington, DC: National Academy Press, 2000).

4) Institute of Medicine, Crossing the Quality Chasm (Washington, DC: National Academy Press, 2001).

5) "Majority of Nations Acute Care Hospitals Meet Quality Reporting Goals, Will Receive Full Rate Increase Next Year," Centers for Medicare and Medicaid Services, October 11, 2007, https://www.cms.gov/newsroom/press-releases/majoirty-nations-acute-care-hospitals-meet-quality-reporting-goals-will-receive-full-rate-increase.

6) Deirdre E. Mylod and Thomas H. Lee, "A Framework for Reducing Suffering in Health Care," *Harvard Business Review Insights Center*, November 14, 2013, https://hbr.org/2013/11/a-framework-for-reducing-suffering-in-health-care.

7) David E. Wang et al., "Association Between the Centers for Medicare and Medicaid Services

Hospital Star Rating and Patient Outcomes," *Journal of the American Medical Association Internal Medicine* 176, no. 6 (2016): 849-50, doi:10.1001/jamainternmed.2016.0784.

8)   Greg D. Sacks et al., "Relationship Between Hospital Performance on a Patient Satisfaction Survey and Surgical Quality," *Journal of the American Medical Association Surgery* 150 , no. 9 (2015): 858, doi:10.1001/jamasurg.2015.1108.

9)   "Performance Insights: Health Care Improvement Trends," Press Ganey white paper, 2017.

10)   Dennis O. /Kaldenberg, Deirdre. E. Mylod, and Maxwell Drain, "Patient-Derived Information: Satisfaction with Care in Acute and Post-Acute Care Environments," in Norbert Goldfield, Michael Pine, and Joan Pine, *Measuring and Managing Health Care Quality: Procedures, Techniques, and Protocols* (New York: Aspen Publishers, 2002), 4:69-4:89.

11)   Christina Dempsey et al., "Reducing Patient Suffering Through Compassionate Connected Care," *Journal of Nursing Administration* 44, no. 10 (2014): 517-24, doi:10.1097/nna.0000000000000110.

12)   다른 학자들도 비슷한 연구 결과를 보고했다. Huey-Ming Tzeng and Chang-Yi Yin, "Are Call Light Use and Response Time Correlated with Inpatient Falls and Inpatient Dissatisfaction?," *Journal of Nursing Care Quality* 24, no. 3 (2009): 232-42, doi:10.1097/ncq.0b013e3181955f30.

13)   Megan Trucano and Dennis O. Kaldenberg, "The Relationship Between Patient Perceptions of Hospital Practices and Facility Infection Rates: Evidence from Pennsylvania Hospitals," *Patient Safety and Quality Healthcare*, August 22, 2007.

14)   "Impact of Care Attributes," Institute for Innovation PowerPoint, accessed July 15, 2018, http://theinstituteforinnovation.org/findingslibrary/instituteFindings/php?p=2&c=0&m=0&f=8.

15)   Christine M. Meade, Amy L. Bursell, Lyn Ketelsen, "Effects of Nursing Rounds on Patients' Call Light Use, Satisfaction, and Safety," *American Journal of Nursing* 106, no. 9 (2006): 58-70, doi:10.1097/00000446-200609000-00029.

16)   "Inspiring Innovation: Patient Report of Hourly Rounding," Institute for Innovation, 2014, http://www.theinstituteforinnovation.org/docs/default-source/innovation-stories/inspiring-innovation-stories_patient-report-of-hourly-rounding_final.pdf?sfvrsn=2.

17)   Pamela H. Guler, "Patient Experience: A Critical Indicator of Healthcare Performance," *Frontiers of Health Services Management* 33, no. 3 (2017): 17-29, doi:10.1097/hap.0000000000000003.

18)   Erin Graham, "Pennsylvania Hospital's Bedside Bundle Improves Relationship-Based Care," *Industry Edge*, January 19, 2017, http://www.pressganey.com/blog/pennsylvania-hospital-s-bedside-bundle-improves-relatioship-based-care.

에필로그

1) *Oxford Dictionaries, s.v.* "transformation," accessed July 18, 2018, https://en.oxforddictionaries.com/definition/transformation.

2) 하트포드 헬스케어(Hartford Healthcare)의 환자 경험 책임자인 제럴드 루파치노와의 인터뷰. July 5, 2018.

3) Christine M. Meade, Amy L. Bursell, Lyn Ketelsen, Effects of Nursing Rounds on Patients' Call Light Use, Satisfaction, and Safety" *American Journal of Nursing* 106, no. 9 (2006): 58-70, doi:10.1097/00000446-200609000-00029.

4) 밴더빌트대학교의료원(Vanderbilt University Medical Center)의 환자 경험 책임자인 폴 스턴버그와 전화로 대화했다. June 26, 2018.

5) "Increasing Value in the Emergency Department: Using Data to Drive Improvement," Press Ganey white paper, 2015.

6) Sue M. Evans et al., "Consumer Perceptions of Safety in Hospitals," *BMC Public Health* 6, no. 41 (2006), https://doi.org/10.1186/1471-2458-6-41.

7) "2017 Patient Access Journey Report," Kyruus, 2017, 2 https://www.kyruus.com/hubfs/Whitepapers/Kyruus_2017_Patient_Access_Journey_Report.pdf.

8) 프레스 개니 전략 컨설팅의 파트너이자 실행이사인 찰스 해굿과 전화로 대화했다. July 20, 2018.

9) 샤프 헬스케어(Sharp Healthcare)의 진료의 질과 환자 안전 부문의 부회장 패티 앳킨스와 이메일로 연락했다. July 18, 2018.

10) 뱁티스트 메모리얼 헬스케어(Baptist Memorial Healthcare)의 개선 책임자인 스킵 스튜어드와 이메일로 연락했다. July 20, 2018.